U0397823

当代麻醉药理学丛书

总主编 杭燕南 罗爱伦 吴新民

INTRAVENOUS ANESTHETICS
静脉麻醉药

主编◎ 叶铁虎 罗爱伦

世界图书出版公司

图书在版编目(CIP)数据

静脉麻醉药/叶铁虎,罗爱伦主编. —上海:上
海世界图书出版公司,2017.1
ISBN 978 - 7 - 5192 - 2218 - 5

Ⅰ.①静… Ⅱ.①叶…②罗… Ⅲ.①静脉麻醉—麻
醉药 Ⅳ.①R971

中国版本图书馆 CIP 数据核字(2016)第 280108 号

责任编辑:胡　青
装帧设计:石志春

静脉麻醉药

主编　叶铁虎　罗爱伦

上海世界图书出版公司 出版发行

上海市广中路 88 号 9 - 10 楼
邮政编码 200083
杭州恒力通印务有限公司印刷
如发现印装质量问题,请与印刷厂联系
(质检科电话:0571 - 88914359)
各地新华书店经销

开本:787×1092　1/16　印张:20　字数:420 000
2017 年 1 月第 1 版　2017 年 1 月第 1 次印刷
ISBN 978 - 7 - 5192 - 2218 - 5/R · 404
定价:150.00 元
http://www.wpcsh.com

总 主 编　杭燕南　罗爱伦　吴新民
总副主编　黄宇光　王祥瑞　于布为
审　　　校　孙大金　庄心良（按姓氏拼音排序）

分册主编
第一分册　麻醉药理基础　　　　于布为　杭燕南
第二分册　静脉麻醉药　　　　　叶铁虎　罗爱伦
第三分册　吸入麻醉药　　　　　王祥瑞　俞卫锋　杭燕南
第四分册　肌肉松弛药　　　　　闻大翔　欧阳葆怡　杭燕南
第五分册　局部麻醉药　　　　　李士通　庄心良
第六分册　疼痛治疗药　　　　　黄宇光　罗爱伦
第七分册　围术期液体治疗　　　薛张纲　江　伟　蒋　豪
第八分册　围术期心血管治疗药　杭燕南　邓小明　王祥瑞

主编助理　周仁龙　张马忠

编 写 人 员

主　　编　叶铁虎　罗爱伦
副 主 编　朱　波

参编人员（排名不分先后）

清华大学协和医学院附属北京协和医院　　董锡臣　郝绒绒　林思芳
　　　　　　　　　　　　　　　　　　　谭　刚　谭宏宇　权　翔
　　　　　　　　　　　　　　　　　　　薛　杨　叶铁虎　易　杰
　　　　　　　　　　　　　　　　　　　于春华　朱　斌　朱　波
清华大学协和医学院附属肿瘤医院　　　　吴宏亮
北京积水潭医院　　　　　　　　　　　　许　莉　赵荣辉
北京大学人民医院　　　　　　　　　　　赵　红
首都医科大学附属北京安贞医院　　　　　赵丽云

编 写 说 明

上海交通大学医学院附属仁济医院、北京大学第一附属医院和中国医学科学院北京协和医院都是国家药物试验基地,均建立了麻醉药理研究室或实验室,也都是麻醉学博士和硕士研究生的培养基地。多年来,3家医院开展了许多麻醉药理的基础和临床研究,培养了数十名博士和硕士研究生,发表了大量麻醉药理方面的论文。

2004年底,上海交通大学医学院附属仁济医院首先提出编写一本《肌肉松弛药》,得到了吴新民教授和庄心良教授的支持。在这基础上,2005年提出编写《当代麻醉药理学丛书》,杭燕南教授与黄宇光教授不谋而合,罗爱伦教授表示全力支持和合作。上海世界图书出版公司已同意出版《当代麻醉药理学丛书》。

《当代麻醉药理学丛书》得到学术造诣很深的诸多教授的支持,全书分为8部分册:(1)麻醉药理基础(于布为);(2)静脉麻醉药(叶铁虎);(3)吸入麻醉药(王祥瑞);(4)肌肉松弛药(闻大翔);(5)局部麻醉药(李士通);(6)疼痛治疗药(黄宇光);(7)围术期液体治疗(薛张纲);(8)围术期心血管治疗药(杭燕南)。汇编工作汇聚了北京、上海、广州、沈阳、武汉、浙江等地的专家、教授、学者,他们具有扎实的理论基础、高超的学术水平以及丰富的临床经验,并以严谨的学术态度,经过反复修改,完成编写工作。《当代麻醉药理学丛书》由德高望重的孙大金教授和庄心良教授审阅,由上海交通大学医学院附属仁济医院、北京大学第一附属医院、中国医学科学院北京协和医院麻醉科同仁协作完成,并得到上海世界图书出版公司的支持,在此表示衷心感谢。

我国麻醉医学、疼痛和重症监护治疗医学正在迅速发展,麻醉药及急救与心血管用药日益增多,进口药与国产药争相媲美。临床麻醉如何正确选择药物? 如何合理用药? 必须了解和熟悉药物的药代动力学及药效动力学,了解和熟悉药物的相互作用与个体差异,甚至应懂得药物经济学和药物的性价比,这样才能做到正确用药和合理用药。麻醉科和ICU用药,多数通过静脉途径,也有经椎管内用药,万一失误,容易发生不良反应,甚至造成严重后果。因此,正确的用药方法与途径也至关重要。我们希望《当代麻醉药理学丛书》对推进与指导临床麻醉和ICU医师正确、合理地用药发挥重要作用。

《当代麻醉药理学丛书》将陆续以分册形式再版,2016年底全部完成,最终将出版合订精装本《当代麻醉药理学》。本丛书虽然经过几十位教授、专家的努力,书中也难免有不当和错误之处,敬请读者批评指正。

杭燕南　罗爱伦　吴新民

2016年3月

前　　言

　　静脉麻醉药在临床麻醉中的应用已有半个多世纪,为外科手术创造了良好条件。在我国,20 世纪上半叶,全身麻醉主要靠乙醚吸入麻醉,70 年代前应用硫喷妥钠和静脉滴注普鲁卡因,可供选择的静脉麻醉药屈指可数。直至 80 年代开始,随着麻醉设备以及麻醉相关知识的飞速发展,全身麻醉的比例开始明显上升,特别是伴随丙泊酚和全凭静脉麻醉、监测麻醉等技术的应用,门诊手术量日渐增多,许多有创和无创的诊断性检查与治疗对麻醉的依赖,人们生活质量的提高,对静脉麻醉与镇静的要求日益增高。但是静脉麻醉药的药理作用较为复杂,不同种类静脉麻醉药的作用也各有特点,如何按药代动力学和药效动力学原理指导其临床应用是十分重要的问题。因此广大临床麻醉医生以及医学院校的师生迫切需要一本能在理论上和临床实践中指导帮助合理应用静脉麻醉药的专业参考书。然而,迄今为止我国国内还没有出版一本关于静脉麻醉药的药理和临床应用方面的专门书籍,我们撰写《静脉麻醉药》一书的设想和需求由此产生。

　　麻醉和 ICU 医师的责任是保障手术患者围术期安全,必须熟练使用静脉麻醉药物,了解其药代学和药效学特点,正确选择药物,掌握适应证和禁忌证,精确计算药物剂量,掌握正确使用方法,使药物发挥更好的疗效,并减少或避免不良反应和并发症。

　　鉴于上述情况,我们撰写《静脉麻醉药》一书,其目的是为广大麻醉和 ICU 医师提供静脉麻醉药的资料,便于临床应用,为选好、用好静脉麻醉与镇静、镇痛药物,并取得最佳的治疗效果发挥作用。

　　《静脉麻醉药》是"当代麻醉药理学丛书"的第二分册,全书共 20 章,较为系统地介绍了静脉麻醉药的发展历史、作用机制、各种静脉麻醉药的药理学知识、用药技术、药物之间相互作用等方面的新知识和新进展。参加编写的有从事临床麻醉多年的专家,也有工作在临床麻醉第一线的中青年医师和副主任医师,所有编者都具有硕士或博士学历。历经一年多时间的辛勤编写,本书终于和读者见面了,我们感到无比欣慰,并殷切希望本书能为广大临床麻醉医生特别是工作在基层医院的麻醉医生全面深入地了解静脉麻醉药相关的理论和临床应用知识提供有价值的参考。虽然经过仔细校对和反复讨论,书中仍不免还有错误之处,恳请广大读者批评、指正。

　　最后,衷心感谢上海世界图书出版公司对本书出版和发行的大力支持,衷心感谢在全书的编写和审阅工作中倾注了大量心血的教授和专家。

叶铁虎　罗爱伦

2016 年 3 月

目　　录

第1章　静脉麻醉药发展简史

近年来,静脉麻醉的研究与实践得到了极大发展。随着麻醉技术的进展、时效更短、不良反应更少的静脉麻醉药的研发以及人们对麻醉药理学和人体病理生理学知识理解的逐步加深,静脉麻醉质量得到不断提高。

现代麻醉学起源于 19 世纪早期,始于乙醚、氯仿和氧化亚氮吸入麻醉。之后,静脉麻醉药也被用于全身麻醉,最初是水合氯醛,继而 20 世纪初期出现了巴比妥类、苯二氮䓬类与人工合成的阿片类药物,直至近年出现的最新静脉麻醉药丙泊酚和瑞芬太尼。

20 世纪早期,吸入麻醉领域发展很快,复杂的麻醉气体传输与监测系统如精密挥发罐和呼气末吸入麻醉药浓度监测仪器不断涌现。与之形成鲜明对比的是,直到近年来,大多数静脉麻醉药仍然是以公斤体重计算剂量的方法静脉滴注,这种情形与1920~1940 年间采用 Schimmelbusch 面罩实施吸入麻醉时相差无几。但是,目前这种状况得到了极大改观。在过去 20 多年里,对静脉麻醉药药代动力学和药效学的认识得到长足进步,这种进步促进了人们对药物剂量-血药浓度-生物相浓度-效应之间关系的理解。而这种认识的增加在计算机技术的辅助之下,对现代麻醉医生的临床实践产生了极大的影响。以麻醉药理学知识为基础的计算机辅助控制系统和靶控输注设备的出现提高了麻醉医生的认识和静脉麻醉药的可控性。

一、现代静脉麻醉的开端

1628 年,William Harvey 公开发表了对血液循环的发现,从此开启了静脉治疗的大门。静脉麻醉的历史最早可以追溯到 1656 年,英国的 Christopher Wren 根据 William Harvey 的人体血液循环理论首次尝试将酒、牛奶和鸦片等多种物质通过静脉输入动物体内。当时采用的方法是用蟾蜍切开的膀胱装载这些物质,然后通过玻璃管将注射器连接到静脉。William Harvey 不仅是静脉输液之父,也可以算是临床营养和静脉麻醉的鼻祖。1665 年,Johann Sigmmund Elsholtz 注射鸦片溶液试图进行静脉内麻醉镇痛。

其实,真正意义上的静脉麻醉用药是伴随着 Alexander Wood 在 1853 年发明针管和注射器而出现的。1872 年 Pierre‑Cypien Ore 首次将静脉注射水合氯醛用于破伤风患者。第一次世界大战期间和之后,副醛曾一度被用作静脉麻醉药,同时,静脉联合应用吗啡和东莨菪碱受到普遍推崇,尤其是在产科麻醉。1864 年,Adolf von Baeyer 发现了第一个巴比妥类药物巴比妥酸,但此药无镇静作用。第一个有镇静作用的巴比妥类药物是 1903 年 Fischer 和 von Mering 合成的二乙巴比妥酸(diethylbarbituric acid),但短效的静脉麻醉药如苯巴比妥到 30 年后才出现。1934 年硫喷妥钠被应用于临床麻醉,标志着现代静脉麻醉的开端,在此之前,全麻诱导必须吸入气体和蒸汽,对患者而言是非常不快的经历。

但是硫喷妥钠和其他巴比妥类药并非理想的静脉麻醉药,这主要是由于它们仅有催眠作用。理想的静脉麻醉药应具有催眠、遗忘、镇痛和肌肉松弛作用,且无循环和呼吸抑制等不良反应。由于目前尚无一种理想的静脉麻醉药,所以还应用一些非巴比妥类药,往往是多种药物合用以产生上述部分或全部作用。这些静脉麻醉药不断地被引入临床,但被接受的程度各有不同。随着新药的不断涌现和先进的静脉麻醉给药系统的出现,静脉麻醉药的临床应用呈现持续发展的趋势。

二、静脉非阿片类麻醉药发展史

(一)巴比妥类药

巴比妥酸是由脲和丙二酸构成,本身无镇静作用,由诺贝尔化学奖获得者 J. F. W. Adolph von Baeyer 于 1864 年首次合成。Fischer 与 von Mering 于 1903 年合成了第一个具有镇静作用的巴比妥类药,即巴比妥(二乙基巴比妥酸)。巴比妥作为口服镇静剂作用时间长,临床应用较广。之后陆续制成了许多催眠性巴比妥酸盐,但因起效慢、持续时间长等缺点而难以在临床上广泛应用。直到 1920 年 Redonnet 提出 Somnifen(二乙基巴比妥酸盐与二烯丙基巴比妥酸盐混合物),次年由 Bardet 首次引入临床,应用于产科分娩,静脉用巴比妥药才在临床广泛应用。1924 年 Fredet 与 Perlis 将其应用于外科手术,其后在法国和德国也应用多年。海索比妥(sodium hexobarbital,环己巴比妥钠)是第一个超短效巴比妥类药,由 Kropp 与 Taub 研制,1932 年由 H. Weese 和 W. Scharpff 引入临床,这实际上是巴比妥类静脉麻醉药临床应用之开端。此药尽管有兴奋性不良反应,但起效快,持续时间短。1929 年 Zerfas 及同事报道了异戊巴比妥钠的应用,该药很快成为北美最常用的静脉麻醉药。1903 年发现硫巴比妥盐。但由于动物实验中导致犬死亡,所以对它的研究直到 20 世纪 30 年代才继续进行。Tabern 与 Volwiler 合成了一系列含硫的巴比妥类药,其中硫喷妥钠应用最广。1934 年 Ralph Waters 与 John Lundy 将硫喷妥钠(sodium pentothal)用于临床,此药起效迅速,作用时间短,且无环己巴比妥钠的兴奋现象,临床应用较广。在开始临床应用的初期,因常与乙醚和氯仿并用,易造成低血压及苏醒时间延长,于是不断改进其用药方法。20 世纪 50 年代后,对硫喷妥钠的药物学有了进一步的了解,认识到其作用终止是因为在体内再分布而不是由于在体内代谢的缘故。从 60 年代起硫喷妥钠已成为标准的催眠性静脉诱导药物,几十年来虽然有许多其他巴比妥类衍生物被合成,但临床上无一能超过硫喷妥钠,该药经历了时间的考验成为经典的静脉麻醉药,直到目前被丙泊酚取代,才退出其应用的辉煌时代。

（二）非巴比妥类药

1904 年 Einhon 发现静脉注射普鲁卡因局部麻醉。1909 年 August Bier 正式将此法用于临床。除此之外,临床上应用的非巴比妥类药物还有丙泮尼地(propanidid,普尔安,1956年)、羟丁酸钠(sodium hydroxybutyrate,1962 年)、氯胺酮(ketamine,1965 年)、依托咪酯(etomidate,1972 年)、丙泊酚(propofol,1977 年)等。

1. 丙泮尼地（propanidid,普尔安） 是丁香酚的衍生物,商品为聚氧乙基蓖麻油(polyoxylated castor oil,Cremophor EL)制剂。起效很快,持续时间很短,在体内迅速被血浆胆碱酯酶破坏。此药对呼吸、循环均有抑制。虽有一定的镇痛作用,但不良反应较多（如恶心、呕吐、肌肉不自主运动与过敏反应）,而无法在临床上继续使用。羟丁酸钠毒性很低,对呼吸、循环影响小,主要用于麻醉诱导和维持,是静脉复合麻醉的用药之一,但苏醒期较长。严重高血压患者禁用。由于其诱导缓慢,并有锥体外系不良反应,又因其无镇痛作用,只能作为全麻的辅助药,故近年来临床应用已显著减少。

2. 苯环利定（phencyclidine） 是苯环己哌啶类中第一种用于麻醉的药物,这类药基本化学结构为环己胺,故亦称环己胺类药。1958 年 Greifenstein 等介绍一种芳香基环己胺,即苯环利定,具有较强的镇痛作用,给药后呈现类似痴呆的状态。苏醒期几乎所有患者均有精神症状的不良反应,如幻觉和谵妄,甚至持续至术后数小时。目前此药仅作为毒品在非法娱乐时使用。1962 年 Stevens 合成氯胺酮(ketamine,ketalar,ketaject),为苯环己哌啶的衍生物,1965 年 Corssen 和 Damino 首先在人体上应用,1970 年进入临床。此药是目前仍在使用的、惟一的苯环己哌啶类药。氯胺酮不同于其他静脉麻醉药,具有明显的镇痛作用。尽管依然有苯环己哌啶的精神不良反应,但较轻,因其对呼吸循环影响很小,故仍有使用的价值。氯胺酮由两种光学异构体组成:S－（＋）和 R－（－）。S－（＋）异构体的药效较强,不良反应较少。最近由于氯胺酮对痛觉过敏和阿片类药物耐受的治疗作用以及 S－（＋）氯胺酮的上市再次引起人们的关注。对于麻醉医师而言,氯胺酮是一种必备的特殊药物,因其即使在大剂量使用时对心血管仍无明显抑制作用。

3. 依托咪酯（etomidate,amidate,hypnomidate,乙咪酯） 是在 1964 年合成的,1972 年被引入临床。此药为咪唑类衍生物,系催眠性静脉麻醉药。其特点为:对呼吸循环影响轻微,诱导与苏醒迅速,有脑保护作用,动物实验安全范围较广,因此被广泛用于麻醉诱导、维持、容量不足和有严重心脏疾病患者。但是关于依托咪酯对肾上腺皮质功能影响的争论减弱了麻醉医生的使用热情,有关其不良反应（如注射疼痛、浅表性血栓性静脉炎、肌阵挛、恶心呕吐发生率高)的报道对其在现代麻醉中的地位提出了质疑。近来,因重新发现该药具有较好的药理作用,而且没有关于该药麻醉诱导或短时间输注引起具有临床意义的肾上腺皮质功能抑制的报道,其应用又开始逐渐增加。

4. 丙泊酚(disoprofol,diprivan,propofol) 又名丙泊酚,是一种新型的快速、短效静脉麻醉药,苏醒迅速而完全,持续输注后无蓄积,具有其他静脉麻醉药无法比拟的优越性。目前普遍用于麻醉诱导与维持,也常用于麻醉中、手术后与 ICU 的镇静。20 世纪 70 年代初期,人们对具有催眠作用的各种苯酚衍生物进行了研究,开发出 2,6 -双丙泊酚。1977 年 Key 与 Rolly 首次报道了丙泊酚用于麻醉诱导的临床试验。此后,文献报道逐年增多,对其药效学与药代动力学进行了深入研究,为其临床推广应用奠定了理论基础。丙泊酚不溶于水,早先使用聚氧乙基蓖麻油制备,由于聚氧乙基蓖麻油可引起类过敏反应,后来改为乳剂配方。目前,丙泊酚已成为应用最广的静脉诱导药物之一,并常用于全麻中靶控输注维持,当与阿片类镇痛药合用时能提供完善的全身麻醉。1981 年 Schwilden、Helmut 等首先研制并使用了药代学模型驱动的开环(open-loop)输注系统,据此 1996 年 Zeneca 公司开发了第一个商业性靶控输注系统及装置,即靶控输注丙泊酚的"Diprifusor"系统。靶控输注法使得静脉麻醉药的使用由速度向浓度转化,是静脉麻醉技术向"蒸发器"概念的迈进。

5. 苯二氮䓬类 是近年来发展迅速的一类药物。自 1955 年首次合成氯氮䓬(chlordiazepoxide,商品名利眠宁,Librium)后,相继合成了一系列药物,这些药物的化学结构很相似,作用也基本相同,只是有效力大小的差别。此类药物由于毒性小,临床用途多,已逐渐替代巴比妥类药,成为当前临床应用最广的镇静安定药,临床麻醉中作为麻醉前用药、辅助用药和复合全麻的组成部分。地西泮(diazepam)又名安定或苯甲二氮䓬,1959 年由 Sternbach 合成,1965 年被发现可作为静脉麻醉诱导药,对心血管影响轻微,但起效慢,效果不确切,现已被咪达唑仑取代。咪达唑仑(midazolam)又名咪唑安定或咪唑二氮䓬,商品名速眠安(Hypnovel 或 Dormicum),合成于 1979 年,是当前临床应用的惟一的水溶性苯二氮䓬类药,也是第一个主要用于麻醉的苯二氮䓬类药物。其他苯二氮䓬类药如奥沙西泮(oxazepam),又名去甲羟安定,商品名为舒宁(Serax),是继地西泮后于 1965 年合成的药物,实际上是地西泮在体内的代谢物。此药没有注射用制剂,只能口服,在临床麻醉中很少应用。硝西泮(nitrazepam)又名硝基安定或硝基二氮䓬,商品名 Mogadon。替马西泮(temazepam)又名羟基安定,主要用于治疗失眠症,临床麻醉中可作为麻醉前用药。劳拉西泮(lorazepam)又名氯羟安定或氯羟二氮䓬,商品名 Ativan,氯胺酮麻醉时用此药做麻醉前用药,有助于消除或减轻苏醒期精神运动性反应。由于此药作用时间长,对于手术时间短而且希望手术后迅速清醒的手术患者,不宜作为麻醉前用药。氟硝西泮(flunitrazepam)又名氟硝安定或氟硝二氮䓬,商品名 Rohypnol,临床用途与地西泮基本相同,可用于消除焦虑,治疗失眠,控制痉挛等。由于此药的效力强,并发症少,在临床麻醉中已被采用,主要用于长时间手术时复合全麻的组成部分。苯二氮䓬类药具有许多麻醉医生所期待的特性。1971 年，Barnett 及 Fiore 提出苯二氮䓬受体的假说，1977 年证实了特异性苯二氮䓬受体的存在，即配体与中枢受体发生相互作用。对苯二氮䓬受体机制的发现和了解使人们能够研制出许多激动剂和特异性拮抗剂。

6. α_2 肾上腺素能受体激动药　代表药物可乐定为 20 世纪 60 年代早期合成的咪唑啉类衍生物，该药是 α_2 肾上腺素受体部分选择性激动剂，对 $\alpha_2:\alpha_1$ 的选择性比例为 200：1。1972 年确认可乐定是一种中枢性降压药，随之发现应用可乐定降压的患者出现难以解释的嗜睡，部分患者可长达 24 h。通过对可乐定作用机制的深入研究，证明可乐定可激活中枢 α_2 肾上腺素能受体，通过负反馈机制抑制去甲肾上腺素（NE）能神经末梢释放 NE，达到抗高血压、降低血管阻力及心率的作用；通过抑制脊髓 P 物质释放，并激活脊髓突触 α_2 受体而产生镇痛作用；还可能激动蓝斑核中 α_2 受体的抑制效应产生较强的镇静作用；此外还具有抗焦虑、抗惊厥、抗休克等广泛药理作用；可乐定促使生长激素释放，故可用于垂体功能检查；还具有嗜睡作用。业已证明，临床麻醉患者应用可乐定可减少麻醉期间麻醉药与镇痛药的用量，并具有稳定血流动力学的特点，经蛛网膜下腔或硬膜外腔用药具有明显的镇痛作用。另一种选择性较高的 α_2-肾上腺素能受体激动剂右旋美托咪定对 α_2 受体的选择性较 α_1 受体高 1620 倍，具有镇静、催眠、镇痛和解交感作用，作用机制与可乐定相似。

7. 氯丙嗪（chlorpromazine）　商品名氯普马嗪、冬眠灵（Largactil，Thorazine，Wintermine）等，由 Charpentier 于 1950 年合成，后由 Laborit 和 Huguenard 用于临床麻醉。Laborit 与 Huguenard 曾经试图寻找一种可产生"人工冬眠"的麻醉方法，想通过药物来阻滞自主神经系统，而且不抑制呼吸循环。最先研制出的冬眠合剂（lytic cocktail）包含哌替啶、氯丙嗪和异丙嗪以及阿托品，虽然该合剂曾广泛用于清醒镇静，但可引起呼吸抑制而且不能用于全身麻醉，现在人工冬眠这一概念已被弃用，而被神经安定镇痛合剂所取代。

8. 异丙嗪（promethazine）　商品名非那根（Phenergan），是最早合成的吩噻嗪类药。此药对中枢神经系统也有类似氯丙嗪的抑制作用，但没有抗精神病作用。其镇静作用较氯丙嗪强，用药后易入睡，在其他方面则不如后者显著。有文献报道，该药可减弱镇痛药的镇痛效应，但最近的研究又认为它可增强镇痛效应，也有镇吐作用。临床麻醉中此药作为麻醉前用药，有较好的镇静和抗呕吐作用。与哌替啶合用，俗称杜非合剂，常用于辅助硬膜外阻滞。乙酰丙嗪（acepromazine），商品名 Plegicil，除抗精神病作用较氯丙嗪弱外，其他作用和应用范围基本相似。三氟丙嗪（triflupromazine），商品名 Vesprin，日本有的学者为施行心内直视手术用体表降温法实施深低温时，将此药作为麻醉前用药，并在降温前静脉注射 0.5mg/kg，以消除寒冷反应，利于降温。

9. 丁酰苯类　化学结构与吩噻嗪类不同，但作用却相似，有很强的安定作用和镇吐作用，也可产生锥体外系反应。这类药物也是通过阻滞边缘系统、下丘脑和黑质-纹状体系统等部位的多巴胺受体而发挥其作用。其主要用途是替代吩噻嗪类治疗精神病。用于临床麻醉的有氟哌啶醇和氟哌利多。Janssen 合成了第一个丁酰苯化合物氟哌啶醇(haloperidol),又名氟哌丁苯,商品名 Serenase、Haldol,主要用于治疗精神分裂症。临床麻醉上此药曾用于实施神经安定镇痛(NLA),与苯哌利定合用,组成所谓Ⅰ型 NLA,但由于此药作用持久,且易引起锥体外系不良反应,目前已被氟哌利多取代。氟哌利多(droperidol或dehydrobenzperidol)又名氟哌啶或达哌丁苯,商品名 Inapsine、Dropletan。此药为氟哌啶醇的衍生物,可作为麻醉前用药,与氯胺酮合用,有助于减少苏醒期精神运动性反应。氟哌利多与芬太尼合用,组成所谓Ⅱ型 NLA,用以实施神经安定镇痛。最初曾将此二药以50∶1的比例配成合剂,商品名英诺佛(Innovar 或 Thalamonal)。现代麻醉中 NLA 几乎已不再使用。氟哌利多主要用作止吐药、镇静药和抗瘙痒药。与氟哌利多有关的心血管事件的病例报道使其应用大幅度减少。目前,氟哌利多在一些国家已经停用,另外一些未停用的国家在药品外包装上也有关于可能发生致命心律失常的黑框警告。但是,关于小剂量氟哌利多(0.625～1.25 mg)是否能引起 QT 间期延长、心律失常和死亡尚存在质疑,因此小剂量氟哌利多仍是防治呕吐的最有效药物之一。

10. 甾体类 具有催眠作用,其中羟孕酮(hydroxydione)无激素效应,曾用于临床麻醉,因诱导时间长、血栓性静脉炎发生率高,而被安泰酮(althesin)所取代。安泰酮镇痛作用不明显,一般用于麻醉诱导。因其过敏反应发生率较高,故现已弃用。羟胺孕烷(minaxolone,明醇酮)是另一种甾体类催眠性静脉麻醉药,起效很快,因麻醉中常有兴奋现象,而难以在临床上应用。孕烷醇酮(pregnanolone)在 20 世纪 80 年代试用于临床,其商品名为依他诺龙(eltanolone),或许有应用的前途。

11. 其他镇静安定药 还包括甲丙氨酯和羟嗪。甲丙氨酯(meprobamate)属于丙二醇类(propanediols)抗焦虑药,商品名安宁或眠尔通(Miltown)。此药的作用与地西泮基本相似,也有镇静、抗焦虑等作用,只是作用较弱。其抗惊厥作用很弱,无应用价值。此药主要用于治疗焦虑、紧张和失眠,由于作用较弱,在临床麻醉中很少应用。羟嗪(hydroxyzine)属于二苯甲烷类(diphenylmethanes)抗焦虑药,商品名安泰乐(Atarax),可加强巴比妥类和麻醉性镇痛药的作用,肌内注射可作为麻醉前用药,但目前已很少应用。

三、静脉阿片类麻醉药发展史

"阿片"(opium)一词广义是指与鸦片有关的所有化合物。鸦片一词来源于希腊语*opos*,是"汁"的意思,是指从罂粟的汁中提取出的药物。阿片制剂是指从鸦片中提取的药物,包括天然产物吗啡、可待因、二甲基吗啡和从中提取的许多半合成的同类物质。

第一本关于鸦片的参考书目见于公元前 3 世纪 Theophrastus 的论著。在中世纪,鸦片的应用备受关注。鸦片中含有 20 多种独特的生物碱。1806 年 Serturner 报道了从鸦片中分离出一种纯净的物质,并将之以希腊梦神"Morpheus"命名为"吗啡"。到 19 世纪中叶,纯生物碱取代天然鸦片制品广泛应用于医学领域。

阿片类药除具有显著的优点外,其毒副作用及潜在成瘾性多年来也为人们所了解。尽管现在已开发出一些无不良反应的人工合成的阿片类镇痛药,但许多合成的阿片类药物仍存在天然阿片的不良反应。随着人们对新型阿片受体激动剂的不断探索,已经合成了许多阿片受体拮抗剂及具有阿片受体激动/拮抗双重特性的化合物。这些合成的化合物扩大了治疗的选择性,并为进一步研究阿片类药物作用机制提供了重要的工具。

阿片受体激动药(opioid agonists)是指主要作用于 μ 受体的激动药,所谓麻醉性镇痛药主要也是指这类药物。麻醉性镇痛药在临床麻醉中应用很广,可作为术前用药、麻醉辅助用药、复合全麻用药,以及用于术后镇痛和其他疼痛治疗。以往认为,此类药物作为麻醉前用药,可使患者镇静,减少麻醉药需要量,有利于加深麻醉。现在认为除非患者有急性疼痛,否则不必常规应用,而主要用作静脉复合麻醉或静吸复合麻醉的组成部分。随着患者自控镇痛(PCA)和以计算机技术为基础的靶控输注技术等新用法的发明,进一步推动了对阿片类药物药代学和药效学的研究。由于麻醉性镇痛药基本都可产生依赖性,必须严加管理。

麻醉性镇痛药的经典代表是吗啡。吗啡是阿片的天然生物碱,1803 年由 Serturner 首次从阿片中分离出来,1925 年由 Gulland 和 Robinson 确定其化学结构。大剂量吗啡(1 mg/kg)静脉输注曾一度用于复合全麻以施行瓣膜置换术等心脏手术。实践证明此种麻醉的深度不足以抑制对疼痛的应激反应,而且大剂量吗啡对血流动力学的干扰也较明显,近年来已被芬太尼及其衍生物取代。

阿片的另一制剂阿片全碱(papaveretum)是阿片的全部水溶性生物碱的混合物,约含 50% 无水吗啡。阿片全碱 20 mg 所含的吗啡约相当于硫酸吗啡 13.3 mg。由于其镇静作用较吗啡强,英国常将其作为麻醉前用药。

Eisleb 和 Schauman 于 1939 年合成的哌替啶是第一个合成的麻醉性镇痛药。哌替啶(pethidine)和苯哌利定(phenoperidine)都是苯基哌啶(phenylpiperidine)的衍生物。哌替啶的商品名度冷丁(Dolantin),苯哌利定又名菲诺哌啶。在临床麻醉中哌替啶较吗啡更常作为辅助用药。最初实施神经安定镇痛时是采用苯哌利定与氟哌啶醇合用,组成所谓 I 型神经安定镇痛(NLA),现已少用。苯哌利定分次静脉注射可用于心脏手术的复合全麻,效果与芬太尼相似。

继哌替啶之后又相继合成了一系列药物,其中在临床麻醉应用最广的是芬太尼及其衍生物。芬太尼(fentanyl)商品名 Sublimaze,合成于 1960 年,为苯基哌啶类药物,是当前临床麻醉中最常用的麻醉性镇痛药。芬太尼主要用于临床麻醉,作为复合全麻的组成部分,与氟哌利多合用,组成所谓 II 型 NLA。由于此药对心血管系统的影响很小,常用于心血管手术麻醉。舒芬太尼(sufentanil)和阿芬太尼(alfentanil)都是芬太尼的衍生物,分别合成于1974年和1976年。舒芬太尼和阿芬太尼在临床麻醉中也主要用作复合全麻的组成部分。舒芬太尼的镇痛作用最强,心血管状态更稳定,更适用于心血管手术麻醉。阿芬太尼曾被认为可用于持续静脉输注,但长时间输注后其作用时间可延长,故今后可能被瑞芬太尼取代。瑞芬太尼(remifentanil)为芬太尼族中的最新成员,最初的代号为GI87084B,是有酯键的芬太尼衍生物。瑞芬太尼1990年用于临床,1996年正式在美国使用。由于其独特的性能和药代动力学特点,被誉为21世纪的阿片类药,该药更适用于静脉输注,采用计算机靶控输注时,可达到预定的血药浓度。用于心血管手术患者"快通道麻醉"时,其清除率在心肺转流后无改变。缺点是手术结束停止输注后镇痛效应消失很快,可在手术后改用镇痛剂量输注。

二氢埃托啡(dihydroetorphine)是东罂粟碱(oripavine)的衍生物,是迄今为止作用最强的镇痛药。对小鼠和兔的镇痛效价分别为吗啡的6277倍和11488倍。此药曾试用于静脉复合或静吸复合全麻,对心血管系统的影响不大,但由于个体差异较大,剂量不易掌握,现已基本不用。

四、结语

尽管静脉麻醉的历史最早可以追溯到17世纪,然而直到近20年,静脉麻醉才真正流行起来。静脉麻醉药有许多独特的优点,最突出的就是无需经气道给药和无污染。静脉麻醉之所以在麻醉150多年的发展史中进展很慢,主要是因为缺乏理想的静脉麻醉药和合适的给药方法。无任何一种静脉麻醉药能单一满足手术麻醉的需要,静脉麻醉药物代谢受肝肾功能的影响,无法连续监测其血药浓度变化,可控性差等。国内在20世纪90年代前,长达40多年静脉普鲁卡因复合麻醉的应用非常普遍。而80年代后静脉麻醉的兴起,完全是由于现代对药代动力学和药效学原理重要性的重新认识;越来越多的新型静脉麻醉药产生,如短效和超短效的静脉麻醉药(丙泊酚)、麻醉性镇痛药(瑞芬太尼)和肌肉松弛药(罗库溴胺)等,以及新的静脉麻醉给药方法和技术的诞生,如计算机化的静脉自动给药系统(compute rized drug delivery system),所有这些均使静脉麻醉发生了划时代的变化。

(叶铁虎)

参 考 文 献

1 庄心良,曾因明,陈伯銮,主编. 现代麻醉学. 第三版. 北京:人民卫生出版社,2003.7 - 9.

2 Jaap V,Frank E,Sandra G M. On the Study and Practice of Intravenous Anaesthesia. Dordrecht:Kluwer Academic Publishers,2000,3 - 70.

3 Miller RD. Anesthesia. 6th edition. New York:Churchill Livingstone,2005,6 - 57.

第 2 章　静脉麻醉药理学基本原理

现代麻醉正在经历一个由"麻醉技术"到"麻醉艺术"的转变过程,麻醉已逐渐成为一种能够在恰当的时机产生恰当的麻醉效应的艺术。毫无疑问,能够实现从"技术"到"艺术"飞跃的麻醉医师必须充分地了解人体的生理功能,同时又必须理解相关的药物代谢动力学和药物效应动力学原理。因此,本章主要介绍静脉麻醉药物的代谢动力学(pharmacokinetics),简称药代学;以及效应动力学(pharmacodynamics),简称药效学。

第一节　药物代谢动力学

药代动力学是应用数学模型和计算公式阐明药物的体内过程随时间而改变的量变规律,从而揭示药物在体内的部位(房室)、浓度与时间的关系。

一、房室模型及相关概念

房室模型是将体内药物转运和分布特性相似的部分抽象看成一个房室。经过适当的数学处理,用药代学参数来反映药物分布及代谢特性的方法。房室的划分主要根据药物与组织的亲和力、蛋白结合率以及组织、器官的血流量、生物膜的通透性等因素而定。一般认为机体有一个处于中心的房室(中央室),药物首先进入中央室,并在中央室和其他外周各室之间进行药物的分布和转运。中央室包括血液以及血流丰富的组织、器官(药物能迅速混合的部分),例如肝、肾、心、脑及腺体等;外周室包括脂肪、皮肤及静止状态的肌肉组织等血流差的组织、器官。其中脑组织对脂溶性高的药物可视为中央室,对脂溶性低、极性高的药物则应划为外周室。通过静脉途径使用的麻醉药首先进入中央室,由中央室与其他各室进行药物的分布转运。如果药物能很快地(通常 1～2 min)在各组织、器官之间达到动态平衡,整个机体可视为单一房室,称之为一室模型;若在平衡之前有较慢的转运过程,然后逐渐与各组织、器官之间达到动态平衡,此时就应把机体视为多房室模型,如二室模型、三室模型等。从理论上说,房室增加越多,越符合生理特性。但是过多的房室会明显增加数学计算的复杂性,而采用二室或三室模型均可以对静脉麻醉药达到满意的描述。效应室是用来指药物作用的靶部位,如受体、离子通道或酶等,是反映药物临床效果的部位,同中央室、周边室一样,都是理论上的抽象空间组合。

（一）一室模型

一室模型是最简单的药代学模型,该模型假定机体由一个房室组成。给药后药物很快均匀分布至整个房室,并以一定速率从该室消除。尽管静脉麻醉药的药代学过程一般都具有二室、三室模型的特征,但对一室模型的讨论可以有助于介绍药代学的一些基本概念。

1. 分布容积　表观分布容积（apparent volume of distribution）是指药物进入机体后,假设其均匀分布在体液中,该体液的容量称为表观分布容积（V_d）。V_d 是一个计算值,为体内总药量（X_0）与零时间血药浓度（C_0）的比值（见公式 1）,通常以 L/kg 表示。类似的概念还包括:药物作用达到峰值效应时的分布容积（$V_{d峰效应}$）和药物形成稳态分布时的分布容积（Vdss）。

$$V_d = \frac{X_0}{C_0} \tag{1}$$

V_d 是药代动力学中一项重要的基本参数。某药的 V_d 大小取决于该药的理化性质（如 pKa 等）、药物在各组织中的分配系数、与血浆蛋白或组织蛋白结合率等。如果一种药物在体内分布广泛,即 V_d 大,为了达到一定的血药浓度则必须给予较大的负荷剂量才能实现。了解某种药物的 V_d 就可大致推测该药物在体内分布情况。70 kg 的人体,总含水量约为40～46 L,其中血浆约 3～5 L,细胞外液和细胞内液分别为 13～16 L 和 25～28 L。如果算得某药 V_d＝5 L,则提示药物基本分布在血液中;如为 10～20 L,则主要分布在细胞外液中;如为 40 L,主要分布在细胞内、外液中;如为 100～200 L,则提示药物大量分布或贮存在组织内或某些器官中。药物输注后,其初始的分布容积为中央室（V_1）,然后向外周室（V_2 和V_3）分布,直到最后形成稳态时的分布容积。显然 $V_1 < V_{d峰效应} < Vdss$,如芬太尼的 V_1、$V_{d峰效应}$、Vdss 分别是 13 L、75 L、360 L。峰效应时分布容积的计算公式为:

$$V_{d峰效应} = V_1 \frac{C_{血浆初始}}{C_{血浆峰效应}} \tag{2}$$

2. 药物的消除　消除（elimination）是机体对药物进行生物转化与排泄。消除速率（rate of elimination,RE）是指单位时间内被机体消除的药量。血浆清除率（plasma clearance,Cl）指机体在单位时间内能将多少体积的血浆中的药物全部清除,单位为 mL/min,其数学公式为

$$血浆清除率（Cl） = \frac{药物消除速率}{血药浓度} \tag{3}$$

药物的清除可以通过肾脏、肝脏和其他途径，Cl 等于全身各器官清除率之和，即 $Cl_s = Cl_{肝} + Cl_{肾} + Cl_{其他}$。

消除或转运速率常数（K），是药物在单位时间内消除或转运的百分率（$K = \dfrac{Cl}{Vd}$）。k_{e0} 本指药物从效应室转运至体外的一级速率常数，而目前通常用来反映药物从效应室转运至中央室（血浆）的速率常数。

消除半衰期（elimination half-life，$t_{1/2}$）系指机体药物消除一半所需时间。$t_{1/2} = \dfrac{0.693}{K}$，可以看出，$t_{1/2}$ 值大小与 Cl 成反比，而与 V_d 成正比。$t_{1/2}k_{e0}$ 是血浆及效应室之间平衡发生一半的时间。药物的 k_{e0} 越大，其 $T_{1/2}k_{e0}$ 越小，说明该药物峰值效应出现快。了解静脉麻醉药的峰效应时间对于合理的临床用药非常重要。

血浆半衰期系指血浆药物浓度下降一半所需时间。对于一室模型药物来说，消除半衰期与血浆半衰期是等同的。对于多房室模型药物，由于药物在机体中存在再分布，两个半衰期则存在差异。即使是同一个药物，静脉输注持续时间不同，停药后血浆浓度下降一半的时间也不同，不同药物差异更大。为此，提出输注即时半衰期（context-sensitive half-time）的概念，其含义为静脉输注维持血浆药物浓度恒定时，任一时间停止输注，血浆药物浓度下降50%所需时间。与消除半衰期不同，持续输注即时半衰期不是一个常数，随着持续输注时间从几分钟到几小时的变化，其持续输注即时半衰期会有显著的增加。输注即时半衰期参数的意义在于反映了持续给药后药物的动态消除特征，对于静脉麻醉的药物选择及麻醉方案的制订具有指导作用。同时，输注即时半衰期对于持续输注静脉麻醉结束后预测血浆药物浓度下降和麻醉作用消退时间具有一定的作用。在临床麻醉实践中，虽然舒芬太尼的消除半衰期比阿芬太尼的长，但两药在维持恒定的血药浓度输注中，输注的时间不同各药血药浓度下降50%所需时间可不同，且阿芬太尼所需时间比舒芬太尼长（见图2-1）。

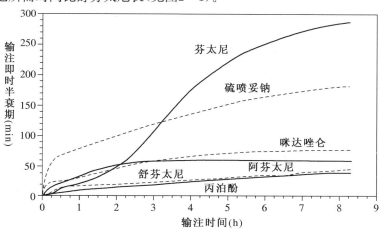

图2-1 常用静脉麻醉药的输注即时半衰期

　　由于每种药物的消除半衰期基本是恒定的,所以了解半衰期具有重要的实际意义。根据半衰期可以确定最适宜的给药间隔、预计停药后药物从体内消除的时间以及预计连续给药时间达到稳态血药浓度的时间。例如,一次给药后经过4～5个半衰期血浆浓度下降95%左右,可认为药物已经基本消除。连续恒速静脉输注或重复恒量用药必须经过4～5个半衰期才能达到稳定的血药浓度。

　　药物的消除半衰期与其血药浓度无关,因此在一定范围内增加药物用量并不能显著延长药物在体内的消除时间,而连续恒速静脉输注或重复恒量用药时增加药量也不能加速达到稳态血药浓度的时间,但是增加药量可以升高这种稳态的血药浓度水平。例如,每隔一个半衰期重复给药,如果首剂量加倍可立即达到稳态血药浓度。缩短给药间隔只能减少血药浓度的波动,但如果给药剂量不变,稳态血药浓度的水平以及达到稳态血药浓度的时间也不改变。因此,对于半衰期短的药物,应缩短给药时间间隔;半衰期长的药物,开始可用负荷剂量使血药浓度尽快达到有效水平。

　　(二)三室模型

　　静脉麻醉药物大多通过二室、三室模型代谢。在三室模型中,药物分布和消除通过"中央室"(V_1)以及与中央室相连接的两个"周边室"(V_2、V_3)(见图2-2)。最初,药物只存在于"中央室",随着时间变化,分布到两个"周边室"。血浆平衡较快的周边室称为"快速周边室",通常表示为V_2,而平衡较慢的周边室则被称为"慢速周边室",表示为V_3。周边室越大表示外周组织对药物的摄取量越大。在静脉输注一定时间后,为了重建与中央室的平衡,周边室会向中央室转运药物,而周边室迟钝则是指那些向中央室转运过程非常缓慢的药物。周边室迟钝的临床意义是:周边室在单位时间内向中央室(血浆)释放的药物较少,这样血药浓度的降低就不会因为来自周边室的药物而受到显著影响。了解周边室迟钝有助于理解丙泊酚消除半衰期长却有着很短的持续输注即时半衰期等现象。

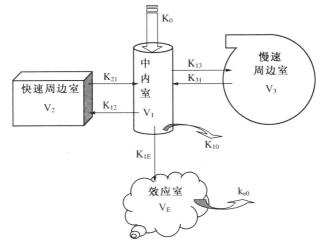

图2-2　三室模型药代动力学模型

利用三室模型,可以通过两个阶段的血浆浓度变化曲线来描述血药浓度随时间的变化过程。单次给药一个剂量后,"快速分布相"立即开始,这时药物从血浆达到快速平衡组织。伴随出现的是"慢速分布相",这是由于药物进入更慢平衡组织,同时也包括从最快平衡的组织回到血浆中。"终末相"(在对数曲线上几乎是直线)代表药物从体内的消除,同时包括从两个外周分布容积回到血浆中,这些返回的药物降低了血药浓度下降的速度。虽然终末相通常被称为"排除相",但是,从某种程度上讲,这是一个误导,因为实际上在上述三个阶段中,药物均在发生排除。

按照三室药代动力学模型(见图 2-2),输入中央室(V₁)的药物能与其他各室(V₂和V₃)进行可逆性转运。药物从 V₁ 向 V₂、V₃ 转运称药物的分布,而从 V₁ 按 K₁₀ 移出称排除。转运时受各自的转运速率常数(K)控制,直至 V₁ 把药物完全排除。转运速率常数越大,药物越容易在各室之间进行转运。要完全描述三室模型需要多个转运速率常数,其计算方案太过复杂,这在临床实际工作中基本是无法实施,但是可以通过计算机来模拟药物的体内过程或药物输送过程中维持恒定的血药浓度。

三室模型药物的分布与消除可以通过 3 个半衰期来描述,两个是分布半衰期,第三个是终末半衰期,它也通常被称为"排除半衰期"。因为终末半衰期只代表浓度-时间曲线的终末阶段,而非血药浓度降低一半的时间,所以它与血药浓度降低的关系不大,因此不能以此来预测临床上的持续效应。终末半衰期总是大于实际血药浓度降低 50% 的时间。事实上,血药浓度降低的快慢很大程度上依赖于持续给药时间的长短,长时间静脉输注与单次静脉注射相比,前者血药浓度下降明显减慢。因此,对于多室模型计算半衰期,其临床应用价值不大。而输注即时半衰期概念的引入不仅可以定量描述多室模型药物的分布和消除特征,而且对于指导准确、合理地使用静脉麻醉药物具有重要意义。

(三)其他药代学模型

1. 生理学模型　　生理学模型是将人体按生理解剖特点划分几个主要的组织房室(tissue compartment),如中枢神经、肌肉、皮肤等。药物在组织中的浓度由药物对组织的亲和力及血流灌注速度来决定。并根据质量平衡关系,建立相应的速度方程,由计算机解析方程,求出各器官的血药浓度与时间的关系。生理学模型更精细地表征了任何器官或组织中药物浓度的经时过程,能更清楚地看出药物在体内的分布,同时生理模型各参数均相当于各器官血流量及容积等生理解剖数值,故机体功能在生理或病理上的改变而引起药物代谢动力学的变化,能够通过某些参数的改变来估计。但由于生理学模型的分析运算复杂需要相应的计算软件,在临床上的应用并不多。

2. 群体药代学模型　　由于个体间的药代动力学参数存在明显差异性,为使药代动力学参数更适合于每一个体,可采取经典药代动力学与群体统计学模型相结合的方式,推算群体药代动力学参数,再利用群体参数推断个体药代动力学参数,从而指导临床用药并实现给药个体化。尽管群体与个体之间的药代动力学参数仍存在一定的差异,以群体参数估计的预期血药浓度与个体实际值的差异相对非群体参数估计值的差异要小。而且只要根据临床需要不断调整所需浓度值,即可到达临床合适的药效水平。此点为临床用药提供了重要的依据。另外,通过群体药代动力学尚可对静脉全麻药的药代学个体差异作出评估。

3. 药物-药效结合模型　在研究药代动力学的过程中,发现单纯的药代动力学只能片面反映药物的代谢转运,忽略药效的作用往往会无法了解药物在效应室的动力学特征。麻醉药的效应部位并不在血液,血液循环仅仅是药物的运输途径。单次给药后全麻药的血浆浓度达到峰值时,药物效应并未达到最大。此种药物效应滞后于药物血浆浓度现象称之为药代-药代学分离。因此,临床麻醉中为了更合理地用药,应当充分利用静脉全麻药的药代学与药效学特性指导麻醉给药过程。为此,提出了一些描述药效动力学的药代学模型,如药动-药效学模型,即在传统的药代动力学模型中加入效应室的方法,以拟合的方式建立效应室的药代动力学。根据模型建立血药浓度-时间函数和效应室浓度-时间函数,再结合实验测取血药浓度和药物效应数据,拟合血药浓度-时间数据和药代动力学参数,然后代入效应室浓度-时间函数中,结合效应室浓度-效应函数对药物效应-时间数据拟合,便可得到效应室药代动力学参数,同时可根据产生相同效应的稳态血药浓度推断生物相药物浓度。药代-药代学模型现已广泛应用于静脉全身麻醉的研究。

二、药物转运速率过程

房室模型是描述了药物在体内的空间分布,而速率过程则是表明药物在体内空间转运速度的特点,这两者构成了药代动力学的基本要素。按照药物转运速度与药物剂量或浓度之间的关系,通常可以将药物在体内的转运过程分为一级、零级和米氏速率过程。

(一)一级动力学过程

又称一级速率过程,是指药物在房室或某部位的转运速率(dx/dt)与该房室或该部分的药量或浓度的一次方成正比。描述一级动力学的公式为:

$$\frac{dx}{dt} = -KX \qquad (4)$$

X 为药物量;t 为时间;K 为跨膜转运(或消除)的一级速率常数,表示单位时间内药物的转运量与药物现存量的比值;负号表示药量随时间延长而减少。将公式 4 积分得:

$$X_t = X_0 e^{-Kt} \qquad (5)$$

X_0 为初始药量;X_t 为 t 时刻的药量。从上式可见,药量的变化与初始药量成正比。药物跨膜转运或消除,随时间延长,药物的量呈指数衰减。对公式 5 取对数得:

$$\log X_t = \log X_0 - \frac{K}{2.3026}t \qquad (6)$$

此式相当 Y＝ a ＋ bx，如果以 t 时刻药量的对数对时间 t 作图，可得一条直线，故称线性动力学。该直线的斜率 b＝－K/2.3026，logX$_0$为截距。K 是一项比例常数或转运速率常数或消除速率常数。根据公式 6，t$_1$、t$_2$时体内的药量分别为：

$$\begin{cases} \log X_{t_1} = \log X_0 - \dfrac{K}{2.3026}t_1 \\ \log X_{t_2} = \log X_0 - \dfrac{K}{2.3026}t_2 \end{cases}$$

解此联立方程得：

$$K = 2.3026\left(\frac{\log X_{t_1} - \log X_{t_2}}{t_2 - t_1}\right)$$

K 能定量的描述药物转运或消除的快慢，K 值大，说明转运或消除速率大。例如，K＝0.1，表示单位时间内将有 10％的药物被转运或消除。

　　一级动力学过程是被动转运的特点，多数药物均属于一级动力学过程。其特点包括：① 药物转运呈指数衰减，每单位时间内转运的百分比不变（或称速率不变），但是单位时间内药物的转运量随时间而下降；② 半衰期恒定，与剂量或药物浓度无关；③ 药-时曲线下面积与剂量成正比；④ 按照相同剂量间隔给药，约经过 5 个半衰期达到稳态血药浓度，停药后约经过 5 个半衰期药物从体内清除。

　　（二）零级动力学过程

　　又称零级速率过程，是指药物自房室或某部位的转运速率与该房室或该部分的药量或浓度的零次方成正比。描述零级动力学的公式为：

$$\frac{dx}{dt} = -kX_0 = -K \qquad (7)$$

将公式 7 积分整理得：

$$X_t = X_0 - Kt \qquad (8)$$

K 为零级速率常数。以 t 时间的药量（X$_t$）与时间 t 在普通坐标纸上作图可得一直线，其斜率 b＝－K，X$_0$为截距。K＝(X$_0$－X$_t$)/t，即单位时间内转运或消除恒量的药物。

　　零级动力学过程是主动转运的特点，任何耗能的逆浓度梯度转运的药物，因剂量过大，超过其负荷能力，均可出现饱和和限速现象，属于零级动力学过程。零级动力学过程的特点包括：① 转运速度与剂量或浓度无关，按恒量转运，但每单位时间内转运的百分比是变化的；② 半衰期不恒定，它与初始药物浓度或给药量有关，剂量越大，半衰期越长；③ 药-时曲线下面积与剂量不成正比，剂量增加，其面积可以超比例增加。一级动力学过程与零级动力学过程的区别见表 2-1。

表 2-1 一级动力学过程与零级动力学过程转运/消除的区别

	一级动力学消除	零级动力学消除
转运/消除速度公式	$dx/dt = -KX$	$dx/dt = -K$
转运/消除速度	与初始药量 X_0 有关	与初始药量 X_0 无关
半衰期 $t_{1/2}$	$0.693/K$	$0.5X_0/K$
$t_{1/2}$ 值与 X_0 的关系	无,是一个常数	成正比,随 X_0 改变
转运/消除曲线及斜率	对数坐标呈直线,$b = -K/2.3026$	普通坐标呈直线,$b = -K$
增加剂量的影响	药-时曲线下面积与剂量成正比	药-时曲线下面积超比例增加
单次给药后	经过 5 个半衰期基本从体内清除	大大超过这个时间
以恒定的间隔给予相同剂量的药物	经过 5 个半衰期可以达到稳态血药浓度	没有稳态血药浓度,血药浓度不断升高
每隔一个半衰期给一次药	首次剂量加倍可以立即达到稳态血药浓度	没有稳态血药浓度
连续恒速给药	第一个半衰期给 1.44 倍的剂量静脉滴注可以即刻达到稳态血药浓度	没有稳态血药浓度

（三）米-曼氏速率过程（Michaelis-Menten rate process）

一级与零级动力学过程并非截然分开,两者可互相移行,这就是米-曼氏速率过程。此型在高浓度时为零级过程,在低浓度时为一级过程。描述米-曼氏动力学的公式为：

$$-\frac{dx}{dt} = \frac{Vm \cdot X}{Km + X} \tag{9}$$

$-dx/dt$ 是指 t 时的药物消除速率；Vm 是该过程的最大速率；Km 是米-曼氏常数,它表示消除速率达到 Vm 一半时的药物浓度。

当药物浓度明显低于 Km 时,即 $X \leqslant Km$ 时,公式 9 可简化为：

$$-\frac{dx}{dt} = \frac{Vm}{Km} \cdot X \tag{10}$$

将公式 10 积分整理得：

$$X = X_0 \cdot e^{(-Vm/Km) \cdot t} \tag{11}$$

该公式与公式 5 相似,因为 Vm/Km 相当于 K。显然,当药物浓度远小于 Km 时,其药-时曲线将遵循一级动力学过程。

当药物浓度接近或超过 Km 时,即 $X \geqslant Km$ 时,公式 9 可简化为：

$$-\frac{dx}{dt} = Vm \tag{12}$$

将公式 12 积分整理得：

$$X = X_0 - Vm \cdot t \qquad (13)$$

该公式与公式 8 相似。很显然,当药物浓度明显超过消除过程 Km 时,其药-时曲线将遵循零级动力学过程。

三、药代学与静脉给药方案

根据药物的药代动力学参数及相关数学公式可以制定静脉麻醉药物相应的给药方案,而这又必须根据临床效应的变化来调整。

(一) 单次或多次静脉注射的药物学

尽管血药浓度的变化与药理反应变化之间存在一个时间的延迟,但绝大多数药物的药理作用强弱与血药浓度平行。大多数药物按一级速率过程转运或消除,即随时间的延长药物的量呈指数衰减。对于具有一室模型的药物,其药物量或浓度降低规律遵循公式 5,$t_{1/2} = \dfrac{0.693}{K}$ 是一恒定值,药物在机体内经过 5 个 $t_{1/2}$ 达到基本消除。

对于具有二室模型的药物,其浓度降低规律遵循血药浓度-时间函数方程,见公式 14

$$C_t = \frac{X_0(\alpha - k_{21})}{Vc(\alpha - \beta)} e^{-\alpha t} + \frac{X_0(k_{21} - \beta)}{Vc(\alpha - \beta)} e^{-\beta t} \qquad (14)$$

其中 X_0 为体内药量,Vc 为中央室表观分布容积;α 为分布速率常数,β 为消除速率常数,k_{21} 为外周室向中央室转运的速率常数;

从上式可见,二室模型药物静脉推注后,血药浓度随时间呈二项指数衰减。

单次剂量静脉注射后,迅速达到高峰的血药浓度可能会超过实际的治疗浓度。继而下降的血药浓度又很快会低于治疗浓度,需要再次静脉注射来维持。多次静脉注射会出现锯齿样的浓度波动,患者的麻醉深浅也会因此而波动,显然难以满足临床麻醉时效概念的要求。

(二) 连续静脉输注的药物学

对于一室模型,药物的血药浓度-时间函数方程为:$Ct = \dfrac{R_0}{Vd \cdot k}(1 - e^{-kt})$,$R_0$ 为恒速输注速率。可见 Ct 随着 t 延长而增加,当 $t \to \infty$ 时,$e^{-kt} \to 0$,此时的血药浓度趋向于恒定值,即稳态浓度(Css),$Css = \dfrac{R_0}{Vd \cdot k}$。由此可知,稳态浓度的大小与输注速率(给药量的大小)及消除有关,药物的输注速率大,其稳态浓度值也会增大,但不会影响达到稳态浓度的时间。恒速输注达到稳态浓度的时间与药物的半衰期有关,经过 5 个半衰期药物的血药浓度可以达到稳态浓度的 97%,停止给药后,浓度呈相反过程变化,经过 5 个半衰期 97% 的药物被排除。

对于二室或三室模型,恒速输注时血药浓度的稳态值仍与输注速率成正比而与清除率成反比。但在二室或三室模型,达到稳态浓度的通路为 2 或 3 次指数,这就决定了血药浓度-时间函数方程及其拟达到稳态值的输注速率远比一室模型的计算公式复杂。此外,当输注停止后,血药浓度的降低不仅受到消除半衰期的影响,各室之间药物转运也必然影响到血药浓度的变化。多室模型就有多个半衰期,此时的计算不仅复杂且无多大临床意义。持续输注即时半衰期概念的提出则弥补了多室模型中半衰期的局限性,对临床静脉麻醉有着极为重要的意义。显然了解何时患者血浆药物浓度下降 50% 要比何时患者将 50% 的药物排除体外更有意义,因为前者往往跟患者的苏醒密切相关。

（三）连续静脉输注的 BET 方案

目前临床常用的静脉麻醉药大多符合二室或三室模型。根据药物多室模型,进入中央室的药物除不断被代谢消除外还按指数速率逐渐向多个外周室分布。因此,要维持中央室的血药浓度不仅需要补充生理消除量,还应补充向外分布转移的量,即所谓 BET(bolus-elimination-transfer)给药方案。

为了迅速并准确维持拟达到的血药浓度(C_T),就必须给予负荷剂量(Bolus)$V_1 C_T$,同时持续输注从中央室消除的药物剂量(elimination)$V_1 k_{10} C_T$,并且加上向外周室转运的药物剂量(transfer)$C_T V_1 (k_{10} + k_{13} e^{-k_{31}t} + k_{12} e^{-k_{21}t})$。这就是著名的 BET 输注方案。很显然上述负荷剂量的计算仅指在 C_T 下充盈中央室的药量,但是这样的负荷剂量后,按输注速率公式持续输注时,由于药物从中央室分布与转移到较之更大的外周室,血药浓度会很快下降。这时我们可以利用前面提出的峰效应时分布容积概念($V_{d峰效应}$)。这个容积完全是理论上的,因为从起始浓度到达峰效应时,血浆浓度变化是重新分布和消除的联合作用。但是 $V_{d峰效应}$ 这一概念可以满足计算负荷剂量的目的。所以合适的负荷剂量应该为:$C_T V_{d峰效应}$。例如:芬太尼的 $V_{d峰效应}$ 为 75L,为了达到 3.0 ng/mL 的芬太尼靶浓度,所需的负荷剂量为 225 μg;丙泊酚的 $V_{d峰效应}$ 为 24 L,为了达到 5.0 μg/mL 的丙泊酚靶浓度,所需的负荷剂量为 120 mg。如果按照上述 BET 给药模式来计算非常复杂,只能通过计算机模拟。计算机控制的药物输注能够成功达到相对稳定的靶浓度,或者根据临床反应来增加或降低靶浓度。

由于药物分布速率是按指数递减的,计算转移药量的运算尤为复杂,因此只有计算机计算并控制输液泵按指数方式不断改变输注速率才能精确完成如此复杂的给药方式。自 1981 年 Schwilden 提出上述 BET 方案并应用于临床,人们开始尝试用计算机辅助控制给予静脉麻醉药,使计算机控制的靶控输注成为可能。

（四）靶控输注(TCI)

靶控输注(target controlled infusion,TCI)是指在输注静脉麻醉药时,以药代动力学和药效动力学原理为基础,通过设定及调节目标或靶位(血浆或效应室)的药物浓度,由计算机根据该靶浓度,计算给药速率并维持稳定的血药浓度,来控制或维持适当的麻醉深度,以满足临床麻醉的一种静脉给药方法。

有关 TCI 系统的构造及工作原理、性能相关因素、评价指标以及 TCI 临床应用和发展方向等若干内容,本书第十九章予以介绍。

第二节　药物效应动力学

药效学研究的是药物浓度或量与药物效应关系的规律,以阐明药物的效应、作用原理、治疗作用和不良反应等。

一、药物的基本作用

药物作用(action)的确切含义是指药物与机体组织间的初始作用。药物的效应(effect)是指药物引起机体功能或形态上的改变。例如肾上腺素激动心脏 β_1 受体,使心肌收缩力增强,心率增加,传导加快,心脏兴奋。肾上腺素与 β_1 受体相结合是药物的作用;引起心脏兴奋是药物的效应。但由于药物作用之后必然产生效应,因此药物作用和药物效应常作为同义词相互通用,临床工作中尤其如此。

药物对机体的作用是通过影响机体组织细胞原有生理、生化功能而实现的。药物不能产生新的生理、生化功能。使原有的功能提高的效应称为兴奋;使原有功能降低则称为抑制。例如肌肉收缩力增加、腺体分泌增加、反射亢进等称为兴奋;肌肉松弛、腺体分泌减少、反射减弱称为抑制。但同一药物对不同的组织、器官可表现出不同的作用。例如肾上腺素对心脏产生兴奋作用,对支气管平滑肌则产生抑制作用,使支气管平滑肌松弛。

由于药物理化性质不同,不同组织、器官细胞的生化特点不同,某些药物对一些组织、器官有作用,对另外一些器官、组织无明显的作用,这种性质称为药物的选择性(selectivity)。药物的选择性大多有剂量依赖性,即在一定剂量范围内表现出选择性,剂量增加到一定程度,药物的选择性则不复存在。例如美托洛尔小剂量选择性地阻滞 β_1 受体,表现为心脏抑制作用;当大剂量时,不但阻滞 β_1 受体,同时也明显阻滞 β_2 受体,使气道阻力增加。

用药的目的在于防治疾病,凡能产生防治效果的药物作用称为治疗作用。不符合用药目的的,给患者带来痛苦的反应称为不良反应(adverse reaction)。不良反应包括副反应、毒性反应、后遗反应、变态反应及特异质反应等。

副反应(side reaction):是指在治疗剂量下出现与治疗无关的作用。这是由于药物的药理作用广泛所致。例如,肾上腺素不但可以兴奋心脏,扩张支气管平滑肌,还有升高血糖等作用。如用其扩张支气管平滑肌的作用,则兴奋心脏的作用为副反应。

1. 后遗效应(residual effect)　停药后,血药浓度虽已下降到阈浓度以下,但仍残留的生物效应。例如用苯巴比妥催眠,翌晨出现的头昏、困倦等效应。

2. 毒性反应(toxic reaction)　绝大多数的药物都有一定的毒性,不同药物的毒性可有很大不同。毒性反应是药物的药理作用的集中或延伸。由于剂量过大引起的即时发生的毒性反应称为急性毒性反应;长期用药,药物在体内蓄积逐渐发展起来的毒性反应称为慢性毒性反应。局麻药剂量过大或误注血管,可引起惊厥、循环抑制等急性毒性反应。长期服用氯丙嗪,可导致肝功能损伤甚至肝小叶中心坏死,属慢性毒性反应。某些药物长期大量使用可引起基因突变等不良反应,以致有致畸、致癌、致突变作用。这些不良反应都是新药筛选程序中必须检验的项目。

3. 过敏反应(allergic reaction) 个体对药物的反应在质的方面不同于正常人的反应,且有免疫机制参与者称药物过敏反应。例如丙泊酚和琥珀胆碱都可以引起某些患者异常的过敏反应,甚至过敏性休克。本书将有专门章节介绍静脉麻醉药物相关的过敏反应。

4. 类过敏反应(anaphylactoid reaction) 亦称过敏样反应、不需预先接触抗原,也无抗体参与,可能与药物促进组胺释放有关。例如某些局麻药、静脉麻醉药、麻醉性镇痛药和肌松药等可直接促进肥大细胞和嗜碱性粒细胞释放组胺;也可能由于药物(局麻药等)通过补体旁路途径激活 C_3,释放介质;还有一些药物(右旋糖酐等)注射速度过快或与其他药物混合使蛋白质与循环中某些免疫球蛋白(lgM 或 lgG)发生沉淀。类过敏反应的临床表现与过敏反应相似。

5. 特异质反应(idiosyncratic reaction) 目前认为特异质反应指少数遗传缺陷的人,表现为特定生化(蛋白质、酶)功能的缺损,造成对药物反应的异常。例如西方人中见到的遗传性血浆胆碱酯酶缺陷者,常规剂量的琥珀胆碱可引起长时间呼吸麻痹。特异质反应无免疫机制参与,故与药物的变态反应相区别。

二、药物的量效关系

在一定剂量范围内,随药物剂量的增减,药物的效应也相应增减,这种剂量和效应的关系称为量效关系。量效关系是从量的角度阐明药物作用的规律。药物作用与起效时间取决于效应室的浓度变化,达到稳态的时间受 k_{e0} 影响。由于效应室的容量非常小,对中央室的药物浓度不产生影响,且效应室的药物浓度目前无法测量,因此很难从以往的房室模型中得出 k_{e0} 的值或效应室的浓度。加入效应室后,可以将药物和药效模型结合起来,通过 Sigmoid E_{max} 模型(即 Hill 氏方程)来了解药物浓度与效应的关系:

$$E = E_0 + \frac{E_{max} \cdot C^r}{E \cdot C_{50}^r + C^r} \tag{15}$$

其中 E 为药物浓度为 C 时的药理作用强度,E_0 为 C=0 时的 E 值,E_{max} 为药物所引起的最大作用强度,EC_{50} 为药理作用强度达到最大反应 E_{max} 一半时的药物浓度,r 为 Hill 系数又称形状因子,其值在 1 附近变动,反映 S 形曲线斜率的大小。

依照这种关系,以对数浓度为横坐标,以效应为纵坐标,可绘制出一条两端基本对称的

S形曲线,称为量-效曲线(见图2-3)。每一个药物都有自己独特的量-效曲线。曲线上的每个点来源于若干个体的均值±标准差。任何一种药物的量-效曲线都具有四个特征性的变量:效价强度、最大效能、斜率及生物学差异。

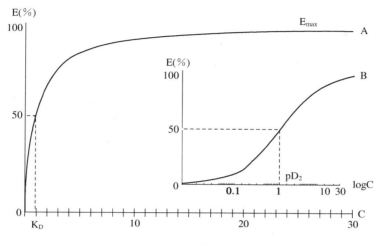

图 2 - 3　药物的量-效曲线

A:药量用真数剂量表示;B:药量用对数剂量表示;E:效应强度;C:药物浓度

1. 效价强度(potency)　产生一定药理效应所需的剂量。一般是以标准品和被检品之间等效剂量的比值表示。例如,产生同样镇痛作用,吗啡需要 10 mg,而哌替啶则需要 100 mg。因此吗啡的效价大于哌替啶。

2. 最大效能(maximal efficacy)　简称效能,是药物引起最大效应的能力。例如,吗啡是镇痛效能大的药物,阿司匹林是效能小的药物。能引起相同药理效应的药物,它们的最大效应及效价强度可不同。例如,以排钠利尿为效应指标,氢氯噻嗪的利尿强度较呋塞米(速尿)强,而以效能比较,则以呋塞米为强。

3. 斜率(slope)　常采用量-效曲线直线化后的斜率。它反映最大效应与最小效应之间的距离。斜率大(陡),此距离小,说明较小剂量变化引起较大的效应变化。多数毒剧药具有较大的斜率。

4. 生物学差异(variation)　是指群体中,个体与个体之间,甚至同一个体在不同的时间内对于同一药物的反应是不同的。这种差异可以表现在质的方面,但主要表现在量的方面。图2-3中,S形曲线上的任一点均可以均值加减一个标准差表示。该点纵向值代表同一剂量下不同个体药理效应的差异,横向值代表不同个体产生同一药理效应所需剂量的差异。

5. 量反应及质反应　以数值表示药理效应时,称为量反应,如心率、血压等;不以数值表示而以有或无、阳性或阴性等表示者称为质反应,如生存或死亡、惊厥或不惊厥等。半数有效量（ED_{50}）系指引起一半实验动物阳性反应的剂量。半数致死量（LD_{50}）指引起一半实验动物死亡的剂量。治疗指数（therapeutic index，TI）是 LD_{50} 与 ED_{50} 的比值，即 $TI = LD_{50}/ED_{50}$，亦指半数有效量增加若干倍可使半数动物死亡，其意义在于指出该药的安全性。TI 越大，药物的安全性也越大。以 LD_{50}/ED_{50} 表示的药物安全性仅适用于治疗效应与致死效应的量-效曲线相互平行的药物。对治疗效应与致死效应的量-效曲线不平行的药物，则应参考 ED_{95} 和 LD_5。ED_{95} 指引起 95% 实验动物阳性反应的剂量，LD_5 表示导致 5% 实验动物死亡的剂量。也有用 ED_{95} 与 LD_5 的比值代表安全范围，即安全范围 = LD_5/ED_{95}。

临床用药有严格的剂量限制，根据剂量大小与药效关系依次分为最小有效量、常用量、极量。极量是由国家药典规定的限量，超过极量就有中毒的可能，具有法律含义。常用量对大多数人适用，但影响药物作用的因素很多，常需进行适当调整。有时所用剂量显著超出常用量，临床习称"大剂量"。

三、药物的时效关系与药代-药效分离现象

（一）药物的时效关系

药物的时间效应关系分为三期：从给药开始到效应出现为潜伏期，主要反映药物的吸收过程，静脉注射时一般没有潜伏期或潜伏期短。从效应出现到效应消失为持续期，其中包括效应达到高峰的高峰期。从效应消失到体内药物完全消除尚需一段时间称为残留期，此期内，残留体内的药物虽无效应，但对随后用药有影响。时效关系的持续期是药物维持最小有效浓度或维持基本疗效的时间，其长短取决于药物的吸收及消除速度。

半衰期 $T_{1/2}$ 可分为血浆半衰期及生物半衰期，前者是指药物的血浆浓度下降一半的时间，其长短在多数情况下与原血浆浓度无关，它反映了药物在体内消除（包括排泄、生物转化及储存）速度；后者是指药物效应下降一半的时间。残留期虽与排泄缓慢有关，在多数情况下反映了药物在体内形成储存库。此期内血浆药物浓度虽不高，体内储存却不一定少，因此，在反复用药时易致蓄积中毒。

（二）药代-药效分离现象

1. 药代-药效分离　临床上发现，尽管给药后血药浓度迅速到达高峰，但是没有一个麻醉医生会在诱导给药后立即进行气管插管。原因很简单，药物浓度在中枢（效应室）上升需要一定的时间。这种血药浓度高峰与效应室浓度高峰之间的延迟称为滞后（hysteresis），又称为药代-药效分离，其特征是在血药浓度与药物效应图上的效应曲线滞后（见图 2-4）。所有药物在血药浓度与其效应之间都存在一定程度的延迟，但是某些药物这种延迟的时间可能会非常短暂。这表明了血浆不是麻醉药的效应部位，而仅起到转运药物的作用。效应部位是药物作用机体的内环境，包括膜、受体、酶等。但效应部位的药物浓度目前无法测定。因为至少在人体几乎无法在效应部位取样；即使能取样，在微观环境下，受体分子处的

药物浓度与所采集的大体样本(如脑脊液,脑组织匀浆)中的药物浓度是不同的。

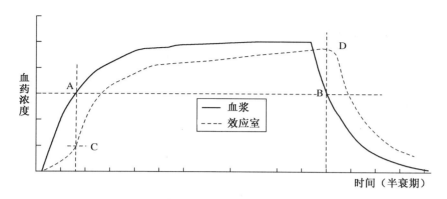

图 2-4 血药浓度变化与药物效应变化之间存在时间延迟

同样的血药浓度可以有不同的反应,如 A 点与 B 点的血药浓度相同,而各自时间的效应却大不相同,分别位于 C 点及 D 点。

人们把药物效应部位从理论上人为划分成效应室(或生物相),其在传统的三室模型中有独立的药代动力学描述,我们可以通过了解药效的作用时间,用数学模型来描述药物进出生物相的过程。效应室与中央室之间以一级速度过程相连;药物从效应室中以一级过程消除;效应室容积为 V_E,且非常小,向其中转移的药量非常少,对其他室的药物处置没有影响。如图 2-2 所示,k_{e0} 为药物从效应室消除的速率常数,K_{1e} 为中央室向效应室转移的速率常数。药物从效应室消除的函数式为 $e^{-k_{e0}t}$,在效应室的药物浓度为中央室不断向效应室分布的处置函数,其表达式为

$$C_{effect}(t) = K_{1e} \int_0^t e^{-k_{e0}(t-t')} C_1(t') dt' \tag{16}$$

2. 效应室消除速率常数 由于 k_{e0} 反映药物在效应室的消除速率,对于血药浓度下降较慢的药物,单剂注射后效应部位的峰浓度取决于 k_{e0} 值的大小,但对于血药浓度迅速下降的药物,单剂注射后效应部位浓度很快达到峰值,k_{e0} 对峰浓度的影响较小。对于单次或短时间给药,k_{e0} 也反映药物作用的消退速度。k_{e0} 较大的药物作用时间短。选用准确的 k_{e0} 参数对估测效应室的动力学特性十分重要。

在血药浓度达到稳态时,单位时间内进出效应室的量应该相等。$t_{1/2}k_{e0}$ 是到达稳态时,效应室浓度到达稳态浓度一半的时间,即 $t_{1/2}k_{e0}$ 为 $0.693/k_{e0}$,见表 2-2。

表 2-2 不同静脉用药的效应达峰时间与 $T_{1/2ke0}$

药 物	效应达峰时间(min)	$t_{1/2}k_{e0}$
芬太尼	3.6	4.7
阿芬太尼	1.4	0.9

药　　物	效应达峰时间(min)	$t_{1/2}k_{e0}$
舒芬太尼	5.6	3
瑞芬太尼	1.6	1.3
丙泊酚	2.2	2.4
硫喷妥钠	1.7	1.5
咪唑安定	2.8	4
乙托咪酯	2	1.5

$t_{1/2}k_{e0}$ 反映了给药后效应部位与血药浓度的平衡时间,即效应部位药物浓度上升至峰值所需时间,也即代表药物的起效时间,其值越小起效越快。$t_{1/2}k_{e0}$ 和 k_{e0} 对临床追加药量具有决定作用。例如 k_{e0} 较大的阿芬太尼,单次给药后 $t_{1/2}k_{e0}$ 约 90 s,当血浆与效应室迅速达到平衡时血药浓度下降 60%,而芬太尼的 $t_{1/2}k_{e0}$ 长达 5 min,当两相平衡时血药浓度已下降达 80%。因此,芬太尼需要更大剂量才能达到并维持一定血药浓度和临床效应,其药效消退时间也相应延长。

3. MIR 与 C_{50}　限于药物浓度测定技术的发展,人们曾将药效与输注速率联系起来定义 MIR(minimum infusion rate),即抑制 50%患者体动反应的最小滴注速率。但是 MIR 忽略了药物在血浆中的蓄积过程,所以它是一种时间依赖的量值。MIR 所产生的变异反映了药物及药效两方面的变异性。以后随着对药物浓度的了解,人们用 C_{50} 来反映药效特性。C_{50} 也可以写成 Ce_{50},表示 50%患者对切皮等手术刺激无反应的效应部位药物浓度。

Ce_{50} 是一个平均参数,每个个体都有不同的 Ce_{50}。这可以理解为:对同一外科刺激,不同的患者可有不同的麻醉需求。例如:芬太尼的最小有效镇痛浓度是 0.6 ng/mL,但是不同患者之间可有(0.2~2.0)ng/mL 的变异。这种较大的给药范围反映了临床的实际情况,在设计静脉麻醉给药方案时应根据患者对刺激的麻醉需要,来调节相应的麻醉深度。

四、药物的构效关系

只有极少数药物是因其物理性能产生药理作用,大多数药物的药理作用取决于它们的化学结构,包括其基本骨架、立体构型、活性基团及其侧链性质等等。化学构型的专一性形成了药物的特异性和选择性,这就是药物的结构-效应关系(简称构效关系),也是药物作用特异性的物质基础。药物必须与其作用物质结合才能产生生物效应。这种结合能力被称为亲和力,如果能进一步引起机体反应则称效应力或内在活性。作用物主要指受体、酶,但也包括载体、生物膜、蛋白质等机体的大分子物质。

药物与作用物形成复合体并能产生药理效应,即药物兼具亲和力和效应力,则此药可称为激动药(agonist),又称兴奋药、促效药等;药物与作用物有亲和力但不产生效应者,称之为拮抗药（antagonist），因其虽不能引起效应却阻断了激动药的作用，所以又称阻滞药（blocker）。有些药物具有较强的亲和力却仅有微弱效应力，当其单独作用时呈现较弱的激动作用，而当另有激动药存在时却呈现对抗作用，这种药被称为部分激动药（partial agonist），如丙烯吗啡。化学结构非常相似的药物常能与同一受体或酶结合，引起相似作用的，称为拟似药；引起相反作用的称为拮抗药。

化学结构完全相同的光学异构体，作用可以完全不相同。多数药物左旋体具有药理作用而右旋体则无作用，但也有少数药物其右旋体的药理活性较强。此外，侧链也可以影响到药物的作用，侧链逐渐加长可以使作用逐渐增强或减弱，在达到一定限度后其作用却可能向相反的方向转变或出现新的作用。这种同系物从量变到质变的现象是药物构效关系中的普遍规律。

五、药物与受体

（一）受体与配体

受体（receptor）是细胞在进化过程中形成的细胞蛋白组分，生物活性物质与之结合，并通过信息转导与放大系统，触发随后的生理反应或药理效应。配体（ligand）系指能与受体特异结合的具有生物活性的物质。机体内有内源性配体，如神经递质、激素及自体活性物质等。与受体特异性结合的外源性化学物质称为外源性配体（包括药物）。受体仅是一个"感觉器"，对相应配体有极高的识别能力。受体-配体是生命活动中的一种耦合，能激活受体的配体称为激动药，能阻断其活性的配体称为拮抗药。根据受体与配体结合的高度特异性，受体被分为若干亚型，如肾上腺素受体又分为 α_1、α_2、β_1 和 β_2 等亚型，其分布及功能都有区别。

受体的数量可受疾病或与配体相互作用而变化。例如哮喘患者长期应用 β 受体激动药，β 受体的数量可减少（向下调节，down regulation）；反之长期应用 β 受体阻滞药，则 β 受体的数量可增加（向上调节，up regulation）。受体向上调节或向下调节可能是药物"超敏"或"脱敏"的原因之一。

受体不但位于突触后膜，而且也可以位于突触前膜。突触前膜的受体具有调节神经递质释放的作用。例如肾上腺素能神经末梢与效应器细胞构成的突触间隙中的去甲肾上腺素浓度减少时，去甲肾上腺素可激动突触前 β_2 受体，递质释放增加；反之，当突触间隙中的去甲肾上腺素浓度增加时，去甲肾上腺素激动突触前的 α_2 受体，递质释放减少。去甲肾上腺素和肾上腺素还可激动豚鼠肠神经丛突触前膜的 α_2 受体，使乙酰胆碱释放减少。

（二）受体的特性

1. 灵敏性　受体与配体有高度亲和力，多数配体在 1pmol～1nmol/L 的浓度时即可引起细胞的药理效应，这表明特异性药物具有高度的灵敏性。

2. 特异性 引起某一类型受体兴奋性反应的药物化学结构非常相似;不同光学异构体的反应可以完全不同。同一类型的激动药与同一类型的受体结合时产生的效应相似。特异性药物的作用不但对结构有严格的要求,还有赖于其立体构型。例如左旋肾上腺素的作用为右旋的 12 倍。有的药物构型改变后,作用完全消失,例如左旋伪麻黄素为麻黄素的立体异构体,但无升高血压作用。

3. 饱和性 受体数目是一定的,因此配体与受体结合的剂量曲线具有可饱和性,作用于同一受体的配体之间存在竞争现象。

4. 可逆性 配体与受体结合是可逆的,配体与受体复合物可以解离,解离后可以得到原来的配体而非代谢产物。

5. 多样性 受体受生理、病理及药理因素调节,其结构与功能处于动态变化之中;同一种受体可广泛分布于不同的细胞而产生不同效应,受体多样性是受体亚型分类的基础。

(三)受体类型、信息传递

1. 受体分类 根据受体的生理功能、作用至少可分为下列几类:

(1)离子通道受体:受体的多种亚单位跨越细胞膜组成离子通道,激动药与其结合影响离子通道的开放与闭合。例如烟碱样受体、γ-氨基丁酸(GABA$_A$)受体、谷氨酸受体、甘氨酸受体以及 5-羟色胺受体等。

(2)G 蛋白耦联受体:G 蛋白是一类具有特异的 GTP 结合位点,并能水解 GTP,其活性受 GTP 调控的蛋白。此类受体大多位于细胞膜。激动药与其受体(如毒蕈碱样、肾上腺素、多巴胺、5-羟色胺以及阿片受体等)结合引起受体活化,与膜内侧特种 G 蛋白结合而引起特定效应。

(3)具有酪氨酸激酶的受体:此类受体调节机体细胞的生长、分化及发育。属此类的有胰岛素受体、内皮生长因子受体以及血小板生长因子受体等。

(4)激素细胞内受体:该受体位于细胞内,是可溶性 DNA 结合蛋白,调节特殊基因的转录,例如甾体激素受体等。

2. 信息的传递 经受体转导的跨膜信息传递的环节包括识别、转导和引起效应。即受体可以识别具有一定立体构型的配体并与之结合,经过一系列的信息转导导致相应细胞效应器的活性变化,最终细胞产生生理活动。

受体跨膜信息转导目前大致分为:

(1)配体与受体结合后改变离子通道的活性:离子通道是受体的组成成分,例如烟碱样受体、GABA$_A$受体以及甘氨酸受体等。当激动剂与受体结合后离子通道开放、细胞膜通透性增加。另外,还有与受体耦联的离子通道,这些离子通道虽不是受体的组成成分,但通道的活性受受体的调控。受体被配体激活后,激活 G 蛋白,后者又可调节腺苷酸环化酶、cGTP 磷酸二酯酶、磷脂酶 C 等,释放 cAMP、二乙酰甘油(DAG)或 1、4、5 三磷酸肌醇(IP$_3$)

等,从而影响离子通道的开放,cAMP、cGMP、DAG、IP$_3$等皆为第二信使。

（2）通过 G 蛋白调节效应的受体:属此类的受体最多,遍布机体的各个组织、器官,其激动剂包括生物胺、蛋白激素、多肽激素、花生四烯酸、淋巴活化因子、光、嗅觉等等。

G 蛋白种类繁多,但它们都是膜蛋白,都由 3 个不同的亚单位组成:α、β、γ 亚单位。α 亚单位具有特异的 GTP 结合位点,有 GTP 酶活性,β、γ 组成二聚体。不同的 G 蛋白其结构差异主要表现在 α 亚单位,例如兴奋性 G 蛋白(Gs)可激活腺苷酸环化酶(AC),只能被霍乱毒素催化,抑制性 G 蛋白(Gi)抑制 AC,只能被百日咳毒素所催化。

当无激动剂存在时,G 蛋白 3 个亚单位呈聚合状态(αβγ),α 亚单位与 GDP 结合形成 αβγ·GDP。当有激动剂存在时,受体(R)与其激动剂(H)相结合(RH),受体被活化并与上述三聚体形成复合物同时释放出 GDP,即形成 RH·αβγ。在 Mg^{2+} 存在下,GTP 与 α 亚基上原 GDP 位点相结合,并使复合物解离成三个部分,即 R、βγ 二聚体以及被激活的 α·GTP 亚单位,后者可激活效应器,例如 AC 激活使 cAMP 合成增加,cAMP 激活 cAMP 依赖的蛋白激酶,后者再激活它的特异底物(脂肪酶、糖原合成酶等)发挥效应。不同 G 蛋白可分别影响腺苷酸环化酶,cGMP 磷酸二酯酶、磷脂酶 C 或者离子通道等。

（3）具有酪氨酸激酶活性的受体:包括多肽激素(如胰岛素受体)和生长因子受体。当激动剂与细胞膜外侧受体相结合,细胞膜内的酪氨酸激酶被激活,受体自身磷酸化,然后使效应器蛋白的酪氨酸残基被磷酸化,从而改变效应器的活性。

（4）激素细胞内受体:甾体激素、维生素 D 和甲状腺等,它们的受体位于胞浆内。受体的激动剂跨过靶细胞的细胞膜与其胞浆受体相结合,结合后受体活化,并易位进入胞核。随后活化受体与靶基因的特定 DNA 序列结合,产生转录活性影响蛋白质合成而发挥作用。

（四）药物与受体相互作用

药物与受体互相作用的方式有多种学说,诸如占领学说、速率学说、诱导契合学说以及两态模型学说等。占领学说是采用定量方法对受体与药物相互作用动力学的描述,至今仍是多数药物作用学说的基础。

1. 占领学说　占领学说认为药物作用的强度与受体被占领的数量成正比,但不一定需要全部占领才能发挥药物的最大效能。用下列公式表示

$$[A]+[R]\underset{}{\overset{K_1}{\rightleftharpoons}}[RA]\longrightarrow 效应$$
$$K_D=\frac{[A][R]}{[RA]}$$

（17）

A:药物,R:受体,[RA]:药物受体复合物,K$_D$:药物受体复合物的解离平衡常数。当受体被药物占据 50% 时,即产生 50% 的最大效应,根据公式 15,K$_D$=[A]。故 K$_D$ 值应等于引起 50% 最大效应时的药物剂量,又称半数作用量 ED$_{50}$,或半效浓度(EC$_{50}$)。人们常用解

离常数的倒数($1/K_D$)表示亲和力。例如肾上腺素和去甲肾上腺素，大鼠输精管（α受体）的 EC_{50} 分别为 $2.5\ \mu mol/L$（即 $2.5 \times 10^{-6} mol/L$）和 $7.9\ \mu mol/L$（即 $7.9 \times 10^{-6} mol/L$），说明前者作用强，它们的亲和力分别为 EC_{50} 的倒数即 4×10^5 和 1.3×10^5，肾上腺素对 α 受体亲和力大。

占领学说对受体研究有重要贡献，但它不能解释为何同系激动剂的最大效应不同，不能解释激动剂、拮抗剂的区别。20 世纪 50 年代 Ariens 认为，一种药物与受体结合，不仅需要有亲和力，而且还需要内在活性。激动药与受体有较强的亲和力，也有较强的内在活性。拮抗药与受体亲和力强，但缺乏内在活性。部分激动药对受体亲和力不弱，但内在活性不强。Stephenson 认为，对同一受体系统一个激动药引起的最大效应小于另一个高效激动药时，则前一个激动药称为部分激动药。部分激动药占据了所有能占据的受体，因内在活性低，它所引起的最大效应并非最大。当它与高效激动药同时存在时，两者竞争受体，降低了高效激动药的反应，这时部分激动药表现出拮抗药的作用。

2. 两态模型学说　受体在和配体结合之前存在两种构象即活化态和静息态，两态处于动态平衡、配体可诱导受体发生构象改变，激动剂与活化态受体结合产生效应，促进静息态转化为活化态，拮抗剂与静息态受体相结合不产生效应，但可促使活化态受体转化为静息态。两态模型学说多用来描述离子通道耦联受体。

竞争性拮抗药（competitive antagonist）与激动药作用于同一受体，两者竞争性地与受体结合，结合是可逆的。在竞争性拮抗药的存在下，激动药的最大效应不变，激动剂的量-效曲线平行右移，效价强度减小，亲和力减小。pA_2 是衡量竞争性拮抗药的效价强度常用的参数，其含义是使某激动药（A）的剂量提高 2 倍，效应仍达到原水平所需拮抗药克分子浓度的负对数。pA_2 值等于拮抗药克分子浓度的负对数，因此 pA_2 值越大，所需的拮抗药克分子浓度越小，拮抗药的效价强度越大。又 pA_2 值等于拮抗药平衡解离常数（K_I）的倒数（亲和力）的对数，因此 pA_2 越大，拮抗药对受体的亲和力越大，K_I 越小。

非竞争性拮抗药（noncompetitive antagonist）与激动药作用于不同受体，或作用同一受体，但拮抗药与受体的结合呈难逆性质。在拮抗药存在下，激动药的最大效应降低，但亲和力不变。其拮抗参数用 $pD_2{}'$ 表示，其含义为激动药的最大效应压低一半所需要的拮抗药克分子浓度的负对数，其值也等于非竞争性拮抗药的亲和力的对数，其含义与 pA_2 相似。

（朱　斌）

参 考 文 献

1　王恩真，主编. 神经外科麻醉学. 北京：人民卫生出版社，2002. 125 - 144.

2　段世明，主编. 麻醉药理学. 北京：人民卫生出版社，2000. 1 - 32.

3 庄心良,曾因明,陈伯銮,主编. 现代麻醉学. 第三版. 北京:人民卫生出版社,2003.936-960.

4 安刚,薛富善,主编. 现代麻醉学技术. 北京:人民卫生出版社,2001.192-248.

5 Schwinn DA,Shafer SL. Anesthesia. 5th edn. 北京:科学出版社,2001. 15-47.

6 Youngs EJ,Shafer SL. Textbook of Intravenous Anesthesia. Maryland:Lippincott Williams & Wilkins,1997,10-26.

7 Schnider TW,Minto CF. Anesthetic Pharmacology:Physiologic Principles and Clinical Practice. New York:Churchill Livingstone,2004,3-20.

第3章 静脉麻醉药的作用机制

不同静脉麻醉药通过何种机制导致全麻状态仍未可知。近年来,随着分子生物学和认知科学的发展以及种种科学规律的发现,全麻药作用机制的研究开始复兴。我们对全麻机制的理解逐渐加深,早已不仅停留在单一的假说上。对许多问题有了新的结论,并在此基础上提出新的问题。本章论述静脉麻醉药作用机制的相关研究进展。

第一节 离子通道生理学的基本概念

离子通道生理学的概念对理解临床麻醉科学药理学的基础变得非常重要。

实际上所有的活细胞都在细胞膜上表达离子通道。离子通道是形成对钠、钾、氯或钙离子选择通透孔道的跨膜蛋白。当感受到化学或电信号时,离子通道改变了构形,因此在活细胞内外之间产生离子流。离子通道把神经递质浓度的变化翻译成细胞膜的电变化。它们传递膜电位的局部变化,例如从远的树突膜沿着胞体和轴突传递到神经细胞突触。离子通道如同心脏的起搏器,它们负责把窦房结的电信号传递到心室。编码离子通道的基因发生变异可引起蛋白质功能障碍。

离子通道调控各种生理功能如神经元信号、心脏兴奋性、免疫细胞反应等。在全麻及局麻过程中,所有系统都可以受影响。因此麻醉药对离子通道作用的研究日益成为越来越多的实验室研究的焦点。

一、离子通道的分类

离子通道主要分两类,根据它们与神经递质如乙酰胆碱结合的能力或对膜电位变化的反应,离子通道分为配体门控和电压门控离子通道。配体门控离子通道被神经递质激活,它们可通过其配体进一步被鉴别。例如乙酰胆碱受体特异地结合乙酰胆碱,而 $GABA_A$ 受体主要被 γ-氨基丁酸激活。电压门控离子通道被电压激活,以其电导某一离子流命名,被分成不同的家族如 Na^+、K^+、Cl^-、Ca^{2+} 通道。

（一）电压门控性钠通道（voltage-gated sodium channel，VGSC）

VGSC 为一种跨膜糖蛋白，通常由一个 α 亚基（260 kD）和两个辅助亚基 β_1（36 kD）与 β_2 亚基（33 kD）组成。其中 α 亚基是钠通道的功能性亚基，它由 4 个高度相似的同源结构域（D1 ～ D4）围成一个中心孔道，每一结构域有 6 个 α 螺旋跨膜片段（S1 ～ S6）。每个结构域中 S4 片段的氨基酸序列高度保守，被认为是通道的电压感受器。连接 S5 和 S6 片段的发夹样 β 折叠 SS1 和 SS2（亦称 P 区）被嵌入膜内，构成孔道衬里，与通道的离子选择性有关。而 β_1 和 β_2 亚基则对 α 亚基在膜上的定位以及稳定性起着重要的辅助作用，并参与调节 α 亚基的电压敏感性和失活过程。根据对河豚毒素（tetrodotoxin，TTX）的敏感性差异可将 VGSC 分为 TTX 敏感性（TTX－S）钠通道和 TTX 不敏感性（TTX－R）钠通道。神经元和骨骼肌的钠通道多数属于 TTX－S 钠通道，只需用 nmol/L 浓度的 TTX 就可将其阻断。TTX－R 钠通道则存在于心脏、去神经支配的骨骼肌和各种外周神经元，也可存在于皮质、海马、纹状体的某些神经元，需用 μmol/L 浓度的 TTX 才能将其阻断。还可以根据 VGSC 的 α 亚基的差异进行分型。例如，鼠脑内就有Ⅰ、Ⅱ、Ⅲ、6 和 NaG 等多种类型的 VGSC。VGSC 是可兴奋细胞动作电位产生和传播的关键因素，它在神经元的联系和信息整合中发挥核心作用。

（二）电压门控性钾通道（voltage-gated potassium channel，K_V）

钾通道一般可分为 4 种基本类型：电压门控性钾通道（K_V）、内向整流钾通道（K_{ir}）、钙激活钾通道（K_{Ca}）和 ATP 敏感性钾通道（K_{ATP}）。其中，Kv 由 4 个 α 亚基组成，每个亚基含有 6 个 α 螺旋跨膜片段（S1 ～ S6），其中 S4 为电压敏感部位，S5 与 S6 之间的 P 区组成通道口，也是药物作用的主要部位。K_V 包括瞬间外向钾通道（transient outside potassium channel）、延迟整流钾通道（delayed rectifier potassium channel）及 M 型钾通道等。瞬间外向钾通道电流参与动作电位的去极化，具有快速激活和失活的特性，因此是神经元放电的主要调节者，是神经元兴奋性的重要决定因素。4－氨基吡啶（4-aminopyridine，4-AP）可选择性地阻断该电流。延迟整流钾通道由膜去极化激活，静息时失活，具有电压和时间依赖性，其通道开放率随膜去极化而增加，是构成动作电位复极的主要电流，四乙胺（tetraethylammonium，TEA）可选择性地阻断该电流。M 型通道电流是一种对毒蕈碱敏感的独特的配体调控的电压门控性钾通道，它调节电压激活的外向电流，该电流衰减很慢。

（三）电压门控性钙通道（voltage-gated calcium channel，VGCC）

根据激活电位阈值、失活特性、单通道电导和药理学敏感性的不同，可将 VGCC 分为 L，N，P，Q，R，T 等类型。① L 型：属于高电压激活（high voltage activated，HVA）型钙通道，存在于心肌、神经元及骨骼肌上，其最大激活电压在 0 mV 左右，在开放时单通道电流约为 1.5 pA，对二氢吡啶类（DHPs）钙通道阻断剂高度敏感，在去极化的过程中失活不明显。L 型钙通道也是一种跨膜糖蛋白，由 α_1、α_2、β、γ 和 δ 五个亚基组成，其中 α_1 亚基最重要,构成跨膜亲水孔道,是离子传导的主要结构。它由Ⅰ、Ⅱ、Ⅲ、Ⅳ四个同源结构域组成,而每个结构域由 6 个跨膜肽段(S1～S6)组成。其中,S4 片段具有电压传感器的作用。L 型钙通道电导较大、衰减缓慢、持续活动时间较长,是神经元兴奋时 Ca^{2+} 内流的主要通道,与神经递质释放及激素分泌密切相关。② N 型:属于 HVA 型钙通道,仅存在于神经组织,膜电位约 -10 mV 时激活,单通道电导约 $12～18$ pS,芋螺毒素 ω - CTx - GVIA 可以选择性阻断 N 型钙电流;③ P 型:也属于 HVA 型钙通道,主要存在于小脑浦肯野细胞,较 L 型、N 型通道失活慢,单通道电导约 $12～20$ pS,蜘蛛毒素 ω - Aga - IVA 可以选择性地抑制 P 型钙电流;④ Q 型:主要存在于小脑颗粒细胞,其电生理性质与 P 型钙通道相似,但失活更快,目前尚未发现特异性 Q 型通道阻断剂,但高浓度 ω - Aga - IVA 可将其大部分阻断;⑤ T 型:属 LVA 型钙通道,存在于心肌细胞,膜电位约 -70 mV 时激活,$-100～-60$ mV 时迅速失活,开放时间短暂,单通道电导约 9 pS,对 Ni^{2+} 高度敏感;⑥ R 型:阻断其他钙通道后剩余的部分,属于低电压激活(low voltage activated,LVA)型钙通道,膜电位约 $-50～-10$ mV 时激活,失活迅速,单通道电导约 14 pS,对 Ni^{2+}、Cd^{2+} 高度敏感。

(四)氯通道

目前研究尚不能对氯通道进行系统分类,但通常依其门控特性分为电压依赖和配体激活两大类。前者包括背景氯通道(根据电压依赖性,背景氯通道可分为超极化激活,去极化激活和极化失活三种类型)、双桶氯通道和大电导氯通道;后者包括 γ 氨基丁酸(GABA)、甘氨酸、乙酰胆碱(Ach)以及 Ca^{2+} 激活的氯通道。也有研究者以调制途径和功能特性将某些通道称为 cAMP 依赖的、G 蛋白耦联的或体积依赖的氯通道。

氯通道广泛存在于细胞膜和细胞器膜,作为"总管家"参与细胞 pH、体积、静息膜电位和兴奋性等多种细胞过程的调节。由于种种原因,对氯通道的研究起步较晚。目前应用膜片钳和分子生物学技术对氯通道结构功能的研究已经成为一个热点。新发现的氯通道种类与日俱增,数量之多超过了除 K^+ 通道以外的任何通道。

二、离子通道的作用

调控细胞电活动的各种离子通道与麻醉药的行为或生理学作用有关(见表 3 - 1)。

表 3 - 1　麻醉药敏感的离子通道在细胞兴奋性、行为、生理学和药理学中的作用

配体门控性离子通道	在细胞中的作用	行为/生理学和药理学作用
$GABA_A$ 受体	增加 Cl^- 通透性、膜超极化抑制兴奋性	增加与抗焦虑、镇静、遗忘、肌松、抗惊厥有关的活动
甘氨酸受体	增加 Cl^- 通透性、膜超极化抑制兴奋性	脊髓反射与惊恐反应。甘氨酸受体是脊髓的一个主要抑制性受体

（续　表）

配体门控性离子通道	在细胞中的作用	行为/生理学和药理学作用
神经元烟碱乙酰胆碱受体	对单价阳离子和钙离子有高通透性,调控神经递质释放有关	与记忆、伤害感受及与癫痫相关的变异有关
肌肉烟碱乙酰胆碱受体	神经肌肉传递	肌肉收缩
5-羟色胺受体	通过抑制静息 K^+ 漏电流增加兴奋性	觉醒。在呕吐中可能起作用
谷氨酸盐受体	快速,兴奋性神经传递	
NMDA 受体亚型	抑制阳离子 Ca^{++}、Mg^{++} 电导	知觉、学习及记忆、伤害感受
AMPA/红藻氨酸盐亚型	抑制阳离子 Ca^{++}、Mg^{++} 电导	知觉及记忆

其他离子通道	在细胞中的作用	行为/生理学和药理学作用
钾通道		
非电压门控的背景通道如 TREK/TASK	调控细胞静息电位和兴奋性化学的,机械的及 pH 敏感	非特异的;可能分布较广
电压激活的	参与动作电位的恢复相	神经传导,心脏动作电位,与心律失常有关的变异
非电压依赖的神经递质/ATP 激活的	内向整流的,pH 敏感	β 细胞的葡萄糖感受器,可能在缺血预处理过程中起作用
钠通道	动作电位产生和传播	神经传导。心脏动作电位(心律失常)
钙通道(T、N、L、P)		
电压门控的心脏钙通道	神经元的起搏器电位	心脏变力、变时,血管张力
电压门控的神经元钙通道	位于突触前神经递质释放	非特异的,可能广泛分布
钙诱导的钙释放(CICR)		
理阿诺碱受体	细胞内的通道	兴奋收缩耦联
三磷酸肌醇(IP3)	表面受体受刺激后细胞内钙储存释放产生钙摇摆	

三、离子流的决定因素

离子流通过细胞膜由三个因素决定:膜电位、细胞内外的电解质成分及离子通道蛋白。细胞内外电解质成分的差别决定膜电位施加于某一离子流的电化学力。离子通道蛋白对膜电位变化或递质浓度变化发生反应是通过改变它们的三维构形从非导电构形到允许离子流传导。离子流的发生是由于作用于离子的电化学力的改变和离子通道蛋白构形的改变。

作用于某一离子的电化学力能从 Nernst 方程导出:

$$E_n = RT/zF \ln[n]_{ex}/[n]_{in} \tag{1}$$

式中 E_n 是离子的平衡电位,n 是某离子,可以是 K^+、Na^+、Cl^-、Ca^{2+},R 是气体常数,T 是绝对温度,z 是离子的价,F 是 Farady 常数,$[n]_{ex}$ 是细胞外液离子 n 的浓度,$[n]_{in}$ 是细胞内液该离子的浓度。

Nernst 方程从根本上阐述了如果膜电位是由离子 n 决定的,那么它与细胞内外液中该离子的浓度差直接相关。假设细胞外和细胞内的 K^+ 浓度分别为 5 和 135 mmol,37℃时平衡或 Nernst 电位将是－88 mV。如果膜电位去极化,平衡将被打破。结果,离子被动员在新的电场内运动,通过适应新的膜电位建立新的平衡。新的膜电位从最初的膜电位偏离越大,离子跨膜的动员越大。这种动员的量或电化学力(f_n)与实际膜电位(E)和平衡电位或 Nernst 电位(E_n)之差成比例:

$$f_n \sim E - E_n \tag{2}$$

膜电位(E)和平衡电位或 Nernst 电位(En)之差越大,导致的电化学力就越大。

可是,如果有允许它们通过脂质双层的水性孔道,离子能够通过膜。这些路径是为离子通道提供的。在离子能通过离子通道之前,离子通道孔需要被开放或激活。离子通道开放是神经递质结合(在配体门控的离子通道)或膜去极化(在电压门控的离子通道)引起离子通道蛋白的构形发生改变。为了简便,研究的焦点将放在电压门控的离子通道上。

四、Boltzmann 方程和离子流

在静息膜电位时,多数电压门控的离子通道关闭。以毫秒为时间计量单位,膜去极化导致离子通道开放,而后离子流通过通道。膜电位变化与去极化期间离子通道蛋白从 0 电导(G_{zero})到最大电导(G_{max})之间变化的可能性之间的关系可用 Boltzmann 方程描述如下:

$$G(V) = \frac{G_{max} - G_{zero}}{1 + \exp(-z_a F(V - V_{mid})/RT)} + G_{zero} \tag{3}$$

此处 G_{max} 和 G_{zero} 是最大和最小电导,V 是膜电位,V_{mid} 是激活中点或 50% 最大电导相关的电压,z_a 是有效的门控电荷,R、T 和 F 与 Nernst 方程中含义相同。

Boltzmann 方程预示了离子通道蛋白在变化中的电场中的行为方式。此方程中重要的术语是电导(G)和激活中点(V_{mid})。关闭的离子通道导电最小或根本不导电(G_{zero}),而开放的离子通道导电最大(G_{max})。从整个细胞来看,Boltzmann 方程允许确定离子通道关闭(G_{zero})的膜电位、半数离子通道开放的膜电位(V_{mid})和位于细胞膜内的离子通道开放的膜电位(G_{max})。

考虑如果没有电化学力(用 f_n 来描述的,方程 2)作用于离子,甚至开放的离子通道(Boltzmann 方程所描述的)也不导离子流。如果电化学力非常大,但没有离子通道是开放或导电的,也是一样不导离子流。因此离子流(方程 4)产生于电化学力作用于某一种离子(方程 2)并且离子通道蛋白发生构形的改变(方程 3):

$$I_n = G_{channels}(E - E_n) \tag{4}$$

离子流(I_n)产生于表达为离子通道电导($G_{channels}$)的离子通道构形的改变与作用于某一种离子($E-E_n$)的电化学力的交互作用。离子流仅在 $G_{channels}$ 和 $E-E_n$ 不是 0 的情况下产生。

五、离子通道的失活

如上所述,膜电位通过关闭离子通道的三维构形而对膜电位的变化发生反应。多数离子通道在静息膜电位时关闭,在关闭状态,细胞膜的去极化可激活通道。一旦激活,许多电压门控的离子通道在持续去极化状态自发地失活。电压门控离子通道的三个构形状态能被区分为关闭、开放和失活状态。

与通道激活类似,离子通道失活的过程是电压依赖性的,发生于 10 至数百微秒内。失活的通道不导任何离子流。一旦失活,离子通道在一定恢复期后能重新激活。从失活恢复又是电压和时间依赖性的,它是传导组织如心肌不应期的主要决定因素。

六、离子流测定与膜片钳技术

电压门控和配体门控离子通道可用同样的膜片钳技术测定。膜片钳技术可以记录通过离子通道的离子电流,从分子水平了解生物膜离子通道的门控动力学特征及通透性、选择性等膜信息是最直接的手段,也是电生理学方法的革命性突破。该技术已用于很多细胞系的研究,它允许测量单个细胞,如神经元、心肌细胞和血细胞的离子流。

膜片钳研究中经常出现两个术语:钳制电位和检验电位。钳制电位指细胞膜被维持常量,或被钳制。它可以看作是由膜片钳放大器加于细胞的人工静息膜电位,应用检验电位使膜电位发生改变。检验电位可以看作是膜片钳放大器加于细胞的模拟电活动。应用检验电位后,膜电位通常恢复到钳制电位。

膜片钳技术与给药装置的结合常用于研究麻醉药对重要分子靶位的作用。麻醉药对离子通道的作用可以通过离子通道的激活、导电性与失活的量改变来描述。通过对离子通道的分子克隆使科学家们建立了专门表达单一离子通道亚型的细胞系,用于这种目的的细胞系称为转染系统如中国大鼠卵巢细胞系(CHO)和人胚肾(HEK293)细胞。这些细胞系使麻醉药对已知分子结构的人的离子通道的研究成为可能。

膜片钳技术的基本原理是利用负反馈电子线路,将微电极尖端所吸附的一个至几个平方微米的细胞膜电位固定在一定水平,观察流过通道的离子电流。膜电位固定的关键是在玻璃微电极尖端边缘与细胞膜之间形成高阻封接,使电极尖开口处与相接的细胞膜小区域(膜片)无论是从机械学上还是电学上都形成极为紧密的封接,从而可反映单一(或多数的)离子通道的分子活动。随着膜片钳技术的出现,目前有全细胞模式、细胞吸附模式、内面向外模式、外面向外模式等几种不同的记录方式。

全细胞记录模式(whole cell recording):为测量离子流,尖端开口为 $1\mu m$ 的玻璃电极置于细胞膜上直到形成阻抗为 GΩ 范围的电封接。玻璃电极内含电解质和微电极。在高阻封接形成后,继续以负压抽吸使电极管内细胞膜片破裂,电极内液和胞内液直接相通,而与浴槽液绝缘,记录膜片部位以外的全细胞膜的离子电流。此模式既可记录膜电位,又可记录膜电流。膜片钳技术能分辨通过细胞膜上单个(或多个)通道的电流,从而可以对通道的电导及其动力学、药理学特征以及通道的调节机制进行深入研究。

此外,膜片钳技术还可与其他技术相结合,例如纤维荧光测钙技术、碳纤电极局部电化学微量测量技术、逆转录多聚酶链式反应技术等,用来研究和解释生命活动的众多现象。

七、钾通道的结构和性质

离子通道和离子流内容庞大,本文重点介绍钾通道。这些通道存在于很多动物和植物种属内,对各种细胞功能如心脏的节律是很重要的。钾离子流动的基本原理及 K^+ 通道蛋白行为的原理对其他离子通道也是适用的。

电压门控钾通道属于膜结合蛋白家族。这些蛋白主要是 α 亚单位由 6 个跨膜片段 S1～6 组成。Kv 通道由 4 个 α 亚单位组成。离子通道孔位于 S5 和 S6 之间。这个区域对于结合改变 Kv 通道功能的各种药物也是重要的。S4 含有许多带正电的氨基酸。细胞膜去极化时,这些带正电的氨基酸在电场内运动,离子通道构形改变,通道从关闭状态变为开放状态。S1-3 也有助于 Kv 通道对膜电位变化发生反应的能力,可是,它们的作用没有得到清晰的解释。离子通道感受电压的片段及形成孔的片段(S5,S6)是常见的结构基序,也见于其他电压门控的离子通道(Na^+、Cl^-、Ca^{2+} 通道)。

八、钾通道的激活

通道构形改变只是离子流产生的一个先决条件。通道在膜电位 $-20mV$ 时开始通过钾电流,离子流随去极化膜电位而线性增加。在阈电位时,Kv 通道的 S4 片段在电场内运动,导致离子通道开放。随着进一步去极化,越来越多的通道打开,细胞膜对离子的电导增加。膜电位在 $+30mV$ 时,电导达平台。这平台描述了所有 Kv 通道打开孔道的膜电位水平。

九、钾通道从失活恢复

失活后如果离子通道能恢复,它们就可以被重新激活。如果膜电位返回不到失活前水平,离子通道就不能恢复。由于恢复过程是时间依赖性的,膜电位必须足够长的时间保持恒定才允许通道恢复完成。失活过程所需要的时间由另外的因素决定。如果失活后离子通道被刺激太早,由于大多数通道仍处于不应期,还未从失活完全恢复,只有较少的电流产生。恢复过程完成后,引发的电流将与失活前相同。因此,关闭的通道能被激活而开放它们的孔道。一旦开放,离子通道失活。时间依赖性和电压依赖性恢复以后,离子通道才能从这种构形再次被激活。

Boltzmann 方程对从关闭到开放状态转变的描述通常指激活和失活曲线。这些曲线对某一离子通道而言是相当特异的,不同的 K^+ 通道之间,及 K^+、Na^+、Cl^-、Ca^{2+} 通道之间均不相同。激活和失活不仅是电压和时间依赖性的,也可受温度、pH 及细胞膜两面电解质的影响。

十、配体门控离子通道的激活与脱敏

配体门控离子通道为化学信号激活而不是被膜电位变化激活,配体门控离子通道的激活取决于配体如乙酰胆碱或 GABA 的浓度。激动剂浓度越高,导致的电流越大。配体门控离子通道的激活通常用激动剂浓度-效应曲线来描述。与电压门控性离子通道相似,许多配体门控的离子通道在持续激活时关闭。这种配体门控性通道构形的改变叫做脱敏,而不叫失活。与配体门控的离子通道相似,脱敏取决于激动剂浓度,它是时间依赖性的,可能也是膜电位依赖性的。

麻醉药通过影响离子通道的功能影响离子流。麻醉药可以改变电压依赖的激活或递质敏感性,它们可以改变电导、失活及离子通道的脱敏。本文重点叙述麻醉药对电压门控性离子通道的作用。

麻醉药可以通过改变激活的电压依赖性而影响离子通道。激活曲线可以在去极化或超极化时移动。与空白对照相比,一个超极化的移动引起离子通道去极化到较小的正电位。尽管最大电导不受此影响,药物会在负于最大电导的电位上引起电流刺激。相反,一个去极化的移动后只有更大的电位才能使离子通道激活。药物作用因此在电导阈与最大电导之间的电位时引起电流抑制。与空白对照相比,用药后只能在去极化到比空白对照更大的电位才能引发同样大小的电流。麻醉药也可改变离子通道的电导。因此,麻醉药可以封闭通道的导离子孔。那么,给予麻醉药后同样程度的去极化会导致较小的电流。但是,与离子通道激活的去极化改变成鲜明对比,孔道的封闭不能被较大的膜去极化所克服。当孔道开放时进入孔道而封闭孔道的药物通常称为通道的阻断剂。

麻醉药也改变失活过程。通过改变失活的电压依赖性,或通过改变失活的恢复。失活的电压依赖性可以改变在超极化或去极化时程。电压依赖的失活的超极化移动会降低离子通道能被给定的膜电位激活的部分。因为如果电位被钳制恒定,更多的通道失活。为减少失活通道的比例,膜电位必须被超极化。如膜电位被超极化到药物使离子通道失活的同样程度,那么同样比例的离子通道能像在无药情况下一样再被激活。电压依赖性失活的去极化移动不一定改变能被一定的膜电位激活的离子通道的比例。原则上,去极化的移动被期待通过降低失活通道的比例增加被激活的离子通道的数量。膜电位在 $-60\ mV$ 时,去极化的移动没有降低离子通道失活的程度。如膜电位被钳制在−40 mV时,近一半的离子通道会失活。在这些情况下,失活曲线的去极化移动会降低失活通道的数量。结果,去极化引发的电流会增加,因为较少的离子通道在−40 mV时失活,更多的离子通道被膜电位激活。从失活状态恢复的时间依赖性的改变会直接影响通道的不应期,使通道再次较快或较慢地被激活。

第二节　静脉全麻药的解剖靶位

因为麻醉药对分子的作用本身并不能解释麻醉的作用机制,所以应把麻醉药放在神经解剖的环境中来理解。实验研究发现,受体亚单位的不同组合分散分布于不同的解剖部位,是发生催眠、制动和遗忘的基础。

麻醉的解剖定位有两个方面。首先由于制动、记忆和睡眠等功能是由神经系统的不同区域产生的,麻醉药对这些功能的调控可能也是作用于不同部位。有证据表明麻醉药可在脊髓水平发挥作用以消除患者对疼痛刺激的体动反应,而遗忘则是由脊髓以上的中枢介导。

另一个方面是在相同的解剖区域不同的麻醉药通过不同的机制产生相同的效应。例如,氟烷和丙泊酚主要通过作用于背根神经元,而异氟醚主要通过作用于前角神经元引起制动。另外,在这些区域不同全麻药作用的分子靶点是不同的。丙泊酚引起制动仅是通过GABA$_A$受体,而七氟醚引起制动是通过GABA$_A$受体与甘氨酸受体的共同作用来完成的。

脑内的解剖分区可能对全麻的作用很重要。以吸入麻醉药为例,中度睡眠浓度的异氟醚在一些皮质神经元能减少刺激诱发的脑活动,而视皮质、运动皮质和皮质下区域保持不变。深度麻醉时丘脑和中脑网状结构比其他区域更为抑制。

尽管麻醉药的作用存在着功能和解剖上的明显分离,但不同神经系统区域之间的相互作用可能有助于引发特殊效应。全麻药使有害信息从脊髓向大脑的上传减少。使全麻药选择性作用于山羊的躯干,可减慢皮质脑电图(EEG)信号。因此,从脊髓来的上行信号影响麻醉药在脑的催眠作用,相反下行信号调控麻醉药在脊髓的制动作用。

第三节　静脉麻醉药对脑内离子通道的作用

全麻药中枢作用的确切靶点仍不明了。目前普遍认为全麻药是通过多种机制发挥其中枢作用的,不同的全麻药作用位点可能不同,同一种全麻药又可能作用于多个位点。配体门控型离子通道尤其是突触后膜GABA$_A$受体可能在全麻机制中起重要作用。然而电压门控型离子通道,如Na$^+$、Ca^{2+}、K$^+$通道在神经冲动的传递中起着不可或缺的作用。

一、静脉全麻药对配体门控离子通道的作用

γ-氨基丁酸(GABA)是脑内主要的抑制性神经递质,约占脑内递质含量的 40%。其合成过程属于三羧酸循环的 GABA 旁路(GABA shunt)。GABA 受体分为 3 型,其中 GABA$_A$-R 和 GABA$_C$-R 是属于 LGIC 受体,激活后 Cl$^-$ 通道开放产生抑制性突触后电位(IPSP),而 GABA$_B$-R 属于 G 蛋白耦联受体,主要调节 K$^+$、Ca^{2+} 通道的功能。与全麻药作用关系密切的是 GABA$_A$-R,它实际上是 GABA-R、Cl$^-$ 通道以及苯二氮䓬受体(BZ-R)的复合物。GABA-R 由 5 个亚基组成,主要是 $\alpha_1\beta_2\gamma_2$,肽链的第二跨膜区构成离子通道的内壁。该受体上有 GABA 结合位点、巴比妥结合位点、BZ 结合位点、神经甾体结合位点,还有受体阻断剂印防己毒素的结合位点。

神经元的乙酰胆碱样受体(n-AchR)不仅可与乙酰胆碱(中枢主要的兴奋性神经递质)结合,也是全麻药的作用靶位。甘氨酸是脊髓和低位脑干的主要抑制性神经递质,全麻药通过增强甘氨酸和甘氨酸受体的亲和力而在脊髓和低位脑干发挥麻醉作用。

丙泊酚、氯胺酮等静脉全麻药的结构特异性提示它们可作用于不同的受体或离子通道。丙泊酚的全麻作用主要与配体门控离子通道(如 GABA$_A$-R)有关,而其心血管作用和呼吸道平滑肌作用则与电压门控离子通道(主要是 Ca^{2+} 通道)相关。

临床浓度的丙泊酚可正性调节体外培养的海马神经元 GABA$_A$-R 的 Cl$^-$ 通道的开放,而对 n-AchR、5-HT$_3$R、士的宁敏感的甘氨酸受体几乎没有影响。Shea 等发现丙泊酚能增强 GABA$_A$-R 激动剂哌叮-4-硫酸的作用,表明丙泊酚易化了配体门的作用。丙泊酚具体的作用位点与苯环上的脂肪族取代基和短基的相对位置有关,此两者是激活 GABA$_A$-R 产生内向的氯离子电流的关键,而且即使在缺乏 GABA 的情况下,丙泊酚照样激活 GABA$_A$-R。此作用可能与镇静催眠效应密切相关。

氯胺酮抑制 LGIC(如 NMDA-R 和 nAch-R),其阻断伤害性信号传导的作用则通过阻断 Na$^+$ 通道实现。

兴奋性氨基酸谷氨酸受体 NMDA-R 是一类配体门控离子通道,受体上有谷氨酸、甘氨酸、Mg^{2+}、Zn^{2+}、H$^+$、多胺以及非竞争拮抗剂的作用位点,受体兴奋后可导致 Na$^+$/Ca^{2+} 内流、K$^+$ 外流。氯胺酮是 NMDA-R 的非竞争性拮抗剂,作用位点在受体深部,可能和 Mg^{2+} 作用位点重叠。其作用特点具有应用依赖性(use-dependence)和电压依赖性。氯胺酮是迄今为止静脉全麻药中惟一具有镇痛作用的药物,其镇痛作用与 NMDA-R 有关。氯胺酮和 Mg^{2+} 合用产生协同作用使氯胺酮的镇痛浓度减少 90%。氯胺酮还能强化挥发性麻醉药对 NMDA-R 的抑制作用,后者可能通过抑制 NMDA-R 的表达而抑制信号转导。氯胺酮还作用于另一类配体门控离子通道 n-AchR,抑制 n-AchR 的作用呈应用依赖性,在通道被激活后其抑制作用更强。所需浓度远低于抑制 NMDA-R 的浓度,该作用呈亚基依赖性

(subunit dependence)，含 β_1 亚基的受体比含 β_2 亚基的受体对氯胺酮敏感。前者的 IC_{50}（药物抑制 50% 标记配体特异性结合所需的浓度，主要反映配体和受体亲和力的大小）是 9.5～29mmol/L，而后者是 50～92 mmol/L。

依托咪酯、巴比妥类等全麻药均增强 $GABA_A-R$ 的抑制性作用，作用于受体上的特异性结合位点。

二、静脉全麻药对电压门控性离子通道的影响

(一) 静脉全麻药对中枢神经系统钠通道的作用

钠通道在神经元分布于轴突起始处、郎飞结和神经末梢，后者有高密度的钠通道。电压依赖性钠通道对神经元信号的传播及整合是非常重要的。全麻药对中枢神经系统钠通道的影响早期研究多以枪乌贼巨大轴突为模型。由于早期研究结果提示钠通道对临床相关浓度的全麻药相对不敏感，进而认为钠通道不是全麻药作用的靶位，所以全麻药对钠通道影响的研究总的来说较少。一些早期研究表明，在高于临床相关浓度时，吸入全麻药可改变钠通道的门控和电导，通过抑制钠通道减慢轴突传导、升高动作电位的阈值及减慢动作电位上升相的速率等。但在临床相关浓度，全麻药对钠通道的影响很小，轴突的传导基本不受影响。由于钠通道在不同的动物种类、同一动物的不同组织甚至同一动物的外周和中枢神经系统间都存在差异，随着研究方法和技术手段的不断进步，近年来有一些结果提示，钠通道可能是全麻药作用的靶位。

平面双脂层膜技术由于可控制局部脂质环境，因此可将麻醉药对蛋白质通道的作用和膜脂质的作用区别开来。应用此技术的结果显示：硫喷妥钠和丙泊酚可延长钠通道的关闭时间、抑制通道的电导并可使通道的稳态激活曲线的斜率减小。将鼠脑 II$_A$ 型钠通道转染于中国仓鼠卵母细胞（CHO）的实验发现：在全细胞膜片钳记录形式下，发现丙泊酚对钠通道的位点 1 和位点 5 无抑制作用，因此推测丙泊酚是通过作用于钠通道的失活态而发挥作用的。

(二) 静脉全麻药对中枢神经系统电压门控性钙离子通道的作用

在神经系统中电压门控性钙离子通道（VGCs）对神经冲动的产生、传导以及神经递质的释放起着重要作用。VGCs 所介导的钙离子内流是突触前膜所有传统神经递质释放的前提条件。因此 VGCs 在全麻机制中的作用激起了许多研究者的兴趣，但是目前仍没有得出令人信服的结论。全麻药对 T 型和 L 型钙通道的影响已经得到了较为细致的研究；一般认为，全麻药对心肌、血管平滑肌细胞上 L 型钙通道具有抑制作用。

神经元轴突末梢（突触前膜活性区）处的 VGCs 开放、钙内流作用主要包括两点：① 直接导致了含神经递质囊泡向突触前膜搭靠、融合以及胞吐，从而向突触间隙释放神经递质；② 钙离子浓度的升高还有利于囊泡从细胞骨架处的释放。VGCs 开放时程不同引起的活

性区钙离子浓度的变化将直接影响到突触传递的效率,从而对兴奋性或抑制性突触传递产生调节。此处 VGCs 对神经递质释放的调节不包括非传统神经递质如 NO、CO 以及 H_2S。

一般而言,神经冲动产生于轴突始段,但是有些树突胞膜处存在 VGCs,这使得这类神经元具备了在树突传导和产生动作电位的能力。这产生两方面作用:① 接受产生于轴突始段神经冲动的逆行传导,使得树突突触可以释放神经递质,此外,在大脑或小脑皮质锥体细胞,逆传至树突的神经冲动还可以清除残存电位,有利于神经元接受下次传入的神经冲动;② 在海马锥体细胞和小脑 Purkinje 细胞,含 VGCs 树突可直接产生神经冲动,这可以激发兴奋性突触后电位(EPSP)、释放神经递质以及促进轴突始段膜电位达到阈值。位于神经元胞体膜上的 VGCs 与位于神经元树突膜的 VGQ 具有相似作用。

Takahashi 等对大鼠脑片的研究表明,轻微抑制突触前高电压激活的 P/Q 型钙通道,就可以严重抑制神经递质的释放。随着电生理技术的进步,特别是膜片钳的大量应用,VGCs 在全麻机制中的作用得到了越来越多的研究。茆庆洪等利用全细胞膜片钳技术研究咪达唑仑($0.1\sim100\mu mol/L$)对 $7\sim10d$ SD 大鼠交感神经元 N-VGCs 的影响。结果发现,咪达唑仑对 N-VGCs 电流有浓度依赖性抑制作用,临床相关浓度($3\mu mol/L$)下 N-VGCs 电流抑制率达到 35%。另一对成年 Wistar 大鼠急性分离视神经元的膜片钳研究表明,丙泊酚在 10^{-4}、$10^{-5}mol \cdot L^{-1}$ 浓度水平可以明显抑制 VGC 电流。

Hall 等利用膜片钳全细胞记录技术,观察吸入和静脉麻醉药对 $7\sim14d$ SD 大鼠小脑急性分离浦肯野细胞膜上钙电流的影响。发现,临床半数有效浓度的氟烷、安氟醚、异氟醚、硫喷妥钠、苯巴比妥,以及丙泊酚降低 P 型钙通道开放生成钙电流的幅度小于 10%。但是 Hall 的实验标本来自于小脑,其在意识、学习记忆和情感行为等方面的作用远不如海马重要。

不同神经突触对全麻药物的反应可能不同。尽管许多全麻药物对神经轴突动作电位的传导没有明显抑制,但对 EPSP 却存在显著抑制。然而并非所有兴奋性突触都可以被全麻药抑制,如嗅皮质和海马的神经突触传递容易被临床浓度的全麻药抑制,而嗅球部位的兴奋性树突-树突传递却对大多数全麻药不敏感。至于抑制性突触传递,在脑和脊髓的研究都显示全麻药可以明显增强其突触传递效率。因此,不同种类神经突触对全麻药物的反应可能不同,而在神经递质释放中起关键作用的 VGCs 也可能对全麻药存在不同反应,关于静脉麻醉药在此方面的研究几乎未见。此外,存在于某个神经细胞上不同位置的 VGC 在神经传导中有不同的作用,因而全麻药物对其的作用可能不尽相同,但目前并没有见到相关的研究。

(三)静脉全麻药对中枢神经系统钾通道的作用

由于钾通道在不同的动物种类、同一动物的外周和中枢神经系统间都存在差异,致早期研究结果提示钾通道对临床相关浓度的全麻药相对不敏感,进而认为钾通道不是全麻药作用的靶位,所以全麻药对钾通道影响的研究总的来说较少。随着研究方法和技术手段的不断进步,近年来一些结果提示:钾通道可能是全麻药作用的靶位。

神经元电压依赖性钾通道对各种细胞的功能是重要的。它们使细胞膜在动作电位发放后复极,在一些神经元引起后超极化,对突触后神经元信号的瞬时整合是关键的。因此电压依赖性钾通道改变引起复杂的细胞改变。在爪蟾属蟾蜍脱髓鞘的轴突、在表达神经元电压依赖性钾通道的卵母细胞,一些静脉全麻药抑制电压依赖性钾通道已有报告。麻醉药对钾通道的作用是种类依赖性的、亚型特异的。

1999年,Friederich等采用全细胞膜片钳技术,在SH-SY5Y细胞系研究了静脉全麻药(丙泊酚、依托咪酯、氯胺酮、氟哌利多、硫喷妥钠、苯巴比妥、咪达唑仑等)对人源的电压依赖性钾电流的作用,得出结论,静脉全麻药在临床浓度对电压依赖性钾电流有影响。非阿片类药物电流抑制的IC_{50}与临床浓度高度相关($r=0.95$)。尽管高度相关,电压依赖性钾电流的抑制可能不是它们临床催眠作用的主要因素。一些电压依赖性钾电流的抑制产生兴奋性不良反应,但相反,Kv3被定位于GABA能神经元,这些神经元兴奋被认为引起整体抑制。不仅钾通道在神经元网络系统中的定位决定其抑制还是兴奋,而且神经元网络还调控麻醉的反应,决定需要何种麻醉抑制程度来引起显著的神经元网络干扰。

他们的研究结果表明,静脉全麻药对电压依赖性钾电流的作用可能与其临床作用及不良反应有关。IC_{50}与临床浓度高度相关预示电压依赖性钾通道似乎是静脉全麻药的一个生理靶位,并有助于确定麻醉效能的分子决定因素。

2001年,Friederich等人的进一步研究表明,在SH-SY5Y细胞系,氯胺酮和丙泊酚都可逆地以浓度依赖的方式抑制钾电导。SH-SY5Y表达电压依赖性钾通道的Kv3.1亚型。Kv3.1亚型在海马的GABA能中间神经元中表达。这进一步支持了Kv3.1亚型构成临床麻醉的一个分子靶位的假设,为电压依赖性钾通道在麻醉中起着重要作用的假设提供了进一步的证据。

由于这些离子通道对中枢神经元的瞬时信息整合是关键的,对这些钾通道的不同药理影响可能也引起这些神经元网络内不同的反应。

钾通道的改变反映临床麻醉药的作用,因此确定麻醉药对这些分子靶位的作用对认识全麻的分子决定因素仍为一重要策略。

Kulkrni等人研究了氯胺酮和氟烷对哺乳动物脑的重组钾通道的作用。在爪蟾属卵母细胞内微注射Kv2.1或ΔC308(变异的通道,C末端的318个氨基酸被除去)cDNA。氯胺酮和氟烷以剂量依赖及可逆的方式降低Kv2.1或ΔC308峰电流幅度。氯胺酮和氟烷作用的应用依赖性在两通道都观察到了,有助于增加C型失活。C末端的318个氨基酸被除去,导致对两麻醉药敏感性降低。尽管不清楚麻醉药是否直接与C末端(被认为位于细胞内)作用,然而该通道的这个部分显然影响两种麻醉药的作用。

消旋氯胺酮在 GH3 细胞,以浓度依赖的方式可逆地选择性阻断 BK。应用 BK 通道阻断剂 ChTX 预处理后,加入 100 μmol/L 氯胺酮(消旋氯胺酮临床相关浓度 2~500 μmol/L)后,不能导致该电流的进一步下降。因此研究者认为氯胺酮可阻断 BK。

与此相似,2003 年,Han 等在兔脑动脉平滑肌研究发现,氯胺酮阻断钙激活的钾通道。结果表明,钙激活的钾通道抑制可能是氯胺酮引起脑血管收缩的原因。

作为 Ikr 基础的 I_{K250} 的 IC$_{50}$ 为 28 nmol/L,而 32.2 nmol/L 的氟哌利多使表达高水平的 HERG 蛋白的 HEK293 细胞所引发的 HERG 电流下降 50%。唐俊等人采用大鼠海马神经元作为研究对象,研究了丙泊酚、咪达唑仑对电压依赖性钾通道的影响,发现丙泊酚对海马神经元上的 $I_{K(A)}$、$I_{K(DR)}$ 流有不同程度的抑制作用。丙泊酚对神经元兴奋性的影响可能与影响记忆功能有关。咪达唑仑呈剂量相关性抑制 $I_{K(DR)}$。但氯胺酮、氟哌利多、依托咪酯等静脉麻醉药对中枢神经系统各部位细胞的电压依赖性钾离子通道的作用国内外均未见报告。

K$^+$ 离子通道在同一神经元的不同部位之间分布亦不相同。K$^+$ 离子通道在胞体上分布的不均一性决定着兴奋信号的传递方向和速率。因此,钾离子通道的阻断可能与麻醉药的作用有关。

第四节　静脉全麻药作用的脊髓机制

由于全麻药在镇痛和制动的同时常伴随着暂时性记忆缺失及意识不清等,故常认为静脉全麻药可能主要作用于大脑皮层某些结构,抑制了神经元的活动而起作用。然而,随着对全麻机制研究的不断深入,人们已经注意到,脊髓在全麻中有着十分重要的作用。研究表明,脊髓是全麻药的重要作用靶点,而其作用机制则涉及对脊髓内神经元、神经元间的突触传递、相关受体及离子通道的作用等。

一、全麻药对脊髓内神经元的抑制作用

(一)对脊髓背角神经元的抑制作用

机体通过感觉神经系统不断感知外界环境的变化,并作出相应的反应,故全麻药对脊髓背角细胞的作用首先引起了一些学者的兴趣。Jewett 等电刺激新生大鼠(1~5 天龄)离体腰段脊髓背根,记录所诱发的背根电位(DRP),表面灌流硫喷妥钠和丙泊酚能可逆地增强 DRP。DRP 能反映 GABA$_A$ 受体介导的初级传入神经末梢的去极化水平,作为一种突触前抑制,这种去极化程度的增大,会削弱伤害性刺激传至该神经末梢的兴奋效应,表明这两种全麻药在脊髓水平有抗伤害性感受作用。此后,Guertin 和 Hounsgaard 用成年海龟脊髓横切片细胞内记录技术,对其感觉运动神经元进行研究,结果显示戊巴比妥、硫喷妥钠和丙泊酚等静脉全麻药,则是作用于该神经元的 L 型钙离子通道,抑制由该通道控制的钙离子

内流所产生的平台电位,降低该感觉运动神经元的兴奋性,进而在脊髓水平发挥选择性抗伤害性感受的作用。新近 Sudo 等将山羊行腰椎板切除术后,对腰髓背角神经元进行单位记录(single unitrecording),结果观察到,全身应用高剂量的硫喷妥钠,能显著抑制背角神经元对伤害性刺激的反应,而通过颅分流术颅内应用硫喷妥钠,却未观察到显著性改变。该在体实验结果证明,硫喷妥钠能直接抑制山羊背角神经元对伤害性刺激的反应。由此可见,全麻药可通过脊髓内机制,选择性对抗伤害性感觉的传递,从而使手术患者在术中无痛乃至产生暂时性记忆缺失,或意识不清等表现。

在脊髓感觉神经元,氟哌利多阻断脊髓背根的胞体 $I_{K(DR)}$,而 $I_{K(A)}$ 对高达 100 $\mu mol/L$ 的氟哌利多不敏感。在氟哌利多不足以抑制动作电位的浓度,$I_{K(DR)}$ 的阻滞导致动作电位时程延长,结果神经元降低神经元放电频率。在不足以发生完全的传导阻滞的浓度,氟哌利多阻滞 $I_{K(DR)}$,增加了脊髓感觉神经元活动的抑制。

(二)对脊髓腹角神经元的抑制作用

早在 20 世纪 80 年代,人们就开始了全麻药对脊髓腹角神经元作用的研究。Nicoll 和 Madisom(1982 年)率先应用蛙脊髓运动神经元细胞内记录技术,研究全麻药在脊髓的作用,结果观察到乙醚(ether)、恩氟醚(enflurane)、甲氧氟烷(methoxyflurane)、水合氯醛(chloral-hydrate)、氯仿(chloroform)等全麻药,均能使运动神经元发生膜电阻减小的超极化,进而对运动神经元产生抑制作用,而且用印防己毒素(picrotoxin)和荷包牡丹碱(bicuculline)处理后,也不能取消这些全麻药的超极化作用。进一步分析后,推测这种超极化作用是增强钾电导所致。随后,Headley 等(1987 年)对去大脑组、脊髓动物组和对照组的鼠或猫的脊髓运动神经元,进行单细胞记录研究并观察到,静脉给予阻断 N 甲基天冬氨酸(NMDA)受体的剂量,氯胺酮可抑制所记录运动神经元对伤害性刺激的反应,但对非伤害性刺激的反应,作用不明显。近十年来,有较多研究者还采用整体记录回返性 F 波(F wave)、顺行 M 波(M wave)和 H 反射(H reflex)的技术,进行了一系列研究,其中 F 波能反映实验动物和人 α 运动神经元的兴奋性,M 波能反映神经纤维的传导性,H 反射能反映运动神经元环路的兴奋性。研究提示,人和动物脊髓运动神经元是全麻药的作用靶点之一。综上所述,采用不同的研究手段,在动物和人所做的研究均得出了比较一致的结论,即全麻药能抑制脊髓腹角运动神经元,使全麻状态下的人或动物,在受到伤害性刺激时表现为运动不能。

二、静脉麻醉药对脊髓神经元间突触传递的作用

(一)对快突触活动的影响

快突触活动是指潜伏期在数毫秒以内,时程为数十至数百毫秒的突触反应。全麻药可通过影响脊髓内神经元间突触传递过程中的多个环节而发挥作用。Jurna(1984 年)的研究表明,戊巴比妥和地西泮可作用于 GABA 受体复合物,易化 GABA 在脊髓内所介导的突触

前抑制作用(戊巴比妥对神经元的突触后膜也有作用),发挥两药在脊髓水平减弱伤害性和非伤害性反应的作用。Hanzawa(1999 年)对新生大鼠脊髓薄片的浅表背角神经元,在用河豚毒素(tetrodotoxin,TTX)、士的宁(strychnine)和荷包牡丹碱预处理的基础上,采用全细胞电压钳记录技术,记录到自发性谷氨酸能的微兴奋性突触后电流(miniature excitatory post synaptic current,mEPSC),灌流给予咪达唑仑呈剂量依赖性地降低 mEPSC 的频率;而在无钙溶液中,咪达唑仑仍能降低 mEPSC,但此作用有所减弱。显然,咪达唑仑能突触前抑制兴奋性突触传递,这可能是通过影响 Ca^{2+} 进入神经末梢及 Ca^{2+} 进入后所触发的递质释放的其他环节,从而抑制脊髓背角神经元的突触传递。可见不同全麻药在脊髓内可通过在突触前或突触后影响 Ca^{2+} 内流及递质的释放、抑制兴奋性突触传递和增强抑制性突触传递等多个环节,抑制脊髓内神经元间的快突触传递。

(二) 对慢突触活动的影响

慢突触活动的潜伏期为几十至几百毫秒,时程为数秒至数十秒,其产生的离子机制、介导受体等均与快突触活动不同。Savola 等(1991 年)曾报道异氟醚在浓度为 0.14％时增强慢腹根电位(s VRP),0.2％~1.28％时抑制 s VRP,即对 s VRP 呈剂量相关的双向作用,且 s VRP 的较早成分对异氟烷较敏感。Kendig 实验室应用新生大鼠脊髓腹根电位记录技术,对记录到的刺激背根引发的 s VRP 进行分析,表明其介导递质主要是谷氨酸和 P 物质(SP),并用一系列的全麻药进行了测试。Jewett 等(1992 年)报道硫喷妥钠、丙泊酚能抑制由谷氨酸和 P 物质介导的 s VRP;Brochmeyer 和 Kendig(1995 年)观察到氯胺酮可浓度相关性地抑制新生大鼠 s VRP 的曲线下面积,并选择性地作用于 s VRP 的早期(0~1 s)成分,这可能是取消了慢突触活动中由 NMDA 受体所介导的成分;1997 年 Wong 等研究了乙醇对新生鼠的 s VRP(可能由 NMDA 型和代谢型谷氨酸受体介导)的作用,结果发现,乙醇在使新生鼠麻醉的剂量(235 mmol/L)下和成年鼠麻醉的剂量(97 mmol/L)下,对 s VRP 均呈可逆性抑制,且对 NMDA 受体介导的成分的作用比对代谢型谷氨酸受体介导的成分的作用更强;2001 年该实验室用 $GABA_A$ 受体 β_3 亚单位缺失鼠的脊髓切片为标本开展研究,结果 $GABA_A$ 受体 β_3 亚单位的缺失未能改变恩氟醚对 s VRP 等指标的抑制作用,提示 $GABA_A$ 受体在恩氟醚对 s VRP 的抑制作用中并不重要。从以上诸多研究可以看出,无论是吸入性全麻药,还是静脉全麻药,在脊髓水平对慢突触活动均有不同程度的作用。然而,慢突触活动的参与因素很多,目前对慢突触活动的认识还不全面,全麻药通过哪些因素来影响慢突触活动还不明了,有待更深入的研究。

三、对脊髓内相关受体的作用

(一) 对抑制性氨基酸受体的作用

抑制性氨基酸受体主要是 $GABA_A$ 受体和甘氨酸(Gly)受体,Bohlhalter 等通过免疫组化和免疫荧光染色证实,大鼠脊髓Ⅲ、Ⅷ层和Ⅹ层的神经细胞膜上GABA$_A$受体和Gly受体有着类似的分布方式,常共同分布于GABA能神经末梢附近,这暗示两者高密度地共同分布于同一突触后膜,因此两受体在脊髓内可能有相互合作关系。新近有研究表明,脊髓背角神经元上存在着GABA和Gly共释放,并有突触后GABA$_A$和Gly受体的交互抑制作用,而且这种交互抑制作用依赖于蛋白磷酸酶2B(phosphatase2B)。目前对全麻药作用机制较一致的看法是,全麻药能增强抑制性递质或受体的作用,因此对GABA$_A$和Gly受体在全麻中作用的研究很多,但在脊髓水平的研究仍然相对较少。Jurna注意到戊巴比妥和地西泮是作用于脊髓内GABA$_A$复合体,在脊髓水平减弱对伤害性和非伤害性感受的反应;Nadeson和Goodchild对成年雄性大鼠进行在体实验,观察GABA$_A$受体拮抗剂荷包牡丹碱等工具药,对丙泊酚抗伤害性感受作用的影响,发现丙泊酚是通过GABA$_A$受体介导而产生抗伤害性感受的作用;Dong和Xu对幼年大鼠背角神经元应用全细胞膜片钳技术,研究丙泊酚在脊髓水平的作用时,发现丙泊酚在脊髓水平能增强GABA$_A$受体的功能,进而在诱导镇痛和麻醉中起重要作用。因此,GABA$_A$受体可能是部分全麻药在脊髓内作用的重要靶点。Gly受体也是部分全麻药在脊髓内的作用靶点。徐天乐实验室用全细胞膜片钳技术,对离体大鼠背角神经元所进行的研究表明,Gly受体-氯离子通道复合物上有静脉全麻药的作用靶点,因此Gly受体和甘氨酸能神经传递在脊髓水平上对全麻有重要的调制作用,且该实验的工作也证明丙泊酚在脊髓水平能同时增强GABA$_A$和Gly受体的功能,这对其发挥抗伤害性感受和全麻作用是至关重要的。此外,氟烷也是作用于GABA$_A$受体和对士的宁敏感的甘氨酸系统,来抑制脊髓广动力范围神经元(wide dynamic range neuron),这可能是导致麻醉中的动物或人对伤害性刺激及大多数非伤害性刺激不能作出反应的部分原因。但也有不同的报道,如咪达唑仑主要是作用于GABA$_A$苯二氮䓬受体,增强GABA介导的突触电流的时程和幅度而发挥其抑制作用,但对Gly受体所介导的微抑制性突触后电流,无论是幅度还是衰减时相均无影响。然而,全麻药在脊髓水平对GABA$_A$和Gly受体的作用的报道也并不一致,进一步深入研究静脉全麻药对该类受体的作用,对静脉全麻药脊髓作用机制的最后阐明至关重要。

(二)对兴奋性氨基酸受体的作用

兴奋性氨基酸受体至少有5种:NMDA受体、AMPA受体、KA受体、L-2-氨基膦酸基丁酸(L-AP4)受体和代谢型受体。氯胺酮作为一种NMDA受体的非竞争性拮抗剂,能抑制NMDA受体介导的快突触传递成分,同时对NMDA受体所介导的慢突触传递也有抑制作用,但对谷氨酸非NMDA受体成分却无影响。Wang等对较成熟大鼠(14～23天龄)的脊髓切片运动神经元,进行全细胞记录,记录刺激背根残端所诱发的突触反应(EPSP、EPSC)及在局部压力注射外源性谷氨酸所引起的去极化电流,发现麻醉浓度的乙醇对两者所起的反应均有抑制作用。为深入分析作用机制,在实验中用荷包牡丹碱和士的宁分别阻断 GABA$_A$ 受体和 Gly 受体,并未取消乙醇的抑制作用;进一步用 TTX 或 TTX＋荷包牡丹碱＋士的宁组合后,乙醇依旧能抑制外源性谷氨酸反应,说明麻醉浓度的乙醇对谷氨酸受体具有突触后的并与抑制性氨基酸受体无关的直接抑制作用,再用谷氨酸受体阻断剂 CNQX 和 AP 5 进一步分析,提示乙醇能同时作用于 NMDA 受体和 AMPA 受体,抑制传向运动神经元的兴奋性突触传递。有研究显示,全麻药对兴奋性氨基酸受体的作用与用药剂量有关。在成年鼠麻醉剂量(97 mmol/L),乙醇能抑制 AMPA 受体,在对成年和幼年鼠均麻醉的剂量(97～235 mmol/L),乙醇则能同时抑制 AMPA 和 MNDA 受体及代谢型受体;而异氟醚对 NMDA 的作用还呈浓度相关的双向性作用,浓度为 0.14％时兴奋而 0.2％～1.28％时则抑制。因此,全麻药在脊髓水平对兴奋性氨基酸受体有抑制作用,而且此作用还可能与应用的剂量有关,深入研究并弄清不同剂量全麻药对该受体的作用,对全麻药作用脊髓机制的阐明和相关药物的临床应用将有十分重要的意义。

四、静脉麻醉药对脊髓神经元相关离子通道的作用

全麻药还可作用于脊髓神经元的相关离子通道而发挥其全麻作用。如戊巴比妥、硫喷妥钠和丙泊酚等非吸入全麻药,可作用于脊髓背角深部感觉运动神经元的 L 型钙离子通道;吸入性全麻药的 MAC 可能与其在脊髓水平作用于钠离子通道有关,而不涉及钾离子通道。Ren 和 Wang 对新生大鼠脊髓切片运动神经元进行细胞内记录,灌流给予 0.1～1.0 mmol/L的丙泊酚,结果 0.3 mmol /L 丙泊酚就能显著提高细胞内去极化诱发动作电位的阈值,在绝大多数细胞,1.0 mmol/ L 的丙泊酚能完全可逆地抑制动作电位的产生。电流强度-放电频率关系曲线分析显示,丙泊酚(0.3 和 1.0 mmol/L)呈浓度依赖性、可逆地抑制运动神经元的动作电位发放。结果提示丙泊酚在脊髓水平对运动神经元的电压门控钠离子通道有直接抑制作用。此外,Asai 等对脊髓切片所进行的光记录研究显示,吸入麻醉药氟烷对突触前钠离子通道有抑制作用,进而对兴奋的突触传递发挥突触前性的抑制作用。总体而言,在脊髓水平研究全麻药对离子通道作用的报道较少,进一步深入这方面的研究,有可能会对全麻药脊髓机制的阐明产生积极的推动作用。

现有研究结果已显示,全麻药对脊髓的作用错综复杂,与神经传导、突触传递、受体及离子通道等都有复杂的关系。随着全麻药作用脊髓机制研究在细胞和分子水平上的深入,伴随着通道克隆、基因敲除等新技术应用,以及多层次、多水平、多技术综合研究的开展,相信在不久的将来,定会解开全麻药的脊髓作用之谜。

小结:全麻药作用的分子机制是目前临床研究和实验室研究的焦点。本章旨在总结目前国内外在静脉全麻药对离子通道的作用方面所做的研究,并且帮助理解关于麻醉药对离

子流作用的研究日益增多的原因。离子流的产生需要离子、离子通道蛋白和脂质膜复杂的分子相互作用。麻醉药表现出对离子通道功能有不止一种作用。它们对离子通道的作用能通过定量离子通道的激活、电导和失活的药理学改变而描述。人们日益认识到离子通道直接影响许多对临床麻醉而言非常重要的生理功能。因此对离子通道的药理学作用的研究对理解麻醉药的作用机制是非常重要的。

就配体门控性离子通道而言，无论是挥发性全麻药还是静脉全麻药大多通过不同的方式作用于 $GABA_A-R$，挥发性全麻药还能作用于 NMDA-R、n-Ach-R 和甘氨酸受体发挥作用。而静脉全麻药（氯胺酮除外）也间接作用于 NMDA-R。氯胺酮和气体麻醉药则主要作用于 NMDA-R。

就电压门控性离子通道而言，电压门控性钠离子通道是挥发性全麻药的一个敏感的靶位，而对静脉全麻药不是非常敏感。电压门控性钙离子通道及电压门控性钾离子通道也是挥发性全麻药及静脉全麻药作用的分子靶位之一。

在临床剂量下能够产生相似全麻作用的静脉全麻药与吸入全麻药，在分子结构上却没有完全相同的化学基团。近来学者们的研究进一步证实全麻药作用于几个具体的部位，他们的结果支持"多靶位及药物特异性"理论，即全麻药作用于多个靶位，而且作用于何种靶位因药物不同而异，具有药物特异性。没有单一的作用靶位或作用机制能解释全麻药的所有作用。

（谭宏宇）

参 考 文 献

1　Friederich P. Basic concepts of ion channel physiology. *European Journal of Anaesthesiology*，2003，20：343-353.

2　Patten D，Foxon GR，Martin KF，et al. An electrophysiological study of the effects of propofol on native neuronal ligand-gated ion channels. *Clin Exp Pharmacol Physiol*，2001，28：451-458.

3　Flood P，Krasowki N. Intravenous anesthetics differentially modulate ligand-gated ion channels. *Anesthesiology*，2000，92：1418-1425.

4　Yamakura T，Charez-Noriega LE，Harris RA，et al. Subunit-dependent inhibition of human neuronal nicotinic acetylcholine receptors and other ligand-gated ion channels by dissociative anesthetics ketamine and dizocilpine. *Anesthesiology*，2000，92：1144-1153.

5　Richard CD. Anesthetic modulation of synaptic transmission in the mammalian CNS. *Br J Anaesth*，2002，89：79-90.

6　Friederich P，Benzenberg D，Urban BW. Ketamine and propofol differentially inhibit human neuronal K^+ channels. *Eur Anaesthesiol*，2002，18：177-183.

7　Lingamaneni R，Hemmings HC Jr. Differential interaction of anaesthetics and antiepileptic drugs with neuronal Na^+ channels，Ca^{2+} channels，and GABA(A) receptors. *Br J Anaesth*，2003，90：199-211.

8 Grasshoff C，Antkowiak B. Propofol and sevoflurane depress spinal neurons *in vitro* via different molecular targets. *Anesthesiology*，2004，101：1167－1176.

9 Salmi E，Kaisti KK，Metsahonkala L，et al. Sevoflurane and propofol increase ^{11}C-flumazenil binding to gamma-aminobutyric acid A receptors in humans. *Anesth Analg*，2004，99：1420－1426.

10 杨克春,汪萌芽. 全麻药作用的脊髓机制研究. 生理科学进展,2005. 36:13－17.

第 4 章　巴比妥类镇静催眠药

　　巴比妥类(barbiturates)曾是最常用的镇静催眠药。1903 年 Fischer 和 von Mering 成功合成了第一个具有镇静催眠作用的巴比妥类物质——二乙基巴比妥酸(diethylbarbituric acid)。之后的 30 年间陆续出现了很多巴比妥类药物,但由于起效慢、作用时间长,很难用于静脉麻醉。直至 1934 年环己巴比妥钠(hexobarbital)和硫喷妥钠(thiopental)问世,巴比妥类药物才真正开始用于临床麻醉。由于对其药理学特性缺乏足够认识,临床运用初期,低血压、苏醒延迟等不良反应的发生率极高,患者死亡率也居高不下,环己巴比妥和硫喷妥钠静脉麻醉也一度被称为"安乐死的理想方法"。20 世纪 60 年代,Brodie 和 Price 等人证实长时间静脉输注巴比妥类药物后药物再分布是导致患者苏醒延迟的主要原因,巴比妥类药物才得以正名。

　　目前,人工合成的巴比妥类药物有 2500 余种,其中临床应用的有 10 种左右。根据其起效时间和作用持续时间分为:① 长效类(作用持续时间 6~8 h)如巴比妥、苯巴比妥;② 中效类(4~6 h)如异戊巴比妥;③ 短效类(2~3 h)如戊巴比妥(pentobarbital)、司可巴比妥(secobarbital,速可眠);④ 超短效类(30~45 min)如环己巴比妥钠、硫喷妥钠。

第一节　药理学基础

一、化学结构及理化性质

　　巴比妥类镇静催眠药是巴比妥酸(2,4,6-三氧嘧啶)的衍生物。巴比妥酸由尿素和丙二酸缩合而成,也称环脲丙二酸,核心为嘧啶环,具有酮式和烯醇式两种同分异构体(图 4-1)。巴比妥酸本身无催眠作用,但当嘧啶环第 1、2、5 位原子上的取代基发生变化后便可具有镇静催眠活性。

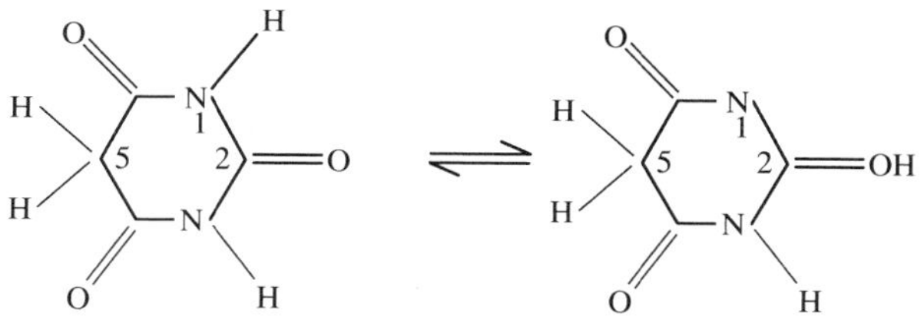

图 4 - 1 巴比妥酸

常用于麻醉诱导的巴比妥类镇静催眠药(图 4 - 2)是硫喷妥钠、硫戊巴比妥钠(thiamylal)和甲己炔巴比妥钠(methohexital),均为超短效药。其钠盐加入质量比为 6% 无水碳酸钠作为缓冲剂,以确保巴比妥酸盐溶液的 pH 值在大气环境中为 10~11,使用前以生理盐水或注射用水配成 2.5% 硫喷妥钠、2% 硫戊巴比妥钠或 1% 甲己炔巴比妥钠溶液。pH 值降低时,药液将析出游离酸沉淀,因此不能与乳酸钠林格氏液及其他任何酸性药液混合,与酸性药物经同一静脉先后注入时,至少应间隔 30 s,以免生成沉淀。硫喷妥钠和硫戊巴比妥钠溶液配置后在冰箱内可保存 1 周,甲己炔巴比妥钠的水溶液在冰箱内可保存 6 周。药液的杀菌与抑菌特性可能与其 pH 值较高有关。

二、构效关系

巴比妥类镇静催眠药的构效关系非常明确(表 4 - 1)。巴比妥酸分子第 5 位碳上的氢原子被取代后便具有催眠作用,取代基具有分支样结构时,其作用强度更大。5 碳上侧链的长度决定其作用时间和作用强度。以硫原子取代 2 位碳上的氧原子将缩短起效时间和作用时间。具有催眠活性的巴比妥类药物 1 位氮甲基化后也能缩短起效时间和作用时间,但兴奋性不良反应也随之增加。

表 4 - 1 巴比妥类镇静催眠药的构效关系

化学分类	取代基		药 效 特 点
	1 位	2 位	
氧代巴比妥酸盐	H	O	起效延迟,程度取决于 5 和 5′侧链。有催眠作用,不自主运动发生率高
甲基代羟基巴比妥酸盐	CH₃	O	起效迅速,苏醒快,不自主运动发生率高
硫代巴比妥酸盐	H	S	起效迅速,入睡平稳,苏醒极快
甲基硫代巴比妥酸盐	CH₃	S	起效、苏醒均很快,但不自主运动发生率太高,临床应用困难

分子空间结构与药效密切相关。多数巴比妥类药物 5 位碳上附着有两条侧链,其中一条侧链上含手性碳原子(图 4-2)。硫喷妥钠、硫戊巴比妥钠、戊巴比妥及司可巴比妥的左旋和右旋同分异构体进入中枢神经系统的速度相似,但前者的作用是后者的两倍。市售上述药物均为外消旋混合物。甲己炔巴比妥钠 5 位碳也是手性碳原子,因而具有四种同分异构体,其中药效最强的是 β 左旋体,但兴奋性不良反应也最大,故市售甲己炔巴比妥钠均为 α 外消旋混合物。同分异构体药效强度不同可能与特异性受体或酶的活性中心具有手性结构有关。

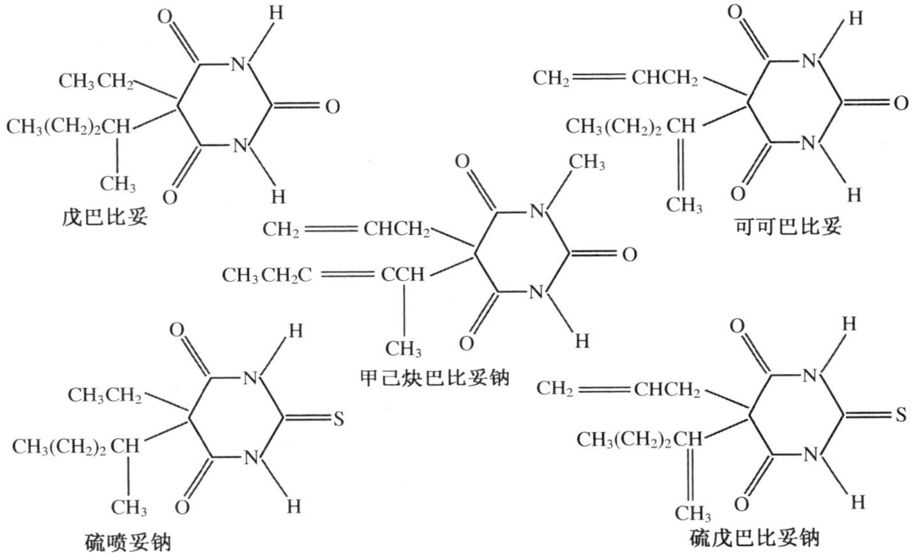

图 4-2 几种巴比妥类药物的结构

三、作用机制

γ-氨基丁酸(g-aminobutyric acid,GABA)受体是巴比妥类最可能的作用位点。GABA 是哺乳动物中枢神经系统中主要的抑制性神经递质。GABA 受体复合物由至少 5 个蛋白亚单位形成,包括 GABA 受体和与之关联的氯离子通道,及苯二氮䓬类、巴比妥类、甾体激素和印防己毒素的结合位点。GABA 受体激活可增加氯离子通道的通透性,氯离子由细胞外向细胞内流动,产生细胞膜超极化而抑制突触后神经元的兴奋性。

巴比妥类与 GABA 受体复合物结合后可增加 GABA 与受体的亲和力,减少 GABA 与受体的解离,延长氯离子通道的开放时间。稍高于临床剂量的巴比妥类药物甚至能在无 GABA 存在时直接激活氯离子通道。巴比妥类的镇静催眠作用与其增强 GABA 的作用有关,其麻醉作用可能因稍高浓度时的拟 GABA 作用而产生。

四、药代学

（一）体内过程

巴比妥类药物口服易从呈碱性液的肠道中吸收,其钠盐肌注吸收迅速,进入血液后迅速分布到全身组织和体液中。其分布取决于血流灌注率、组织与药物的亲和力及血液与组织的药物浓度梯度。硫喷妥钠仅可静脉注射,单次静脉注射后快速与静脉血混合,随血流分布于全身。在血流灌注丰富而相对体积较小的组织如脑组织内可迅速达平衡,故麻醉诱导迅速。此后,由于药物再分布于血流灌注较少但容量大的肌肉、结缔组织、骨骼及皮肤内,硫喷妥钠在血液和高灌注组织内的浓度迅速下降,患者很快苏醒。硫喷妥钠在体内清除缓慢,其作用时间短是由于再分布的结果。脂肪组织虽然与硫喷妥钠亲和力高,但血液灌注少,药物摄取缓慢,直至中枢神经系统药效减退时才逐渐升高。之后储存在脂肪组织内的硫喷妥钠缓慢释放,使患者苏醒后又有较长时间的睡眠。

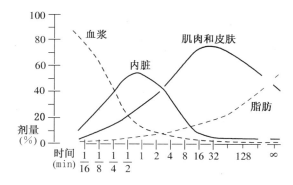

图 4 - 3　硫喷妥钠的体内分布

巴比妥类药物的中央室容积 V_C 大于血管内容积,而其快速起效的特点也说明脑组织是其中央室的一部分。此类药物能被身体组织广泛摄取,表观分布容积 Vdss 大,药物由相对较小的中央室再分布至较大的表观分布容积,药效迅速消失。由于与蛋白广泛结合,硫喷妥钠清除率和肝摄取率低。甲己炔巴比妥钠肝摄取率和清除率均高于硫喷妥钠。分布半衰期 $t_{1/2\beta}$ 取决于分布容积及清除率,硫喷妥钠和甲己炔巴比妥钠分布半衰期不同主要是因为清除率不同(表 4 - 2)。

表 4 - 2　常见静脉麻醉药的药代动力学参数

药物名称	消除半衰期(h)	清除率 mL/(kg · min)	Vd$_{ss}$(L/kg)
左旋美托咪啶	2～3	10～30	2～3
地西泮	20～50	0.2～0.5	0.7～1.7
氟哌利多	1.7～2.2	14	2.0

（续　表）

药物名称	消除半衰期(h)	清除率 mL/(kg·min)	Vd$_{ss}$(L/kg)
依托咪酯	2.9～5.3	18～25	2.5～4.5
氟马西尼	0.7～1.3	5～20	0.6～1.6
氯胺酮	2.5～2.8	12～17	3.1
劳拉西泮	11～22	0.8～1.8	0.8～1.3
甲己炔巴比妥钠	2～6	10～15	1.5～3
咪达唑仑	1.7～2.6	6.4～11	1.1～1.7
丙泊酚	4～7	20～30	2～10
硫喷妥钠	7～17	3～4	1.5～3

巴比妥类在体内主要经两种方式消除,一种是经肝脏转化为无活性水溶性代谢产物经肾排出,另一种是以原型由肾脏排出。前者多为速效类药物,后者多为中、长效类药物。如巴比妥钠 75% 由尿中以原型排出,在第 8～12 d 仍可由尿中检出痕量。硫喷妥钠在肝脏内几乎全部被氧化破坏,仅 0.3% 以原型从尿中排出。苯巴比妥有 48% 左右在肝脏氧化,15%～20% 以原型由尿排出,其排泄速率取决于尿的 pH 值,当呈酸性时苯巴比妥有一部分不解离而被肾小管重吸收,当呈碱性时则被解离而随尿排出。苯巴比妥还可以从乳汁排出。当服用大量巴比妥或苯巴比妥后血中浓度下降速率为 24 h 降低 10%～15%,戊巴比妥与司可巴比妥为 50%～70%。酒精可增加巴比妥类的吸收速率又可阻碍肝的代谢而延长巴比妥类的作用,加重其毒性作用。

巴比妥类药物在肝脏的生物转化可分为 4 步:首先,C5 上的芳基、烷基或苯基被氧化,产生的极性代谢产物易于经肾排出,也可与葡萄糖醛酸结合;之后脱烷,然后 C2 位脱硫,最后分解巴比妥酸环。其生物转化可因肝酶诱导剂的存在而加速。

清除从药物转运到代谢场所以后开始,再分布结束后血浆药物浓度再次下降主要是由于药物清除。研究表明诱导后的快速苏醒主要与药物再分布有关。如硫喷妥钠和甲己炔巴比妥钠,两者清除率相差 3 倍但再分布速度相近,故诱导后苏醒时间基本相同。多次重复使用或持续输注后,血药浓度下降主要依赖于脂肪组织摄取及药物清除,故药物作用时间延长。举一个极端的例子,脑复苏时硫喷妥钠连续输注 2～4 d 后,药物的再分布已达平衡,药物代谢的酶位点也已饱和,此时药效消退将完全依赖非线性药物代谢,需要接近 4 d 时间患者才能清醒。

（二）剂量的个体差异

众所周知,硫喷妥钠诱导剂量个体差异极大。这种个体差异与 Vdss、Cl 及 $t_{1/2}b$ 的不同无关,因为这些参数对血浆药物浓度与时间关系的影响微乎其微。硫喷妥钠起效迅速,其剂量差异主要与药效学和药代学初期分布的改变有关。例如休克时脑血流基本不变而其他组织血流减少,因而脑摄取药量基本不变但药物向其他组织的再分布减少,故应减量使用。剂量不变的情况下,初始分布容积的减少将导致血浆药物浓度增加,从而药效增强。老年人对巴比妥类药物的需要量减小即与初始分布容积随年龄增加减少有关。故 Wulfsohn 和 Josh 建议以瘦体重为标准计算药物剂量,以避免肥胖和年龄对药物分布的影响。

输注速度对硫喷妥钠的诱导剂量也有影响,小于 40 mg/min 或大于 1200 mg/min 诱导剂量均显著增加,这主要还是与心输出量和药物分布有关。40～150 mg/min 的输注速度可避免这种影响。

五、药效学

(一)中枢神经系统

研究巴比妥类药物的药效需要一种可持续评价药效的无创方法。通常选择脑电图(EEG)。巴比妥类药物对 EEG 的抑制呈剂量依赖性。随着剂量增加,脑电图波幅逐步增大、频率逐渐变慢,由清醒状态的 α 波过渡为 δ 和 θ 波,直至出现爆发抑制,脑电图呈坪台状。硫喷妥钠 4 mg/(kg·h)持续输注或保持戊巴比妥血浆浓度为 3～6 mg/dL,脑电图可维持呈一坪台。可用脑电双频指数 BIS 对其镇静效果进行实时监测。麻醉诱导及维持过程中保持 BIS 值小于 55,可避免发生术中知晓。抑制不同刺激所需的硫喷妥钠血浆药物浓度见表 4-3。硫喷妥钠是体感诱发电位(SSEP)监测的理想选择,但影响动作诱发电位(MEP)。正中神经体感诱发电位与脑干听觉诱发电位呈剂量依赖性改变。硫喷妥钠和丙泊酚对 MEP 的抑制程度大于依托咪酯及甲己炔巴比妥钠。

表 4-3　50%患者对不同刺激反应消失的硫喷妥钠血浆药物浓度

刺 激 反 应	血浆药物浓度(μg/mL)
运动消失	11.3
口头指令无反应	15.6
脑电爆发抑制	33.9
运动神经电刺激无反应	30.3
挤压斜方肌无反应	39.8
喉镜置入无反应	50.7
气管插管无反应	78.8

亚麻醉浓度巴比妥类药物可致痛觉过敏,表现为心动过速、血压升高、出汗、流泪、呼吸急促等,疼痛缓解后逐步消失。大鼠药物浓度血浆中为 2～20 μg/mL、脑组织中为 1.7 ± 0.03 μg/g、脊髓中为 3.5 ± 1.7 μg/g 时不引起痛觉过敏。健康成人镇静剂量的硫喷妥钠和丙泊酚均不引起有临床意义的痛觉过敏。

巴比妥类药物与其他中枢抑制剂一样具有抑制脑代谢的作用。20 世纪 70 年代的一些研究表明巴比妥类药物具有剂量依赖性降低 $CMRO_2$ 的作用,表现为 EEG 活动逐步减慢,脑组织 ATP 消耗减少。当脑电图呈坪台时,脑氧耗可降低 50%,但巴比妥类药物仅能降低神经冲动发生及传导相关的代谢,而不能降低脑组织的基础代谢,脑组织仍需充足供氧,因此只对不完全缺血的脑组织具有保护作用。在 $CMRO_2$ 降低的同时,脑血流(CBF)和颅内压(ICP)也降低,但 CBF 和 $CMRO_2$ 的比例保持不变。且对 ICP 的降幅大于平均动脉压,因而不影响脑灌注压。硫喷妥钠是脑外伤和神经外科手术时首选的巴比妥类药物。大剂量甲己炔巴比妥钠可致癫痫样惊厥发作,长时间输注后惊厥发生率可高达 33%,故一般不用于神经外科手术。

（二）呼吸系统

巴比妥类药物诱导可引起中枢性呼吸抑制,表现为呼吸频率、深度减弱,乃至一过性呼吸暂停,其程度与剂量、输注速度及术前药的种类和剂量有关。min 通气量的降低程度与 EEG 的抑制程度有关。硫喷妥钠呼吸抑制的峰效应时间通常在给药后 $1\sim1.5$ min(甲己炔巴比妥钠为 $30\sim60$ s),之后迅速恢复,15 min 内呼吸可完全恢复正常,但呼吸中枢对低氧血症和高碳酸血症恢复反应需要更长的时间。硫喷妥钠诱导时呼吸暂停的发生率超过 20%,但持续时间短,通常为 25 s 左右。术前药戊巴比妥的常用剂量 2 mg/kg 已足以抑制低氧血症所引起的反射性呼吸兴奋。巴比妥类药物很少引起唾液分泌增多,支气管痉挛和喉痉挛的发生更少。

（三）心血管系统

巴比妥类药物的心血管抑制是中枢和外周机制共同作用的结果。巴比妥类药物可舒张外周血管,使静脉淤血。可抑制心肌细胞钙内流,导致肌纤维结合位点钙离子减少,降低心肌收缩力。增加心率。通过负性肌力作用和减少心室充盈降低心输出量。给药后血压下降,压力感受器兴奋,心率可反射性的增加 $10\%\sim36\%$。大剂量快速推注血流动力学变化更大。血浆药物浓度的高低与血流动力学改变之间无明显关系。由于用药后心率反射性增加,心肌耗氧也随之增加,有冠状动脉病变的患者不宜选择硫喷妥钠诱导。低血容量的患者给予硫喷妥钠后心输出量可减少一半以上,血压下降明显。

（四）肝肾功能

临床剂量对肝功能无明显影响。低蛋白血症患者血中游离硫喷妥钠浓度较高,诱导时宜缓慢输注,维持剂量应减量 $50\%\sim75\%$。肝肾功能不全的患者,麻醉后苏醒时间明显延长。麻醉中因低血压导致肾血管收缩、肾血流降低,故尿量减少,肾小球滤过率和溶质分泌也轻度下降。但一般无临床意义。

（五）代谢

注射硫喷妥钠后,患者血糖轻度升高,但无临床意义;糖耐量受损,而血清胰岛素水平不变。巴比妥类药物可扩张血管,尤其是皮肤及骨骼肌,可致热量丢失,导致术后寒战。

（六）内分泌系统

硫喷妥钠可降低血浆皮质醇浓度,但不能防止手术应激产生的肾上腺皮质兴奋。这与依托咪酯抑制手术应激正好相反。与甲己炔巴比妥和戊巴比妥不同,两种硫代巴比妥酸盐(硫喷妥钠和硫戊巴比妥钠)均引起剂量依赖性的组胺释放,但罕有严重后果。

（七）对子宫和胎儿的影响

硫喷妥钠不改变妊娠子宫的肌张力,剖宫产诱导剂量小于 6 mg/kg 时对胎儿无害,剂量超过 8 mg/kg 将产生胎儿抑制。由于存在胎盘屏障及药物在母体和胎儿之间的再分布,脐带血中硫喷妥钠的浓度仅为母体的一半,可避免胎儿大脑和脊髓内药物浓度过高。剖宫产术以硫喷妥钠或氯胺酮诱导 10 min 内娩出胎儿尚安全,且新生儿一般情况好于以咪达唑仑诱导,但新生儿行为不如氯胺酮或硬膜外麻醉下经阴道分娩。

（八）快速耐受性

Brodie、Dundee 及 Toner 等均报道过硫喷妥钠的快速耐受性,即硫喷妥钠麻醉后,苏醒血药浓度随所用剂量的增加逐渐升高;在同等剂量下,快速输注也较慢速输注时苏醒快。这主要是因为硫喷妥钠的分布特性导致血浆药物浓度与脑组织内药物浓度存在较大差异,即血浆药物浓度与脑电图所反映的麻醉深度并不一致。故基于血浆药物浓度得出的快速耐受性只是一种表象。

（九）药物相互作用

巴比妥类药物与酒精、抗组胺药、异烟肼、抗抑郁药哌甲酯、单胺氧化酶抑制剂合用能增强中枢抑制作用。与 5.6 mg/kg 的氨茶碱合用将减弱硫喷妥钠的镇静深度和缩短作用时间。巴比妥类药物为肝药酶诱导剂,长期使用将加快药物经 P450 酶系统的代谢。

（十）不良反应

麻醉后恶心呕吐的发生率低于吸入麻醉剂、氯胺酮和依托咪酯,但高于咪达唑仑和丙泊酚。

巴比妥类可诱发卟啉症患者急性发作,表现为腹痛、迟缓性瘫痪、谵妄、昏迷,严重者死亡,故卟啉症为巴比妥类药物的绝对禁忌证。

输注相关并发症包括血栓栓塞和静脉炎。往往出现在术后 3～4 d。注射硫喷妥钠后静脉血栓形成的发生率为 3%～4%,甲己炔巴比妥钠略高于此。误注血管外可致局部化学性炎症,重者出现硬结、溃疡甚至皮肤坏死。误注动脉将导致化学性动脉内膜炎并形成血栓,患者表现为一系列局部急性缺血的症状和体征如疼痛、苍白、脉搏消失等,应立即由原动脉注射普鲁卡因并行交感神经阻滞,以缓解动脉痉挛。有将 2.5% 硫喷妥钠和 1% 甲己炔巴比妥钠误注入硬膜外腔的报道,经布比卡因和糖皮质激素局部注射、生理盐水冲洗等处理后患者未出现神经系统并发症。

第二节 临床应用

一、术前用药

苯巴比妥、戊巴比妥和司可巴比妥有较强的镇静催眠作用,曾作为常用的术前用药。现已逐步被心血管、呼吸及中枢神经系统抑制较轻的苯二氮䓬类药物所替代。

二、麻醉诱导

硫喷妥钠、硫戊巴比妥钠和甲己炔巴比妥钠均能用于全麻诱导或平衡麻醉及全凭静脉麻醉中镇静维持。此类药物诱导迅速无痛,且价格远较丙泊酚或依托咪酯便宜,目前仍广泛运用于临床。巴比妥类药物脂溶性强,静脉注射后一个臂-脑循环时间即可起效,1 min内作用可达高峰。因存在脑向其他组织的迅速再分布,单次剂量的有效作用时间仅 5～8 min。硫喷妥钠的诱导剂量健康成人为 3～4 mg/kg(指干体重,而非实际体重),儿童 5～6 mg/kg,婴儿 7～8 mg/kg。甲己炔巴比妥钠诱导剂量为 1～1.5 mg/kg,其麻醉效力约为硫喷妥钠的 2.7 倍,喉痉挛的发生率、呼吸循环抑制程度及苏醒时间与硫喷妥钠相近。硫戊巴比妥钠剂量与硫喷妥钠相近,但已较少使用(表 4 - 4)。硫喷妥钠和甲己炔巴比妥钠可安全用于眼科手术的麻醉诱导,包括开放性眼球损伤。诱导剂量可降低眼压(IOP)40％。

表 4 - 4 巴比妥类药物麻醉诱导与维持的推荐剂量

药　　物	诱导剂量（mg/kg）	起效时间（s）	麻醉维持（静脉输注）
硫喷妥钠	3～4 * *	10～30	50～100 mg 每隔 10～12 min 追加
甲己炔巴比妥钠	1～1.5 *	10～30	20～40 mg 每隔 4～7min 追加

＊甲己炔巴比妥钠儿童可经直肠给药:20～25 mg/kg,＊＊国人以 2～3 mg/kg 为宜,老年人再减量。

诱导剂量由心输出量及瘦体重共同决定,诱导时应根据患者性别、年龄、术前用药、ASA 分级及体质等因素酌情调整剂量。有术前用药的老年患者,诱导剂量约减少 30％～35％。严重贫血、烧伤、营养不良、恶性肿瘤晚期、尿毒症、溃疡性结肠炎、肠梗阻及休克的患者应减量。急性酒精中毒患者应增加诱导剂量,而慢性酒精中毒患者应减量。低体温或循环衰竭的患者对药物敏感,作用持续时间也延长。给药前,可先注入预计药量的 25％,观察患者的意识状况、呼吸及心血管反应,再调整实际用药剂量。

全麻苏醒时间取决于药物浓度下降至一定阈值的速度。1 岁以下的婴儿及健康志愿者单次注射等效剂量的甲己炔巴比妥钠(2 mg/kg)和硫喷妥钠(6 mg/kg),前者苏醒更快。巴比妥类药物过量无特异性拮抗剂,仅能采取呼吸及循环支持等对症支持治疗。

三、麻醉维持

由于分次注入及连续滴注均易致蓄积导致苏醒延迟,巴比妥类药物已很少用于麻醉维持。为避免药物过量,Crankshaw 等曾提出以患者干体重为基础的巴比妥类药物指数输注法维持镇静深度,但事实证明即使按此法给药,患者的苏醒也较丙泊酚维持者明显延迟。

四、抗惊厥

硫喷妥钠和苯巴比妥可用于控制癫痫、破伤风、高热或局麻药中毒引起的惊厥,但目前癫痫发作的急诊处理多用苯二氮䓬类药。巴比妥类和苯二氮䓬类药物均具有抗惊厥作用,能增强 GABA 的作用,延长突触后膜超极化,改变突触后膜氯离子通道的通透性,拮抗兴奋性递质如谷氨酸、胆碱的作用,抑制钙离子进入神经末梢,减少突触前膜递质释放。巴比妥类药物还能提高正常脑组织的惊厥阈值,其抑制细胞膜兴奋性扩布的作用强于其他抗癫痫药。使用小剂量巴比妥类药物后,患者脑电图 β 波活动即有明显增加,有助于控制惊厥。控制癫痫发作,成人可用苯巴比妥静脉推注,首次剂量为 $8 \sim 20$ mg/kg,注射速度不超过 100 mg/min,首剂总量不超过 1500mg。惊厥控制后可改为口服苯巴比妥 $1 \sim 3$ mg/(kg·d)维持。肝肾功能不全的患者剂量酌减。硫喷妥钠 $2 \sim 3$ mg/(kg·h)可用于控制氨茶碱中毒所致的惊厥发作及冠脉搭桥术后的高动力状态。

五、脑保护

巴比妥类药物的脑保护作用是近年研究的热点之一。巴比妥类药能降低大脑尤其是功能活跃区的代谢直至脑电图呈坪台状,此后增加剂量并不加重抑制程度,且脑组织内乳酸、丙酮酸、磷酸激酸和三磷酸腺苷的浓度不发生改变,脑细胞糖代谢过程也不受影响,其机制可能是通过干扰一氧化氮环磷酸鸟苷系统抑制兴奋传导。巴比妥类药还能抑制 NO 对血管平滑肌的作用,削弱 NMDA 和 AMPA 介导的谷氨酸活化。其他一些与其脑保护作用有关的机制包括减少颅内血管窃血,降低颅内压增加脑灌注压,稳定磷脂膜,清除自由基等。

有试验表明,当药物剂量足以抑制动物脑电活动时,硫喷妥钠较戊巴比妥更易引起低血压和室颤。巴比妥类药物能缩小灵长类动物脑梗死面积,但对心搏骤停及脑出血所致的缺血缺氧性脑损伤无效。体外循环心脏直视手术及深低温体外循环脑动脉瘤术中,给予足量硫喷妥钠(40mg/kg)使脑电图呈坪台状,可减少术后栓塞所致的神经精神并发症,但有可能导致循环抑制和苏醒延迟。对颈动脉内膜剥脱术、胸主动脉瘤及控制性降压过度导致的低灌注脑区,硫喷妥钠也有一定的保护作用。

巴比妥类药物的脑保护作用还存在争议。Roberts 等认为脑保护剂量的巴比妥类药物低血压的发生率达 1/4,但并不降低脑灌注压,且尚无证据证明巴比妥类药物能改善急性颅脑损伤患者的预后。Ranjit S 则认为巴比妥类药物及适度低温对颅内高压患者的治疗有益,但多需合用血管活性药物维持平均动脉压。

六、Wada 试验

Wada 试验也称颈动脉异戊巴比妥注射试验(intracarotid amobarbital procedure,IAP),即将小剂量异戊巴比妥钠(100~125 mg,稀释至 25 mg/mL)注入患者的左或右颈动脉,用于测定癫痫患者分侧大脑半球的语言和记忆功能,以评价手术切除癫痫病灶的安全性。也可选用甲己炔巴比妥钠 0.075 mg/kg。

七、电休克治疗

硫喷妥钠、甲己炔巴比妥钠及丙泊酚都可提供电休克治疗所需的镇静。丙泊酚镇静能缩短电刺激后惊厥时间,但与甲己炔巴比妥钠相比,血压难以控制满意。不管术前有否注射阿托品,房性及室性期前收缩的发生率甲己炔巴比妥钠均低于硫喷妥钠,具有一定的优越性。

表 4-5　常用巴比妥类药物极量(成人)

药 物 名 称	用　　法	单次极量	一日极量
苯巴比妥(鲁米那)	口服,皮下注射,肌注,缓慢静注	250 mg	500 mg
异戊巴比妥(阿米妥)	口服,肌注,缓慢静注	200 mg	500 mg
司可巴比妥(速可眠)	口服	300 mg	
硫喷妥钠	缓慢静注	1 g	

第三节　硫 喷 妥 钠

硫喷妥钠(thiopental,pentothal,$C_{11}H_{17}N_2NaO_2S$)又名戊硫巴比妥钠,其化学名称为:5-乙基-5-(1-甲基丁基)-2-硫代巴比酸钠。为超短时作用的巴比妥类药物,常用于静脉麻醉、诱导麻醉、基础麻醉、抗惊厥以及复合麻醉等。

一、理化性质

硫喷妥钠是戊巴比妥 2 位上的氧原子被硫原子置换得到的巴比妥类药,分子量264.33。为淡黄色非晶体粉末,味苦,有硫臭,易潮解。钠盐易溶于水,可溶于酒精,水溶液性质不稳定。有较高的脂溶性,pKa 为 7.6。呈强碱性,2.5% 溶液 pH 为 10.5。

二、药代学特点

静脉注射后 1 min 内 55％的药物进入心、脑、肝、肾等血管丰富的组织，血浆浓度急速下降，随后约 80％逐渐转移到肌肉组织，注药 30 min 后达高峰，脑等组织的浓度下降至麻醉水平以下而苏醒。此时脂肪组织药物逐渐增多，肌肉中药物浓度逐渐下降，约经 2.5 h 蓄于脂肪组织的药物浓度达高峰，而后药物再由脂肪组织中慢慢释放，患者又出现延迟性睡眠。本品几乎全部在肝内经微粒体酶代谢为氧化物，经肾和肠道约需 6～7 d 排完。在此期间重复用药，可产生蓄积作用。仅 0.3％以原形随尿排出，血浆蛋白结合率为 72％～86％。

三、药效学特点

静脉注射后迅速通过血-脑屏障，对中枢系统产生抑制作用，依所用剂量大小，出现镇静、安眠及意识消失等不同的作用。本品可降低脑耗氧量及脑血流量，在脑缺氧时对脑起到保护作用。有抑制交感神经、兴奋迷走神经的作用，如有严重刺激时可引起喉痉挛及气管痉挛；对循环和呼吸系统的抑制，与给药剂量及注入速度相关，大量快速注射，因直接抑制心肌和左心室功能及呼吸中枢，可使血压明显下降，呼吸微弱或停止，在浓度≥100 mmol/L时对心肌 Ca^{2+} - ATP 酶活性有抑制作用；对肝、肾功能无明显影响，大剂量时对肝功能有一过性轻微抑制；术中低血压可使尿量减少，药物排泄时间延长；可降低眼压，但不影响糖代谢；可通过胎盘影响胎儿，使出生后的新生儿四肢无力，反应迟钝。

四、适应证和禁忌证（详见第 9 章）

五、用法与用量（详见第 9 章）

六、不良反应

易致呼吸抑制，静注时速度宜缓慢。可引起咳嗽、喉与支气管痉挛。麻醉后胃贲门括约肌松弛，易致误吸和反流。剂量过大或注射速度过快，易导致严重低血压和呼吸抑制；较大剂量可出现长时间延迟性睡眠。少数病例会出现异常反应，如神智持久不清、兴奋乱动、幻觉、皮肤及面部红晕、口唇或眼睑肿胀、瘙痒或皮疹、腹痛、全身发抖或局部肌肉震颤、呼吸不规则或困难，甚至出现心律失常，应立即做有效的对症治疗。苏醒中常出现寒战发抖。老年人用量应酌减。

呈强碱性，2.5％溶液 pH 在 10 以上，静脉注射可引起组织坏死；误入动脉可出现血管痉挛、血栓形成，重者肢端坏死；肌内注射易致深层肌肉无菌性坏死。

与巴比妥药物间存在交叉过敏。长期应用可产生药物依赖性。

七、药物相互作用

硫喷妥钠溶液不宜与诱导时常用的酸性药液如泮库溴胺、维库溴胺、阿曲库胺、阿芬太尼、舒芬太尼及咪达唑仑混用。静脉快诱导时，硫喷妥钠与泮库溴胺或维库溴胺同时输注将产生大量直径 $17\sim39\ \mu m$ 的微粒，导致血管栓塞。因此，硫喷妥钠与肌松药的注射时间至少应间隔 30 s，以避免产生沉淀。

与吗啡等中枢神经抑制药合用呼吸抑制作用加强，应适当减量。与降压药并用，包括利尿剂、中枢性降压药、肾上腺素能神经末梢药如利血平等、交感神经节阻滞药如曲咪芬以及钙通道阻滞药。同时应适当减量并减慢注射速度，以免血压剧降、心血管虚脱或休克。与大量的氯胺酮同时并用，常出现呼吸慢而浅，两药均应减量。与静脉注射硫酸镁并用，中枢抑制加深。与吩噻嗪类药物尤其是异丙嗪并用时在血压下降的过程中，中枢神经可先出现兴奋，而后进入抑制。

与下列药物存在配伍禁忌：阿米卡星、青霉素 G、甲氧西林、头孢匹林、克林霉素、氯霉素、葡萄糖、茶苯海拉明、苯海拉明、麻黄碱、胰岛素、转化糖、果糖、间羟胺、去甲肾上腺素、纤溶酶、喷他佐辛、普鲁卡因、丙氯拉嗪、丙嗪、碳酸氢钠、磺胺异恶唑、琥珀酰胆碱、红霉素葡庚糖酸盐、红霉素乳糖醛酸盐、四环素。

（许　莉）

参 考 文 献

1　Miller RD. Anesthesia. 5th edn. New York：Churchill Livingstone，2000，209－228.

2　庄心良，曾因明，陈伯銮，主编. 现代麻醉学. 第 3 版. 北京：人民卫生出版社，2004. 506－510.

3　杭燕南，庄心良，蒋豪，等. 当代麻醉学. 上海：上海科学技术出版社，2002. 238－252.

4　Howard FJ，James GB. Pharmacology For Anaesthesiologists. UK：Taylor francis，2005，61－76.

5　George EM，Michael JM，Maged SM. Clinical Anesthesiology. McGraw-Hill Professional，2005，179－204.

6　Roberts I. Barbiturates for acute traumatic brain injury. Cochrane Database Syst Rev JT-Cochrane database of systematic reviews (Online)，2000(2)：CD000033.

7　Louis JI，Carlos A，Brad S. Pharmacology for the Boards and Wards. Blackwell Publishing，2003，44－45.

8　Charles RC，Robert ES，Charles RC，et al. Modern Pharmacology with Clinical Applications. Maryland：Lippincott Williams & Wilkins，2004，291－309，355－363.

第5章　苯二氮䓬类镇静催眠药

苯二氮䓬类(benzodiazepines)是近年来发展迅速的一类药物。苯二氮䓬类药物的镇静催眠作用是偶然被发现的。1955 年 Sternbach 合成了氯氮䓬(chlordiazepoxide,商品名利眠宁,Librium),由于认为该药物是惰性的,未经实验即被丢弃。1957 年,发现该药物在小鼠具有意想不到的"催眠、镇静和抗马钱子碱作用"。1960 年苯二氮䓬类药物的口服剂型面市,并发现足量的氯氮䓬具有强大的催眠和遗忘作用,遗憾的是,当时没有麻醉所用的非口服剂型。据报道,一位服用氯氮平的患者意外摔伤并致骶骨骨折后,对摔伤过程没有记忆,也不感觉疼痛,说明在创伤(外科手术)时可以应用苯二氮䓬类药物作为麻醉药。1959 年 Sternbach 为寻找一种新型化合物,合成了地西泮(diazepam,商品名 Valium)。1961 年 Bell 公司合成了奥沙西泮(oxazepam,商品名 Serax),这是一种地西泮的代谢物,另一家公司将该药物推向市场。1971 年为合成效能更强的苯二氮䓬类药物,制成了劳拉西泮(lorazepam,商品名 Ativan),是奥沙西泮的 2 - 氯取代物。1976 年 Fryer 和 Walser 合成了咪达唑仑(midazolam,商品名 Versed),这是临床使用的第一种水溶性苯二氮䓬类药物。关于何时首次使用苯二氮䓬类进行麻醉诱导并不十分清楚,但在 1966 年有几篇关于地西泮用于麻醉的报道。咪达唑仑是第一个主要用于麻醉的苯二氮䓬类药物。

苯二氮䓬类药物具有很多麻醉医师需要的药物特性。它们通过与苯二氮䓬受体结合而发挥作用。1971 年 12 月在米兰首次讨论了苯二氮䓬受体。Barnett 和 Fiore 假设存在苯二氮䓬受体,1977 年发现这些配体与一种中枢受体存在相互作用,并描述了特异的苯二氮䓬受体。通过对苯二氮䓬受体的研究,化学家可以合成很多受体激动剂以及特异的拮抗剂。

第一节　理化性质、药代学和药效学

一、理化性质

麻醉时经常使用的三种苯二氮䓬受体激动剂分别为咪达唑仑、地西泮和劳拉西泮,见图

5-1和表5-1。三种药物都是小分子化合物,在生理pH时是脂溶性的。三种药物中咪达唑仑的脂溶性最强,但是由于其溶解度是pH依赖的,咪达唑仑在酸性基质中是水溶性的。咪达唑仑结构中的咪唑环决定了它的快速代谢以及在溶液中的稳定性。三种药物的高脂溶性决定了其快速中枢神经系统作用,以及较大的分布容积。麻醉中使用的三种苯二氮䓬类根据它们的代谢和血浆清除,可以分为短效(咪达唑仑)、中效(劳拉西泮)和长效(地西泮)(见表5-2)。所有苯二氮䓬类药物的血浆清除曲线均符合二室或三室模型。三种药物的蛋白结合率和分布容积区别不大,但是药物的清除却有显著差异。

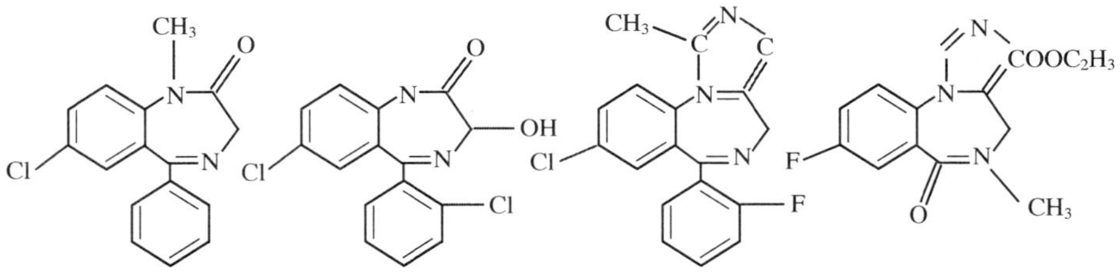

图5-1　临床麻醉中使用的4种苯二氮䓬类药物结构

表5-1　3种苯二氮䓬类药物的理化性质

	地西泮	劳拉西泮	咪达唑仑
分子量(道尔顿)	284.7	321.2	362
pKa	3.3(20℃)	11.5(20℃)	6.2(20℃)
水溶性	无	几乎没有	是*
脂溶性	是,高度脂溶性	是,相对弱	是*,高度脂溶性

＊表示pH依赖性,pH>4,脂溶性;pH<4,水溶性。

表5-2　常用静脉全麻药的药代学参数

	消除半衰期(h)	清除率[mL/(kg·min)]	V_{dss}(L/kg)
地西泮	20～50	0.2～0.5	0.7～1.7
咪达唑仑	1.7～2.6	6.4～11	1.1～1.7
劳拉西泮	11～22	0.8～1.8	0.8～1.3
氟马西尼	0.7～1.3	5～20	0.6～1.6
氟哌利多	1.7～2.2	14	2.0
氯胺酮	2.5～2.8	12～17	3.1
芬太尼	2.5～5	5～15	3～5
依托咪酯	2.9～5.3	18～25	2.5～4.5
丙泊酚	4～7	20～30	2～10

V_{dss},apparent volume of distribution at steady state. 稳态表观分布容积。

二、药理学

所有的苯二氮䓬类药物都有催眠、镇静、抗焦虑、遗忘、抗惊厥以及中枢介导的肌肉松弛作用。根据不同药物的药物效应动力学作用，它们的效价强度（potency）和功效有所区别。

每种药物的化学结构决定了该药独有的理化性质、药代动力学以及受体结合特性。苯二氮䓬类药物与相应受体的结合具有高亲和性、立体特异性和饱和性。三种激动剂与受体的亲和力（即效力）排序为劳拉西泮＞咪达唑仑＞地西泮。咪达唑仑的效价强度是地西泮的 3～6 倍，劳拉西泮的效价强度是地西泮的 5～10 倍。

苯二氮䓬类药物的作用机制已研究清楚。配体与苯二氮䓬受体之间的相互作用可以通过已知的生物化学、分子药理学和临床行为模式等解释。尽管对于不同药物效应（如遗忘、抗惊厥、抗焦虑和催眠）是如何介导的，尚未研究清楚，与其他全身麻醉药相比，我们对于苯二氮䓬类药物的作用机制了解较多。不同受体亚型似乎介导不同的药理作用，例如，遗忘、抗惊厥和肌肉松弛作用由苯二氮䓬类-γ-氨基丁酸即 $GABA_A$ 受体介导，而催眠效应由其他亚型受体介导。药物效应与血药浓度有关。根据血浆浓度和药代动力学拟合，当一个苯二氮䓬受体有 20％与配体结合时，即产生抗焦虑作用；30％～50％与配体结合时，产生镇静作用；60％以上与激动剂结合即产生无意识状态。

苯二氮䓬类药物通过与苯二氮䓬受体结合而调节 GABA，GABA 是大脑主要的抑制性神经递质。GABA-肾上腺素能神经传递可以制衡兴奋性神经递质的影响。苯二氮䓬受体在中枢神经系统分布密度最高的部位是嗅脑、大脑皮质、小脑和海马，分布较少的部位是纹状体、脑干和脊髓。有两种 GABA 受体，而苯二氮䓬受体是效应器神经元突触后膜 $GABA_A$ 受体复合物的一部分。这个受体复合物由 3 个蛋白亚单位组成，α、β 和 γ，排序为五边形糖蛋白复合物（图 5-2）。这些蛋白包含 $GABA_A$ 受体的不同结合位点，如苯二氮䓬类、GABA或巴比妥类。苯二氮䓬结合位点位于 $γ_2$ 亚单位，GABA 结合位点位于 β 亚单位。$GABA_A$受体激活后，氯离子门控通道即被触发，细胞超极化，提高神经元兴奋阈值。有假说认为，苯二氮䓬类药物的催眠作用由一种电压依赖的钙离子流介导。GABA 受体的调控程度具有一定限制，所以苯二氮䓬类药物的安全性较高。

苯二氮䓬受体的配体根据药理作用，可以分为三种类型，激动剂（agonist）、拮抗剂（antagonist）及反向激动剂（inverse agonist）（图 5-3）。激动剂（如咪达唑仑）通过改变$GABA_A$受体复合物的结构，提高 GABA 的亲和力，造成氯离子通道开放。激动剂和拮抗剂结合在受体的同一（或至少部分重合）区域，但是结合力的可逆性不同。激动剂产生抗焦虑、催眠和抗惊厥作用。拮抗剂（氟马西尼）占据苯二氮受体，但没有产生任何活性，从而阻断了激动剂和反向激动剂的作用。反向激动剂降低 GABA-肾上腺素能突触传递的效率，因为 GABA 是抑制性递质，降低 GABA 的结果是中枢神经系统的兴奋。配体的效价强度由配体与苯二氮受体的亲和力决定,作用时间由药物从受体上的清除速率决定。

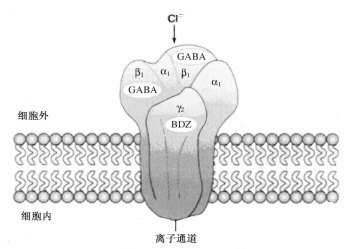

图 5 - 2　γ-氨基丁酸(GABA)-苯二氮䓬受体复合物

现有资料显示该复合物由 α,β 和 γ 亚单位组成的五边形蛋白。复合物上有两个 GABA 结合位点(位于 β 亚单位),有一个苯二氮䓬类药物结合位点(位于 γ_2 亚单位)。GABA$_A$ 受体的各亚单位共同组成氯离子通道。

(摘自 Zorumski CF, Isenberg KE. Insights into the structure and function of GABA-benzodiazepine receptors:Ion channels and psychiatry. *Am J Psychiatry*,1991;148:162)

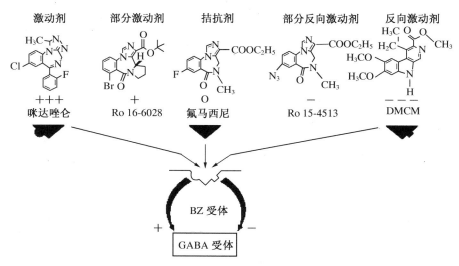

图 5 - 3　苯二氮䓬受体配体的内在活性谱

激动剂、部分激动剂、拮抗剂、部分反向激动剂和反向激动剂。激动剂的内在活性最强,反向激动剂的内在活性最弱。"＋"表示具有正向内在活性,"－"表示具有反向内在活性,0 表示无内在活性。

(摘自 Mohlerh, Richards JG. the benzodiazepine receptor:A pharmacological control element of brain function. *Eur J Anaesthesiol*,1988 Suppl;2:15—24)

长时间给予苯二氮䓬类药物产生耐受(tolerance),定义为随时间延长,药物效应的下降。尽管慢性耐受的机制并没有完全阐明,长时间接触苯二氮䓬类药物会降低受体的结合与功能(即,苯二氮受体复合物 GABA$_A$ 的下调)。这也可以说明,长期应用苯二氮䓬类药物的患者,采用苯二氮䓬类进行麻醉时,所需的剂量增加。长期使用而停药后,会出现受体复合物的上调,这就意味着,近期使用后的一段时间内会增加对苯二氮䓬类药物的易感性。

第二节　地　西　泮

一、理化性质

地西泮(diazepam)又名安定或苯甲二氮䓬,合成于 1959 年,商品名 Valium。化学名 7-氯-1,3 二氢-1-甲基-5-苯基-2h-1,4-苯二氮䓬-2-酮。其化学结构见图 5-1。

本品为微白色结晶粉末,基本上不溶于水。临床上所用的制剂为溶于有机溶剂(主要为丙二醇、乙醇、苯甲酸等)的黏稠溶液,其 pH 为 6.4~6.9。此制剂与水和生理盐水相混可生成白色雾状物,在稀释的溶液中不久即消散,一般不影响其药效,但最好不与其他药物相混。

每毫升地西泮溶液(5 mg)含有 0.4 mL 丙烯乙二醇、0.1 mL 乙醇、0.015 mL 苯甲基乙醇、苯甲酸/安息香酸钠水溶液,pH6.2~6.9。

二、药代学

苯二氮䓬类药物的生物转化发生在肝脏。两种主要的路径包括肝脏微粒体氧化和葡萄糖醛酸结合。这两种途径的差异非常显著,氧化过程受到很多因素的影响,可以被一定的人口特征(如高龄)、疾病(如肝硬化),以及同时使用的破坏氧化能力的药物(如西咪替丁)破坏。结合作用很少受这些因素影响。地西泮的氧化降解或第一阶段反应均在肝脏内进行。年龄会减少地西泮的清除而吸烟则会增加地西泮的清除。新的证据显示,由于完成羟化的同功酶不同,不同种族对药物的代谢也不同。亚洲人基因中编码 CYP2C19 的等位基因变异发生率较高,降低了地西泮的肝脏生物转化。

苯二氮䓬类药物的代谢物也非常重要。地西泮形成两种有活性的代谢产物,去甲地西泮(desmethyldiazepam)和奥沙西泮,两者均加强地西泮的药物作用并延长药物作用时间。地西泮的清除速率为 0.2~0.5 mL/(kg·min),药物的血浆清除曲线见图 5-4。

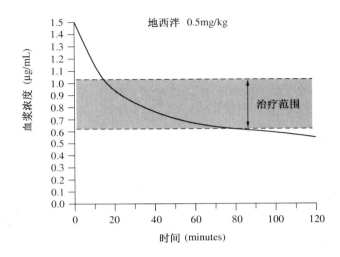

图 5-4　给予诱导剂量 0.5 mg/kg 地西泮后的血浆浓度变化。手术中催眠和遗忘的血浆浓度为 0.6~1.0 μg/mL，觉醒浓度为 0.5 μg/mL

　　已知能够影响苯二氮䓬类药物代谢动力学的因素包括年龄、性别、种族、酶诱导以及肝肾疾病。地西泮对其中的某些因素比较敏感，尤其是年龄。年龄增加可以显著减少地西泮的清除。肥胖对地西泮代谢的影响见咪达唑仑。

三、药效学

　　地西泮具有催眠、镇静、抗焦虑、遗忘、抗惊厥以及中枢介导的肌肉松弛作用。

　　(一) 中枢神经系统效应

　　苯二氮䓬类药物可剂量依赖性地降低大脑氧耗代谢率（cerebral metabolic rate of oxygen consumption，$CMRO_2$）和脑血流（cerebral blood flow，CBF）。地西泮和咪达唑仑可以维持相对正常的 CBF 和 $CMRO_2$ 比值。

　　在大鼠实验中，咪达唑仑、地西泮和劳拉西泮均可以提高局麻药的惊厥阈，降低给予致死剂量局麻药时的死亡率。将大鼠置于 5% 氧气中，咪达唑仑和地西泮可以延长大鼠的存活时间，说明药物具有剂量相关的脑缺氧保护作用。咪达唑仑的脑保护作用比地西泮强，比苯巴比妥弱。抗呕吐作用不是苯二氮䓬类药物的主要作用。

　　对人体的作用依其剂量大小和用药途径而异。小剂量口服只产生抗焦虑作用，不影响意识；大剂量静脉注射则产生嗜睡，甚至意识消失。与哌替啶等药物合用时，有显著的遗忘作用。地西泮本身无全麻作用，但可增强其他全麻药的效力。静脉注射地西泮 0.2 mg/kg 可使氟烷的 MAC 从 0.73% 降至 0.48%，但再加大地西泮剂量并不能使 MAC 进一步下降。

　　(二) 呼吸系统效应

　　与大多数静脉麻醉药相同，苯二氮䓬类药物具有剂量相关的中枢呼吸系统抑制作用。尽管没有比较性研究，咪达唑仑的呼吸抑制作用要强于地西泮和劳拉西泮。通过测量二氧化碳反应数据得知,在健康患者给予咪达唑仑(0.15 mg/kg iv.)后,min 通气量减少的峰值几乎与地西泮(0.3 mg/kg)相同。二氧化碳的通气反应曲线斜率比正常(对照)小,但并没有像阿片类药物一样,出现曲线的右移。通过血浆浓度和 $PaCO_2$ 对剂量的反应曲线看,咪达唑仑的药物效应是地西泮的 5~9 倍(图 5-5)。应用苯二氮䓬类药物可以产生呼吸暂停。呼吸暂停与苯二氮䓬类药物的剂量相关,与阿片类药物合用时,发生的几率增加。高龄、衰弱、或与其他呼吸抑制药物合用时,苯二氮䓬类药物的呼吸抑制和呼吸暂停发生率和抑制程度增加。

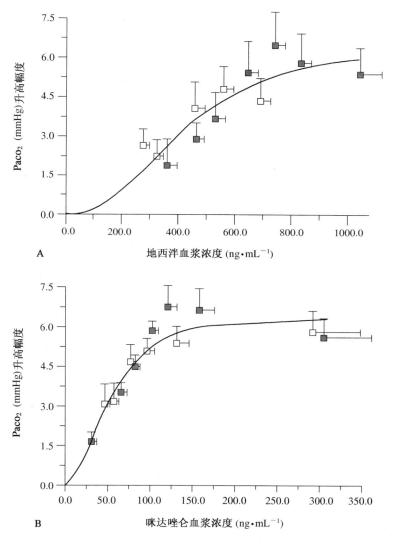

图 5-5　A 每间隔 20 min 静脉推注三次地西泮(0.15 mg/kg)后地西泮浓度与 $PaCO_2$ 的关系。B 每间隔 20 min 静脉推注三次咪达唑仑(0.05 mg/kg)后咪达唑仑浓度与 $PaCO_2$ 的关系。实线代表三次注射的最佳拟合

(摘自 Sunzel M, Paalzow L, Berggren L, Eriksson I. Respiratory and cardiovascular effects in relation to plasma levels of midazolam and diazepam. *Br J Clin Pharmacol*, 1988, 25:561 - 569.)

（三）心血管系统效应

单独应用苯二氮䓬类药物对血流动力学有轻度影响。表5-3列出了麻醉诱导剂量的地西泮、咪达唑仑和劳拉西泮对血流动力学的影响，说明了给药10 min后血流动力学的峰效应。血流动力学的主要变化是由于外周血管阻力下降导致的动脉压轻微下降。苯二氮䓬类药物能够维持血流动力学相对稳定的机制在于，保留了稳态反射机制，但是有证据表明，地西泮和咪达唑仑都会破坏压力反射。地西泮的血流动力学效应是剂量相关的：血浆浓度越高，动脉压下降得越多；然而也存在平台，即当血浆浓度超过某数值后，血流动力学几无变化。地西泮的平台血浆浓度为900 ng/mL。使用苯二氮䓬类药物诱导后，心率、心室充盈压和心输出量没有显著变化。在左室充盈压升高的患者，地西泮和咪达唑仑通过降低充盈压和增加心输出量，而产生"硝酸甘油样"作用。

表5-3　非巴比妥类催眠药诱导时的血流动力学变化

	地西泮（%）	氟哌利多（%）	依托咪酯（%）	氯胺酮（%）	劳拉西泮（%）	咪达唑仑（%）	丙泊酚（%）
HR	−9%～+13%	不变	−5%～+10%	0～+59%	不变	−14%～+12%	−10%～+10%
MAP	0～−19%	0～−10%	0～−17%	0～+40%	−7%～−20%	−12%～−26%	−10%～−40%
SVR	−22%～+13%	−5%～−15%	−10%～+14%	0～+33%	−10%～−35%	0～−20%	−15%～−25%
PAP	0～−10%	不变	−9%～+8%	+44%～+47%	—	不变	0～−10%
PVR	0～−19%	不变	−18%～+6%	0～+33%	不变	不变	0～−10%
PAWP	不变	+25%～+50%	不变	不变	—	0～−25%	不变
RAP	不变	不变	不变	+15%～+33%	不变	不变	0～−10%
CI	不变	不变	−20%～+14%	0～+42%	0～+16%	0～−25%	−10%～−30%
SV	0～−8%	0～−10%	0～−20%	0～−21%	不变	0～−18%	−10%～−25%
LVSWI	0～−36%	不变	0～−33%	0～+27%	—	−28%～−42%	−10%～−20%
dP/dt	不变	—	0～−18%	不变	—	0～−12%	降低

HR 心率；MAP 平均动脉压；SVR 外周血管阻力；PAP,肺动脉压；PVR 肺血管阻力；PAWP 肺动脉楔压；RAP 右房压；CI 心指数；SV 每搏量；LVSWI 左室每搏指数。

四、临床应用

（一）静脉镇静

苯二氮䓬类可以用做术前药、用于局部或区域麻醉时术中，或手术后应用，可以提供满意的抗焦虑、遗忘以及提高局麻药物惊厥阈的作用。给药时要采用滴定法，滴定终点是足够的镇静或构音障碍（表5-4）。药物作用时间与用药剂量有关。使用苯二氮䓬类药物后，患者的镇静水平与遗忘作用存在差异，患者看起来是清醒的，但是对于事件和指示没有记忆。用于清醒镇静时，苯二氮䓬类既能产生一定程度的镇静和遗忘作用，又能维持呼吸和血流动力学功能，从总体上讲，要优于其他镇静-催眠药。尽管苯二氮䓬类药物的安全性较好，用于镇静时依然要监护呼吸功能，防止呼吸抑制。

表 5－4　静脉用苯二氮䓬类药物的用法与剂量

	咪达唑仑	地西泮	劳拉西泮
诱导	0.05～0.1 mg/kg	0.1～0.3 mg/kg	0.05～0.1 mg/kg
维持	0.05 mg/kg prn 1.0 μg/(kg·min)	0.1 mg/kg prn	0.02 mg/kg prn
镇静*	重复给药 0.5～1.0 mg 0.07 mg/kg im.	重复给药 2 mg	重复给药 0.25 mg

Prn,在需要保持患者的催眠和遗忘状态时给药。

＊表示逐渐递增剂量直到获得满意的镇静。

五、不良反应与禁忌证

苯二氮䓬类药物是非常安全的药物,安全剂量较高,尤其与巴比妥类相比。它们没有过敏反应,不抑制肾上腺。地西泮的主要副反应是静脉刺激和血栓性静脉炎,以及与溶剂相关的问题。用作镇静剂或麻醉诱导和维持药物时,术后仍有可能出现遗忘、镇静和呼吸抑制作用,这些残留作用可以通过氟马西尼逆转。

第三节　咪 达 唑 仑

一、理化性质

咪达唑仑(midazolam)又名咪唑安定或咪唑二氮䓬,商品名速眠安(Hypnovel 或 Dormicum),合成于 1976 年,是当前临床应用的惟一的水溶性苯二氮䓬类药。其化学名为 8－氯－6－(2 氟-苯基)－1－甲基－4h-咪唑－(1,5a)(1,4)苯二氮䓬,化学结构见图 5－1。咪达唑仑溶液含有 1 或 5 mg/mL 咪达唑仑,0.8%氯化钠以及 0.01%依地酸二钠,1%苯甲基乙醇作为防腐剂。用盐酸和氢氧化钠将 pH 值调节为 3。其制剂可溶于生理盐水、5%葡萄糖溶液或乳酸盐林格液,供静脉输注。可与盐酸吗啡等酸性药物相混,但不能与硫喷妥钠等碱性药物相混。由于其水溶性的特点,不需用有机溶媒,故肌内注射后容易吸收,用于静脉注射对局部刺激作用轻微。

二、药代学

咪达唑仑的氧化降解或第一阶段反应均在肝脏内进行。咪唑安定的结合咪唑环在肝脏内被迅速氧化,明显快于其他苯二氮䓬类药物的地西泮环亚甲基群。这可以说明咪达唑仑的肝脏清除明显高于地西泮。年龄和吸烟对于咪达唑仑的生物转化没有显著影响,酗酒则会增加咪达唑仑的清除。咪达唑仑生物转化为具有生物活性的羟基咪达唑仑,长时间使用会引起药物蓄积。然而这些代谢产物很快地结合并由尿排出。1-羟基咪达唑仑的药效是咪达唑仑的 20%～30%，大部分经由肾脏排出，所以在肾功能不全的患者可能引起过度镇静。在健康人，咪达唑仑的主要羟基代谢产物的清除，快于咪达唑仑的清除（见表 5-5）。所以，咪达唑仑的代谢物药效弱，作用时间短，正常情况下，清除快于咪达唑仑，所以在肝肾功能正常的患者影响甚微。咪达唑仑的清除速率为 6～11 mL/(kg·min)，药物的血浆清除曲线见图 5-6。尽管苯二氮䓬类药物的药效消失是由于药物由中枢神经系统向其他组织再分布的结果，在长期每日重复使用或长期持续注射后，咪达唑仑的血药浓度比其他药物的血药浓度下降更快，主要原因在于其较显著的肝脏清除。所以，持续输入或每日重复给予咪达唑仑的患者能够较快清醒，而给予地西泮或劳拉西泮的患者清醒则较慢。

表 5-5 咪达唑仑及活性代谢产物的药代学和药效学比较

	EC_{50} EEG	EC_{50} SVT	清除率	V dss	$t_{1/2}$ cl
咪达唑仑	1.8 ng/mL	0.9 mg/mL	523 mL/min	60 L	98 min
1-羟化咪达唑仑	10.2 ng/mL	5.3 ng/mL	680 mL/min	69 L	69 min

EC_{50}，中数有效浓度；EEG，EEG 峰质变化；SVT saccadic velocity（眼球运动）；$t_{1/2}$ cl 清除半衰期；V_{dss}，稳态表观容积。

（摘自 Mandema JW, Tuk B, van Steveninck AL, et al. pharmacokinetic-pharmacodynamic modeling of the central nervous system effects of midazolam and its main metabolite 1-hydroxymidazolam inhealthy volunteers. Clin Pharmacol t-her, 1992, 51: 715-728. ）

咪达唑仑与 1-羟化咪达唑仑相比，所有数据的 $P < 0.05$。

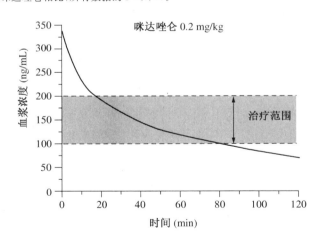

图 5-6 给予诱导剂量 0.2 mg/kg 咪达唑仑后的血浆浓度变化
手术中催眠和遗忘的血浆浓度为 100～200 ng/mL，觉醒浓度为 50 ng/mL。

年龄、性别、种族、酶诱导以及肝肾疾病都可以影响咪达唑仑的代谢。年龄增加可以显著降低咪达唑仑的清除；肥胖对药物代谢亦有影响。当药物从血浆中分布到脂肪组织后，药物的分布容积增加。由于从脂肪组织到血浆的再分布延迟,尽管药物的清除率(clearance)没有变化,肥胖患者中药物的消除半衰期(eliminationhalf-time)却延长。根据药物代谢动力学,药物的推荐剂量是复杂的,而且似乎是矛盾的。例如,在肥胖患者应该考虑到脂肪内分布的药量增加,从而增加咪达唑仑(其他苯二氮䓬类)的诱导剂量,但是持续输注就要按照标准体重计算,因为药物的清除率不受体重影响。总之,尽管药物代谢动力学的变化不大,年龄等因素会增加患者对苯二氮䓬类药物的敏感性,所以在临床应用中,不仅要考虑药物代谢动力学,还要考虑年龄等影响因素。

三、药效学

尽管单次给药后,咪达唑仑起效(给药后 2～3 min 达到峰效应)比地西泮快,两者的恢复时间却相仿,可能是由于这两种药物都具有相似的早期血浆衰减(再分布)模式(见图 5-4,5-6)。

在健康志愿者,注射 0.15 mg/kg 咪达唑仑后,尽管动脉二氧化碳分压仅有轻微增加(由 34 mmHg 增至 39 mmHg),CBF 却减少 34%(3%～39%)。Brown 等发现,在健康志愿者,静脉注射 10 mg 咪达唑仑后 15～30 s 内,EEG 显示,在 22 Hz 出现节律性 β 活动;60 s 内在 15 Hz 出现第二个 β 节律;30 min 时重新出现 α 波;60 min 后出现顽固性 15～20 μV 的 β 波。咪达唑仑的 EEG 变化与地西泮相似,但并不是典型的浅睡眠,尽管临床上患者处于睡眠状态。

咪达唑仑(0.13～0.2 mg/kg)的最强通气抑制在注射后 3 min 出现,通气抑制可以持续60～120 min。咪达唑仑的给药速度影响最强通气抑制的出现时间,给药速度越大,最强抑制出现越早。在慢性阻塞性肺疾病患者中,咪达唑仑的呼吸抑制作用较强,持续时间较长;咪达唑仑(0.19 mg/kg)的通气抑制时间比硫喷妥钠(3.3 mg/kg)长。采用硫喷妥钠和咪达唑仑进行麻醉诱导,呼吸暂停发生的几率相仿。一项研究表明,使用咪达唑仑诱导时,1130个患者有 20% 发生了呼吸暂停;580 个给予硫喷妥钠诱导的患者中,27% 发生了呼吸暂停。

咪达唑仑不能阻断支气管内插管和手术的应激反应。所以要与辅助药物合用,通常是阿片类药物。有学者曾研究过苯二氮䓬类、阿片类和氧化亚氮合用时对缺血性和瓣膜心脏病患者的影响。咪达唑仑(0.2 mg/kg)或地西泮(0.5 mg/kg)与氧化亚氮合用时,对血流动力学没有影响,而苯二氮䓬类与阿片类则有协同作用。地西泮与芬太尼或舒芬太尼合用、咪达唑仑与芬太尼或舒芬太尼合用、劳拉西泮与芬太尼或舒芬太尼合用,所产生的动脉血压下降均强于单独应用任何一种药物。我们推断,苯二氮䓬类与瑞芬太尼合用也会产生同样的效应。对于这种协同效应产生的机制还未完全阐明,可能与药物合用时,交感神经系统张力下降有关。与这一假说一致的发现是,地西泮和咪达唑仑可以降低儿茶酚胺的浓度。

与其他苯二氮䓬类相比,咪达唑仑对血压的影响较大,但是这种降压作用非常弱,与硫喷妥钠相同。在严重主动脉瓣狭窄的患者,即使使用较大剂量 0.2 mg/kg 的咪达唑仑进行麻醉诱导,也是安全有效的。与地西泮相同,咪达唑仑的血流动力学效应是剂量相关的:血浆浓度越高,动脉压下降得越多;然而也存在平台,即当血浆浓度超过 100 ng/mL 后,血流动力学几无变化。

四、临床应用

(一)静脉镇静

咪达唑仑与脊麻对通气的影响具有轻度的协同作用。在区域和硬膜外麻醉时,或与阿片类合用时,使用咪达唑仑要警惕呼吸抑制。长时间镇静(如在重症监护病房)可以使用苯二氮䓬类药物。长时间输注会造成药物蓄积,会出现活性代谢产物浓度增加。有综述提出,咪达唑仑镇静的优点与顾虑共存。剂量不应固定不变,要采用滴定法逐渐减少剂量,避免药物本身和代谢产物在体内的蓄积。

(二)麻醉诱导与维持

麻醉诱导时采用的苯二氮䓬类为咪达唑仑。尽管曾经采用过地西泮和劳拉西泮,但咪达唑仑起效快、无静脉并发症,更适合麻醉诱导。对于咪达唑仑,诱导定义为对指令无反应和睫毛反射消失。当采用合适的剂量(表 5 - 4)时,诱导比硫喷妥钠慢,但是遗忘作用非常确切。用于全麻诱导时,很多因素影响咪达唑仑以及其他苯二氮䓬类药物作用的速度,比如剂量、给药速度、术前用药、年龄、ASA 分级,以及同时使用的麻醉药。在术前用药镇静良好、健康的患者,咪达唑仑(5~15 s 内给药 0.2 mg/kg)在 28 s 内产生麻醉;地西泮(5~15 s 内给药 0.5 mg/kg)在 39s 内完成诱导。年长患者需要的咪达唑仑剂量低于年轻患者(图 5 -9)。年龄大于 55 岁、ASA 分级大于Ⅲ的患者,咪达唑仑的诱导剂量要至少减少20%。在术前用药的患者中,咪达唑仑的诱导剂量通常为 0.05~0.15 mg/kg;咪达唑仑与其他麻醉药合用诱导时,存在协同相互作用,诱导剂量低于 0.1 mg/kg(图 5 - 10)。咪达唑仑与阿片类和/或其他催眠药如硫喷妥钠和丙泊酚合用时,有协同作用。这种复合治疗(使用两种或更多催眠药)可以被称为共同诱导(coinduction)。苯二氮䓬类麻醉的清醒是药物从大脑向其他灌注较差组织的再分布。年轻健康志愿者静脉注射 10 mg 咪达唑仑的苏醒(定义为时间和空间定向能力)时间为 15 min;给予 0.15 mg/kg 诱导剂量后,苏醒时间为17 min。苏醒时间与咪达唑仑的剂量和合用麻醉药的剂量有关。咪达唑仑(0.32 mg/kg)/芬太尼麻醉的苏醒时间比硫喷妥钠(4.75 mg/kg)/芬太尼麻醉长 10 min,且明显长于丙泊酚麻醉的苏醒时间。所以,很多麻醉医师在短小手术时愿意选择巴比妥类作为诱导药。

苯二氮䓬类药物缺乏镇痛作用,必须与其他麻醉药合用以提供足够的镇痛;全麻期间作为麻醉维持药,可以提供催眠和遗忘作用。比较咪达唑仑和硫喷妥钠在平衡麻醉中作为催眠药物的双盲研究表明,咪达唑仑优于硫喷妥钠,主要是因为咪达唑仑可以提供更好的遗

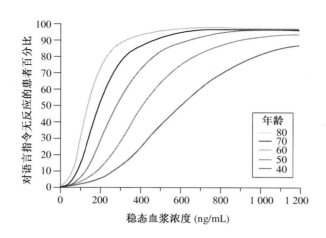

图 5 - 7　咪达唑仑的药效学模型

（摘自 Jacobs JR，Reves JG，Marty J，et al：Aging increases pharmacodynamic sensitivity to thehypnotic effects of midazolam. *Anesth Analg*，1995，80：143 - 148.）

忘作用和更稳定的血流动力学。咪达唑仑对阿片类药物的需要较少。咪达唑仑可以将氟烷的 MAC 值降低 30％，推测它对其他吸入麻醉药也具有类似的效应。麻醉剂量后遗忘作用持续时间大约是 1～2 h。持续输注咪唑安定可以保证稳定和恰当的麻醉深度。咪唑安定与阿片类药物（如芬太尼）和/或吸入性麻醉药（如氧化亚氮、挥发性麻醉药）合用时，单次给予负荷量 0.05～0.1 mg/kg 后，以 0.25～1.0 µg/(kg·min)持续输注，咪唑安定的血浆浓度可以达到 50 ng/mL 以上。该血浆浓度可以保持患者的睡眠状态和遗忘作用，术毕即可被唤醒。与某些阿片药物合用时，可使用较低的输注剂量。与其他大部分静脉麻醉药相同，重复给药或持续给药，会造成咪唑安定、地西泮和劳拉西泮在体内的蓄积。如果重复给药后确实出现苯二氮䓬类药物的蓄积，唤醒时间会延长。与地西泮和劳拉西泮相比较，咪唑安定由于持续输注即时半衰期较短，清除率较高，药物蓄积后引起的唤醒时间延长不明显。

五、不良反应与禁忌证

用作清醒镇静时，咪达唑仑的最主要问题是呼吸抑制。

第四节　劳 拉 西 泮

一、理化性质

又名氯羟安定或氯羟二氮，商品名 Ativan。化学名 7 - 氯 - 5 - (2' - 氯苯基) - 1,3 二氢 - 3 - 羟 - 2 氢 - 1,4 - 苯二氮䓬 - 2 - 酮，化学结构见图 5 - 1。本品不溶于水，临床上所用的注射制剂为溶于聚乙二醇和丙二醇的溶液,劳拉西泮溶液(2~4 mg/mL)含有 0.18 mL 聚乙烯乙二醇,2%苯甲基乙醇作为防腐剂。

此药有很强的抗焦虑、镇静、催眠作用。劳拉西泮的效价强度是地西泮的5~10倍。此药也有中枢性肌松作用和加强其他中枢神经抑制药的作用。对血压、心率和外周阻力无明显影响,见表5-3。

二、药代学

细胞色素 P450 和其他第一阶段反应酶的改变很少影响劳拉西泮的代谢。例如,西咪替丁抑制氧化酶功能,从而减弱地西泮的清除,但是劳拉西泮的清除却不受影响。劳拉西泮有五种代谢产物,主要与葡萄糖醛酸结合,代谢产物无活性,水溶性,并经肾快速排泄。劳拉西泮的清除速率为 0.8~1.8 ml/(kg·min),药物的血浆清除曲线见图5-8。年龄、性别和肾脏疾病对劳拉西泮的药代动力学几无影响。肥胖对劳拉西泮代谢的影响见咪达唑仑。

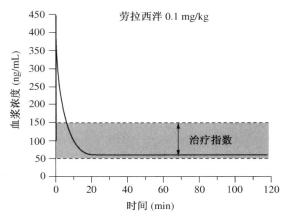

图5-8 给予诱导剂量 0.1 mg/kg 劳拉西泮后的血浆浓度变化
手术中催眠和遗忘的血浆浓度为 50~150 ng/mL,觉醒浓度为 50 ng/mL。

三、药效学

在肺疾病患者中,劳拉西泮(2.5 mg iv.)产生与地西泮(10 mg iv.)相似但持续时间较短的潮气量和分钟通气量减少。单独应用劳拉西泮(0.05 mg/kg)不会抑制二氧化碳反应,当与哌替啶合用时,则产生呼吸抑制。可能的原因是,尽管苯二氮䓬类药物与阿片类药物作用在不同的受体,合用时可能产生相加或协同的呼吸抑制作用。

四、临床应用

(一)镇静
劳拉西泮的临床应用范围与地西泮相似。由于其抗焦虑和遗忘作用较地西泮强,而且无呼吸抑制作用,口服此药 1～5 mg 作为麻醉前用药,其效果较地西泮更佳,氯胺酮麻醉时用此药做麻醉前用药,有助于消除或减轻苏醒期精神运动性反应。与地西泮和咪达唑仑相比,劳拉西泮的镇静尤其是遗忘作用起效较慢,作用时间较长。劳拉西泮遗忘作用的持续时间最难预计,对于那些希望或需要在术后立即回忆的患者不够理想。

五、不良反应与禁忌证

劳拉西泮的主要不良反应是静脉刺激和血栓性静脉炎,以及与溶剂相关的问题。

第五节　其他苯二氮䓬类药物

一、奥沙西泮(oxazepam)

又名去甲羟安定,商品名为舒宁(Serax),是继地西泮后于 1965 年合成的药物,实际上也是地西泮在体内的代谢物。

此药的作用与地西泮基本相同,只是效力稍弱,15 mg 相当于地西泮 5 mg。口服后吸收较慢,4 h 内血药浓度达峰值。口服后生物利用度 50%～70%。与血浆蛋白结合率约86%。吸收后分布于各脏器,其中肝、肾代谢的分布占总量的半数以上。其消除半衰期为9～21 h,代谢方式为与葡萄糖醛酸结合而成为无活性的代谢物,随尿排出。

此药没有注射用制剂,只能口服。主要用于抗焦虑,由于对自主神经系统的作用较为显著,故对胃肠道、心血管、呼吸系统不适引起的焦虑症状有较好的效果。在临床麻醉中很少应用。

二、硝西泮(nitrazepam)

又名硝基安定或硝基二氮䓬,商品名 Mogadon。此药也有类似地西泮的作用,但以催眠和抗惊厥的作用为突出。

口服后吸收率 53%～94%,平均 78%,2 h 内血药浓度达峰值。吸收后分布于各脏器,表观分布容积为 2.1 L/kg。半衰期 21～25 h。除很小量以原形从尿排出外,绝大部分在肝内降解,主要代谢物为 7-氨基和 7-乙酰胺基衍生物,经肾脏排出。

临床上此药主要用以替代巴比妥类作为催眠药,治疗失眠症,一般剂量为 10 mg 口服。

三、替马西泮(temazepam)

又名羟基安定,此药口服后吸收完全,口服后 2.5 h 血药浓度达峰值。对呼吸的抑制作用与地西泮相似。此药在肝内经受生物转化,代谢物与葡萄糖醛酸结合后排出。此药主要用于治疗失眠症,临床麻醉中可作为麻醉前用药。常用剂量为 15～30 mg 口服。

四、氟硝西泮（flunitrazepam）

又名氟硝安定或氟硝二氮，商品名 Rohypnol。化学名 7-硝基-1,3 二氢-1-甲基-5-(2'-氟苯基)-2 氢-1,4-苯二氮䓬-2-酮。本品是一种黄色结晶，不易溶于水，易溶于乙醇。临床上所用的为溶于有机溶剂的制剂，每毫升含 1 mg，供肌内或静脉注射。

此药的作用与地西泮基本相似，只是效力更强。除催眠作用外，也有解痉、肌松和抗惊厥作用。对小鼠的催眠效力相当于地西泮的 1000 倍，戊巴比妥的 15000 倍；对人的催眠效力约为地西泮的 10 倍。静脉注射此药 2 mg 后 1～2 min 即产生完全的睡眠，持续约 2.5 h，并有长时间的遗忘作用。此药本身无镇痛作用，但有增强镇痛药效应的作用。其毒性较地西泮为小，安全界限为地西泮的 4 倍。

此药对心血管的影响很小，用药后血压可下降 15～20 mmHg，10 min 内趋于稳定。对心率无明显影响，有时稍增快。对呼吸有轻度抑制作用，与静脉注射的速度有关。此药有降低颅内压的作用，静脉注射后 1 min 脑脊液压力即显著下降，至 3 min 降至最低值，平均下降约 30%。氟硝西泮不像地西泮那样使食管下端括约肌张力减低，而是使之增加，故有助于防止胃反流。

口服后吸收迅速而完全，约 30 min 即达到有催眠作用的血药浓度（6～8 $\mu g/L$），经 1～1.5 h 达峰值。与血浆蛋白的结合率约为 80%。口服后血药浓度变化曲线与静脉注射后相似。其分布半衰期是 3.0 ± 0.8 h，消除半衰期是 21.5 ± 1.7 h。此药几乎全部（98%）在肝内进行生物转化，仅 2% 以原形从尿中排出。生物转化的方式是还原、去甲基和羟基化，然后进一步降解。尿中已发现 12 种代谢物。这些代谢物并无药理活性作用，约 90% 经肾脏排泄，10% 经胆管排泄。

氟硝西泮的临床用途与地西泮基本相同，可用于消除焦虑，治疗失眠，控制痉挛等。

五、新型苯二氮䓬类药物

与其他催眠药如丙泊酚相比，苯二氮䓬类中最适宜麻醉使用的咪达唑仑，其主要限制是起效较慢以及作用时间较长。目前有两种苯二氮䓬类受体激动剂正在进行临床试验，即 RO 48～6791 和 RO 48～8684。从药代学角度看，这两种药物的分布容积和清除率比咪达唑仑大，所以具有较好的应用前景。恢复也较快，约为咪达唑仑的两倍。临床实践中更希望使用作用时间较短的苯二氮䓬类药物，最好可以像瑞芬太尼一样，可以被酯酶代谢。

第六节 氟 马 西 尼

氟马西尼（flumazenil，商品名 Anexate，安易醒，Romazicon）是临床使用的第一个苯二氮䓬类受体拮抗剂。临床前药理试验发现,氟马西尼对苯二氮䓬受体具有高度亲和性及特异性,但具有较弱的内在药理活性。与激动剂相同,氟马西尼与苯二氮䓬受体结合,作用强度与浓度相关。因为氟马西尼对苯二氮䓬受体是竞争性拮抗作用,它的拮抗作用是可逆的。氟马西尼的内在药理活性弱,说明它的苯二氮受体激动效应非常微弱,明显弱于临床上的激动剂。与所有的竞争性受体拮抗剂相同,氟马西尼并不取代激动剂,而是在激动剂从受体上解离后占据受体。受体-配体结合的半衰期是几毫秒到几秒,新的受体-配体结合很快就形成了。在有拮抗剂的情况下,激动剂占有的受体比例与两种配体与受体的亲和力相关,见方程 1。

$$\frac{[R_{Ago}]}{[R_t]} = \frac{1}{1 + \dfrac{K_{Ago}}{[Ago]}\left\{1 + \dfrac{Ant}{K_{Ant}}\right\}} \tag{1}$$

$[R_{Ago}]=$ receptor concentration of agonist,即激动剂的受体浓度,$[R_t]=$ total number of receptors,即受体总数,$K_{Ago}=$ dissociation constant for agonist,即激动剂解离常数,$[Ago]=$ concentration of agonist at the receptor,即受体处激动剂浓度,$[Ant]=$ concentration of antagonist at the receptor,即受体处拮抗剂浓度。

激动剂所占全部受体的比例即是激动剂药物的效应,但是拮抗剂可以改变这个比例,取决于拮抗剂的浓度和解离常数(见方程 1)。所以在使用大剂量(即高$[Ant]$)与 BZ 受体具有高亲和力的氟马西尼时,会取代相对较弱的激动剂,如地西泮。但是氟马西尼清除较快,净效应就是随时间推移,$[Ant]$的减少快于$[Ago]$,激动剂所占受体的比例增加,存在再镇静的可能(图 5-9)。

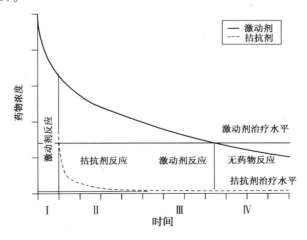

图 5-9 短效拮抗剂与长效激动剂之间的相互作用,导致再镇静

上方曲线代表激动剂从血浆中的消失,下方曲线代表拮抗剂从血浆中的消失。有四种情况:Ⅰ,激动剂反应;Ⅱ,拮抗剂反应;Ⅲ,激动剂反应(短效拮抗剂作用消失后的再镇静);Ⅳ,无药物反应,血浆中激动剂和拮抗剂均消失(两种药物均在治疗水平以下)。

使用氟马西尼拮抗清除率较高的咪达唑仑时,这种再镇静的发生率较低。使用超大剂量的激动剂(如给予错误剂量,或企图自杀)时,小剂量氟马西尼通过降低激动剂所占受体的比例,减弱深度中枢神经系统抑制(意识消失、呼吸抑制),但是低比例受体产生的激动剂效应(困倦、遗忘)不能得到逆转。大剂量氟马西尼实际上可以逆转小剂量激动剂的所有效应。对 BZ 受体存在躯体依赖的动物或人,使用氟马西尼可以产生戒断症状。但是麻醉时使用氟马西尼不存在这样的问题。

一、理化性质

氟马西尼(flumazenil)合成于 1979 年,为咪唑苯二氮䓬衍生物,其化学结构与咪达唑仑相似,与后者的主要区别是其苯基被羧基取代(见图 5－1)。氟马西尼是一种无色结晶粉末,具有微弱的水溶性,但足以制备为水溶液,pH 为 7.4 h,具有中度脂溶性。

二、代谢

与苯二氮䓬类药物相同,氟马西尼在肝脏内代谢,很快从血浆中清除,已知有三种代谢产物,N－去甲氟马西尼、N－去甲氟马西尼酸和氟马西尼酸。目前这些代谢产物及对应葡萄糖醛酸的活性尚未确定。葡萄糖醛酸可能经由尿排出。

三、药代学

氟马西尼的药代学参见表 5－2。与苯二氮䓬受体激动剂相比,氟马西尼的清除率最大,消除半衰期最短。氟马西尼的血浆半衰期是 1 h,是麻醉中所使用的最短效的苯二氮䓬类。这意味着,拮抗剂清除后,激动剂的浓度仍有产生再镇静的可能。为维持恒定的血浆治疗浓度,有必要重复给药或持续输注。可以 $30\sim60\ \mu g/min[0.5\sim1\ \mu g/(kg\cdot min)]$的速度输注。氟马西尼的非结合药物比例较高,蛋白结合率较低,游离比例约为 $54\%\sim64\%$,所以氟马西尼的起效迅速且清除率较高,但这一假说并未得到证实。

四、药理作用

在不用苯二氮䓬类药的条件下,氟马西尼几乎没有可识别的中枢神经系统效应。尽管氟马西尼有内在激动剂和反向激动剂效应,却无临床意义。现有假说认为,低剂量氟马西尼具有兴奋效应,大剂量可能具有中枢抑制效应,给志愿者和患者注射临床相关剂量,氟马西尼对 EEG 或脑代谢没有效应。动物实验证实,氟马西尼没有抗惊厥作用,可以在给予激动剂之前、之中或之后给予氟马西尼以阻断或逆转激动剂的中枢神经系统作用。临床常用于逆转给予氟马西尼之前的激动剂效应。氟马西尼可以成功拮抗咪达唑仑、地西泮、劳拉西泮和氟硝西泮的效应。氟马西尼起效迅速,峰效应时间为 $1\sim3$ min,与人脑检测[11]C－氟马西尼的结果一致。氟马西尼通过取代激动剂在 BZ 受体的结合而拮抗激动剂的药理作用（见方程 1）。

氟马西尼的预计治疗血浆浓度为 20 ng/mL，然而由于激动剂和拮抗剂与受体的结合特点，BZ 受体可能被残余的激动剂占据，所以对于不同的激动剂，所需氟马西尼的剂量和血浆浓度有所不同。氟马西尼的作用时间与所用剂量、与激动剂的剂量和种类有关。作用时间受方程 1 所列出的因素影响。研究表明，以恒定速度输注激动剂时，氟马西尼的作用时间与剂量相关，即 3.0 mg 氟马西尼产生的拮抗作用可以持续 45～90 min；0.8 mg/kg 氟马西尼产生的拮抗作用可以持续 2～3 h。但临床情况与此不符，临床上停止激动剂以后才使用氟马西尼。

氟马西尼没有苯二氮䓬受体激动剂的呼吸和心血管抑制效应。给志愿者使用相对大剂量的氟马西尼（0.1 mg/kg），没有显著的呼吸抑制作用。在使用激动剂时给予氟马西尼，则可以显著拮抗激动剂所致的呼吸抑制作用（如咪达唑仑所致呼吸停止的志愿者）。氟马西尼（1.0 mg/kg）对咪达唑仑（0.13 mg/kg）所致呼吸抑制的拮抗时间可以持续 3～30 min。对于其他拮抗剂或使用其他剂量，拮抗呼吸抑制的时间有所不同。氟马西尼不能拮抗阿片类药物所致的呼吸抑制。大剂量如静脉给予 3 mg 氟马西尼对于缺血性心脏病的心血管参数没有显著影响。

给使用激动剂的患者注射氟马西尼，没有明显的心血管效应，与使用阿片拮抗剂纳洛酮不同。氟马西尼对苯二氮䓬受体激动剂的拮抗作用，对血浆儿茶酚胺水平的影响引起了研究者的兴趣，因为阿片拮抗时的高动力反应可能与血浆儿茶酚胺有关。尽管氟马西尼能够逆转镇静药物作用，与输注盐水的患者相比，血浆中的儿茶酚胺水平并没有显著升高，但觉醒伴随的儿茶酚胺水平增加速度明显快于输注盐水的患者。

五、临床应用

苯二氮䓬受体拮抗剂用途较少，包括诊断性和治疗性逆转苯二氮䓬受体激动剂的作用。用于诊断苯二氮䓬过量时，氟马西尼的剂量要渐增，从 0.2～0.5 mg，最多可用至 3 mg。如果给药后中枢神经系统镇静效应没有变化，这种抑制作用可能不是单纯由苯二氮䓬类药物过量造成的。麻醉中更常见的是，清醒镇静或全身麻醉时给予苯二氮䓬类药物后，逆转患者仍存在的抑制作用。氟马西尼可以有效地逆转苯二氮䓬引起的镇静、呼吸抑制和遗忘作用。有证据显示，氟马西尼对不同激动剂的作用具有不同的逆转效应。氟马西尼对苯二氮䓬类药物催眠和呼吸效应的逆转好于对遗忘作用的逆转。

表 5-6 列出了氟马西尼的剂量指南，但是需强调的是，大范围剂量研究尚未完成。剂量与所使用的激动剂品种有关，逆转作用的持续时间与激动剂和氟马西尼的药代动力学有关。当用于拮抗长效苯二氮䓬类药物时，建议进行监护，因为氟马西尼的作用时间相对较

短,所以可持续输注氟马西尼用于防止再镇静。由于氟马西尼的应用,尽管并没有改变苯二氮草激动剂应用的安全性,激动剂的用途却得以扩展。

表 5-6　氟马西尼的用法与剂量

拮抗苯二氮草类药物 *	重复给药 0.1～0.2 mg,直到 3.0 mg †
昏迷诊断	重复给药 0.5 mg,直到 1.0 mg

　* 剂量与需拮抗的苯二氮草类药物(BZD)的种类与残余剂量有关(药效较强的 BZD 所需剂量较大)。† 每 1～2 min 重复给药 0.2 mg,直到获得满意的拮抗效果。

六、不良反应及禁忌证

大剂量口服和静脉给予氟马西尼,很少有明显的毒性反应。它没有局部或组织刺激性,无器官毒性。与所有苯二氮草类药物相同,氟马西尼有较高的安全剂量范围,值得注意的是,该药半衰期相对较短,有发生再镇静的可能。

（赵　红）

参 考 文 献

1　Miller RD. Anesthesia. 5th edition. Churchill Livingstone, 2000,229-240.

2　庄心良,曾因明,陈伯銮,主编. 现代麻醉学. 第 3 版. 北京:人民卫生出版社,2003.496-513.

3　Reves J, Fragen, Vinik HR, et al. Midazolam pharmacology and uses. *Anesthesiology*, 1985,62:310.

4　Shapiro BA, Warren J, Egol AB et al. Practice parameters for intravenous analgesia and sedation for adult patients in the intensive care unit: an executive summary. *Crit Care Med*, 1995,23:1596.

5　James ML, Selleri S, Kassiou M. Development of ligands for the peripheral benzodiazepine receptor. *Curr Med Chem*, 2006,13(17):1991-2001.

6　Casati A, Putzu M. Anesthesia in the obese patient: pharmacokinetic considerations. *J Clin Anesth*, 2005,17(2):134-145.

第6章 吩噻嗪类镇静催眠药

吩噻嗪类(phenothiazines)也称丙嗪类药,其基本结构为吩噻嗪核,是由硫原子和氮原子连接两个苯环而成的三环结构(图6-1)。吩噻嗪核本身无安定作用和抗组胺作用,当其2位碳和10位氮上的氢原子被取代后形成的各种衍生物则具有镇静、镇吐、抗组胺等各种效应。根据其侧链基团不同,分为二甲胺类、哌嗪类及哌啶类。

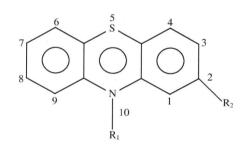

图6-1 吩噻嗪类的基本结构

吩噻嗪类药适用于治疗急、慢性精神分裂症、躁狂症、反应性精神病及其他重症精神病的对症治疗,可控制兴奋、攻击、幻觉、妄想、思维联想障碍及情绪冲动、木僵等症状。不适用于伴随意识障碍而产生的精神异常。小量的氯丙嗪、奋乃静或三氟拉嗪也能制止呕吐。氯丙嗪属二甲胺族吩噻嗪类药物,镇静作用明显,可产生较强的抗胆碱作用及中度的锥体外系症状;止吐作用较强,可制止多种原因引起的呕吐;为抗精神病药的代表药物,小剂量可作为镇吐药使用。

第一节 氯 丙 嗪

氯丙嗪(chlorpromazine)又称冬眠灵(Wintermin)。1949～1950年由Charpentier合成,后由Laborit和huguenard引用于临床麻醉。1952年,法国的一些临床医师将氯丙嗪作为冬眠合剂用于躁狂症患者时,意外发现氯丙嗪有明显的抗精神病作用,大大地开辟了氯丙嗪的临床适应证。

一、理化性质

化学名 2-氯-10-(3-二甲胺丙基)吩噻嗪[2-chloro-10-(3-dimethylaminopropyl)phenothiazine]，化学结构见表 6-1。呈白色或乳白色结晶粉剂，味苦而麻，极易溶于水，可溶于弱酸。水溶液呈酸性，2%溶液 pH4～4.5，与碱性药液接触产生沉淀，遇氧化剂或日光后变为红棕色，应避光保存。

表 6-1 吩噻嗪类的化学结构

药 物 名 称		R_1	R_2
二甲胺类	氯丙嗪 chlorpromazine	$-(CH_2)_3N(CH_3)_2$	$-Cl$
	乙酰丙嗪 acepromazine	$-(CH_2)_3N(CH_3)_2$	$-CO-CH_3$
	三氯丙嗪 triflupromazine	$-(CH_2)_3N(CH_3)_2$	$-CF_3$
	丙嗪 promazine	$-(CH_2)_3N(CH_3)_2$	$-H$
	异丙嗪 promethazine	$-CH_2-CH-N(CH_3)_2$ 　　　　$\overset{\vert}{CH_3}$	$-H$
哌啶类	硫利达嗪 thioridazine	$-CH_2-CH_2-\!\!\bigcirc\!\!\underset{CH_3}{N}$	$-SCH_3$
	哌甲氧嗪 perimetazine	$-CH_2-CH-CH_2-N\!\!\bigcirc\!\!OH$ 　　　　$\overset{\vert}{CH_3}$	$-OCH_3$
哌嗪类	奋乃静 perphenazine	$-(CH_2)_3N\!\!\bigcirc\!\!N(CH_2)_2OH$	$-Cl$
	三氟拉嗪 trifluperazine	$-(CH_2)_3N\!\!\bigcirc\!\!NCH_3$	$-CF_3$

二、药理作用

氯丙嗪主要对多巴胺（DA）受体有阻断作用，也能阻断 α 受体和 M 受体等，其药理作用

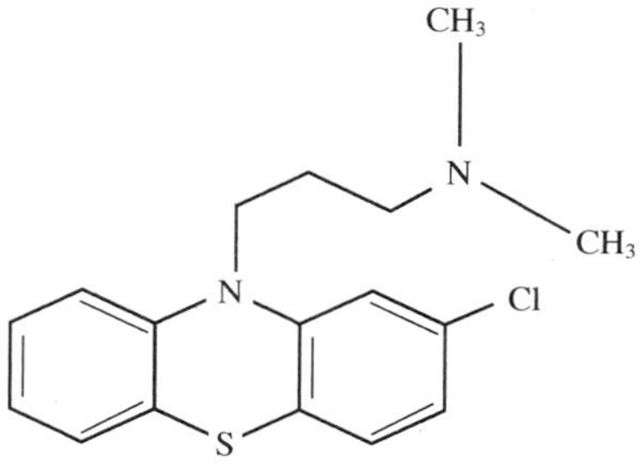

图 6－2　氯丙嗪的化学结构

广泛而复杂。

DA 受体存在于外周神经系统和中枢神经系统。至少有 D_1 和 D_2 两种亚型。D_1 受体与 G_S 蛋白相耦联,激动时可经 G_S 蛋白激活腺苷酸环化酶,使 cAMP 增加。在外周引起血管扩张,心肌收缩增强。但在中枢神经系统的功能尚不清楚。D_2 受体在中枢神经系统见于脑内 DA 能神经通路。脑内 DA 通路有多条,其中主要的是黑质-纹状体通路、中脑-边缘叶通路和中脑-皮质通路。前者与锥体外系的运动功能有关,后两条通路与精神、情绪及行为活动有关。此外还有结节-漏斗通路,与调控下丘脑某些激素的分泌有关。D_2 受体与 G_i 蛋白相耦联,激动时抑制腺苷酸环化酶,另还能开放钾通道。氯丙嗪对脑内 DA 受体缺乏特异的选择性,因而作用多样。

（一）中枢神经系统

1. 抗精神病作用　正常人一次口服氯丙嗪 100 mg 后,出现安定、镇静、感情淡漠和对周围事物少起反应,在安静环境中易诱导入睡。精神病患者用药后,在不引起过分镇静的情况下,可迅速控制兴奋躁动。继续用药,可使幻觉、妄想、躁狂及精神运动性兴奋逐渐消失,理智恢复,情绪安定,生活自理。氯丙嗪抗幻觉及抗妄想作用一般需连续用药 6 周至 6 个月才充分显效,且无耐受性。但连续用药后,安定及镇静作用则逐渐减弱,出现耐受性。

氯丙嗪抗精神病的作用机制未定。早年发现吩噻嗪类可提高动物脑内 DA 的主要代谢产物高香草酸(HVA)的生成率。这意味着 DA 的更新增加,因而推测这是由于吩噻嗪类阻断了脑内 DA 受体,代偿性地加速了突触前膜中 DA 的合成与代谢的结果。还发现吩噻嗪类增加 DA 的更新率与其作用强度相平行。后又发现,吩噻嗪类可抑制脑内腺苷酸环化酶活性。对该酶的抑制程度又与它们的临床疗效一致。此外,以放射配体结合分析法又发现吩噻嗪类可与 ^3H-氟哌啶醇及 ^3H-DA 竞争脑内特异性结合部位(DA 受体),而竞争力的强弱与吩噻嗪类抗精神病作用强度相平行。目前认为精神分裂症的临床症状是由于脑内 DA 功能过强所致,且脑内 D_2 受体密度已特异性地增高。吩噻嗪类是 D_2 受体的强大拮抗剂。因此认为吩噻嗪类抗精神病的作用是通过阻断中脑-边缘叶及中脑-皮质通路中的 D_2 受体而发生的。

2. 镇吐作用　氯丙嗪有强大镇吐作用,可对抗去水吗啡的催吐作用,大剂量则直接抑制呕吐中枢。去水吗啡对延脑第四脑室底部及后区的催吐化学感受区(chemoreceptor trigger zone,CTZ)的 D_2 受体有强大的激动作用,可见氯丙嗪的镇吐作用是阻断 CTZ 的 D_2 受体所致。但氯丙嗪对刺激前庭引起的呕吐无效。对顽固性呃逆有效。

3. 对体温调节的影响　氯丙嗪抑制下丘脑体温调节中枢,使体温调节失灵,因而机体体温随环境温度变化而改变。在低温环境中体温降低,而在高温环境则体温升高。氯丙嗪不仅降低发热体温,而且也能略降正常体温。

4. 加强中枢抑制药的作用　氯丙嗪可加强麻醉药、镇静催眠药、镇痛药及乙醇的作用。上述药物与氯丙嗪合用时,应适当减量,以免加深对中枢神经系统的抑制。

5. 对锥体外系的影响　氯丙嗪阻断黑质-纹状体通路的 D_2 受体,导致胆碱能神经功能占优势。因而在长期大量应用时可出现锥体外系反应。

（二）植物神经系统

氯丙嗪具有明显的 α 受体阻断作用,可逆转肾上腺素的升压效应,同时还能抑制血管运动中枢,并有直接舒张血管平滑肌的作用,因而能扩张血管、降低血压。但反复用药降压作用减弱,故不适于高血压病的治疗。氯丙嗪尚可阻断 M 胆碱受体,但作用弱,无治疗意义。

（三）内分泌系统

结节-漏斗处 DA 通路的主要功能是调控下丘脑某些激素的分泌。氯丙嗪可阻断该通路的 D_2 受体,减少下丘脑释放催乳素抑制因子,因而使催乳素分泌增加,引起乳房肿大及泌乳。乳腺癌患者禁用氯丙嗪。此外能抑制促性腺释放激素的分泌,使卵泡刺激素和黄体生成素释放减少,引起排卵延迟,以及抑制促皮质激素和生长激素的分泌。后一作用可试用于治疗巨人症。

三、体内过程

口服或注射均易吸收,但吸收速度受剂型、胃内食物的影响,如同时服用胆碱受体阻断药,可显著延缓其吸收。口服氯丙嗪 2～4 h 血浆药物浓度达峰值,肌注吸收迅速,但因刺激性强应深部注射,其生物利用度比口服大 3～4 倍,这与口服具有首过效应有关。吸收后,约 90% 与血浆蛋白结合。氯丙嗪具有高亲脂性,易透过血脑屏障,脑组织中分布较广,以下丘脑、基底神经节、丘脑和海马等部位浓度最高,脑内浓度可达血浆浓度的 10 倍。氯丙嗪主要经肝微粒体酶代谢成去甲氯丙嗪、氯吩噻嗪、甲氧基化或羟化产物及葡萄糖醛酸结合物。氯丙嗪及其代谢物主要经肾排泄。老年患者对氯丙嗪的代谢与消除速率减慢。不同个体口服相同剂量氯丙嗪后,血浆药物浓度相差可达 10 倍以上,故临床用药应个体化。氯丙嗪排泄缓慢,停药后 2～6 周,甚至 6 个月,尿中仍可检出,这可能是氯丙嗪脂溶性高,蓄积于脂肪组织的结果。

四、临床应用

（一）治疗精神病

主要用于Ⅰ型精神分裂症（精神运动性兴奋和幻觉妄想为主）的治疗，尤其对急性患者效果显著，但不能根治，需长期用药。对慢性精神分裂症患者疗效较差，对Ⅱ型精神分裂症患者无效甚至加重病情。此外，也可用于治疗躁狂症及其他精神病伴有的兴奋、紧张及妄想等症状。

（二）呕吐和顽固性呃逆

氯丙嗪对多种药物（如洋地黄、吗啡四环素等）和疾病（如尿毒症、恶性肿瘤、放射病等）引起的呕吐具有显著的镇吐作用，对妊娠剧吐也有效。术中出现的顽固性呃逆，缓慢静注 $5\sim10$ mg 可迅速生效。但对晕动症所致呕吐无效。

（三）人工冬眠

临床上以物理降温配合氯丙嗪用于低温麻醉。如与某些中枢抑制药（哌替啶、异丙嗪）合用，可使患者深睡，体温、基础代谢及组织耗氧量均降低，增强患者对缺氧的耐受力，减轻机体对伤害性刺激的反应，并可使植物神经传导阻滞及中枢神经系统反应性降低，称为人工冬眠疗法，有利于机体度过危险的缺氧缺能阶段.可用做严重创伤、感染性休克、高热惊厥、中枢性高热及甲状腺危象等病症的辅助治疗。也可在麻醉中分次静注辅助麻醉，但可致苏醒延迟。

（四）麻醉前用药

以 $25\sim50$ mg 于术前 1 h 肌注，有明显镇静及强化麻醉效果。

五、不良反应

（一）一般不良反应

嗜睡、无力、视力模糊、鼻塞、心动过速、口干、便秘等中枢神经及植物神经系统的不良反应。长期应用可致乳房肿大、闭经及生长减慢等。氯丙嗪局部刺激性较强，不应做皮下注射。静脉注射可引起血栓性静脉炎，应以生理盐水或葡萄糖溶液稀释后缓慢注射。静注或肌注后，可出现体位性低血压，应嘱患者卧床 $1\sim2$ h 后方可缓慢起立。

（二）锥体外系反应

是长期大量应用氯丙嗪治疗精神分裂症时最常见的不良反应，其发生率与药物剂量、疗程和个体因素有关。其表现为：① 帕金森综合征，出现肌张力增高、面容呆板（面具脸）、动作迟缓、肌肉震颤、流涎等；② 急性肌张力障碍多出现于用药后 $1\sim5$ d，由于舌、面、颈及背部肌肉痉挛，患者出现强迫性张口、伸舌、斜颈、呼吸运动障碍及吞咽困难；③ 静坐不能（akathisia）患者出现坐立不安，反复徘徊。以上三种症状可用胆碱受体阻断药安坦缓解之。此外还可引起一种少见的锥体外系反应症状，迟发性运动障碍（tardive dyskinesia）或迟发性多动症,表现为不自主、有节律的刻板运动,出现口-舌-颊三联症,如吸吮、舔舌、咀嚼等。若早期发现及时停药可以恢复,但也有停药后仍难恢复。应用胆碱受体阻断药反可使之加重。造成迟发性运动障碍的原因可能与氯丙嗪长期阻断突触后 DA 受体,使 DA 受体数目增加,即向上调节有关。

（三）过敏反应

常见皮疹、光敏性皮炎。少数患者出现肝细胞内微胆管阻塞性黄疸。也有少数患者出现急性粒细胞缺乏,应立即停药,并用抗生素预防感染。

（四）急性中毒

一次吞服超大剂量（1～2 g）氯丙嗪后,可发生急性中毒,出现昏睡、血压下降达休克水平,并出现心动过速、心电图异常（P-R 间期或 Q-T 间期延长,T 波低平或倒置）,应立即进行对症治疗。

六、禁忌证

氯丙嗪能降低惊厥阈,诱发癫痫,有癫痫史者禁用。昏迷患者（特别是应用中枢抑制药后）禁用。严重肝功能损害者禁用。伴有心血管疾病的老年患者慎用,尤其冠心病患者易致猝死应加注意。

七、注意事项

氯丙嗪可加强乙醇或其他中枢神经抑制剂（如麻醉药、催眠药、麻醉性镇痛药）的作用,合用时可增强中枢抑制和心脏抑制,血压下降明显,应减量使用。低血容量患者补充血容量后方可应用。

第二节 异 丙 嗪

异丙嗪（非那根,普鲁米近,抗胺荨,promethazine, phenergan, diprazine, prothazin, atosil）,化学结构见图 6-3。1949～1952 年间发现异丙嗪能延长实验动物巴比妥类药物的

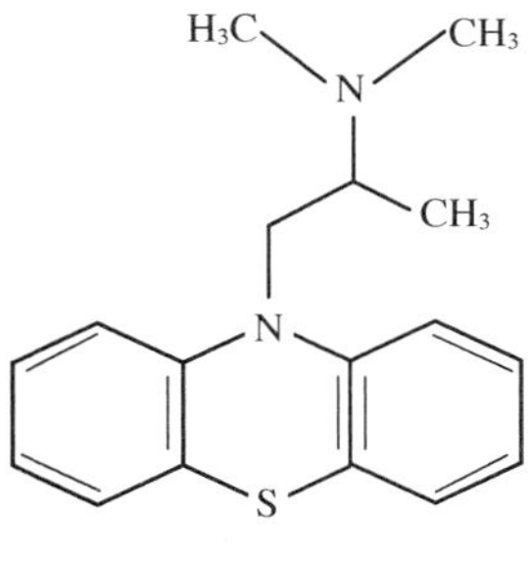

图 6-3 异丙嗪的化学结构

睡眠作用,并在法国首先将它作为麻醉强化剂用于临床。

一、理化性质

化学名 10-(2'-三甲基乙胺)-吩噻嗪,10-(2'- trimethyl ethylamine) phenothiazine。本品为白色或白色微黄粉末,无臭,味苦。易溶于水和乙醇,水溶液无色透明,pH 值 4.5~5.5,遇碱产生沉淀。空气中久置变蓝。

二、药理作用

1. 神经系统　作用于脑干网状上行激活系统及下丘脑产生中枢抑制,具有较强的镇静催眠作用,亦可增强其他中枢抑制药的作用,无抗精神病作用。可抑制延髓催吐化学感受区并阻断前庭核区胆碱能突触迷路冲动的兴奋,具有中枢镇吐作用。抗胆碱能作用显著,抗肾上腺素能作用较弱。

2. 呼吸系统　对呼吸有轻度兴奋作用,使支气管平滑肌松弛,减少唾液和支气管分泌。

3. 心血管系统　临床剂量对心血管系统抑制较轻,可使心率增快血压轻度下降,但不影响心排出量。周围血管轻度扩张,但不影响升压药的作用,也不引起心律失常。

4. 抗组胺作用　为强效 H_1 受体阻滞剂,能拮抗组胺对胃肠道、呼吸道平滑肌的收缩作用,解除支气管、胃肠道痉挛,降低毛细血管通透性。

三、体内过程

口服或注射给药后吸收快而完全,蛋白结合率高。本品经口服、直肠给药或肌注后起效时间均约 20 min,静注后为 3~5 min,抗组胺作用持续时间为 6~12 h,镇静作用可持续 2~8 h。主要在肝内代谢,代谢产物 24 h 内主要经肾脏排泄。

四、临床应用

用于麻醉和手术前后的辅助治疗,包括镇静、催眠、镇痛、镇吐。与哌替啶组成"哌异合剂"(即"杜非合剂")作为麻醉前用药,可加强镇静及减轻术中内脏牵拉反应。或作为冬眠合剂的成分之一。临床常用量 0.5 mg/kg。

治疗皮肤黏膜的过敏。可用于长期的、季节性的过敏性鼻炎,血管运动性鼻炎,过敏性结膜炎,荨麻疹,血管神经性水肿,对血液或血浆制品的过敏反应,皮肤划痕症。成人口服一次 12.5 mg,每日 4 次,饭后及睡前服用,必要时睡前改服 25 mg;肌注一次 25 mg,必要时 2 h 后重复,严重过敏时可肌注 25~50 mg,儿童口服每次 0.125 mg/kg 或 3.75 mg/m²,隔 4~6 h 一次;按年龄计算,每日量 1 岁以内 5~10 mg,1~5 岁 5~15 mg,6 岁以上 10~25 mg,可 1 次或分 2 次给予;肌注每次 0.125 mg/kg 或 3.75 mg/m²,每 4~6 h 1 次。

用于防治晕动病。应及早服药,成人口服一次 25 mg,必要时每日 2 次;儿童每次 0.25～0.5 mg/kg 或 7.5～15 mg/m²。

防治放射病性或药源性恶心、呕吐。成人口服一次 25 mg,必要时可每 4～6 h 服 12.5～25 mg,肌注每次 12.5～25 mg,必要时每 4 h 重复一次。儿童每次 0.25～0.5 mg/kg 或 7.5～15 mg/m²,必要时每 4～6 h 重复。

五、不良反应

小剂量时无明显不良反应,但大量和长时间应用时可出现噻嗪类常见的不良反应,包括嗜睡,视力模糊,头晕目眩、口鼻咽干燥、耳鸣、皮疹、胃痛或胃部不适感、反应迟钝(儿童多见)等。噩梦、兴奋、幻觉、谵妄少见。儿童可发生锥体外系反应。老年人易出现头晕、滞呆、精神错乱、低血压及锥体外系症状,用量大或胃肠道外给药时更易发生。可增加皮肤对光的敏感性,心血管的不良反应少见。

六、禁忌证

吩噻嗪类药过敏。年龄小于 2 岁。

下列情况应慎用:急性哮喘,膀胱颈部梗阻,骨髓抑制,心血管疾病,昏迷,闭角型青光眼,肝功能不全,高血压,胃溃疡,前列腺肥大症状明显者,幽门或十二指肠梗阻,呼吸系统疾病(尤其是儿童,服用本品后痰液黏稠,影响排痰,并可抑制咳嗽反射),癫痫患者(注射给药时可增加抽搐的严重程度),黄疸,各种肝病以及肾功能衰竭,Reye 综合征(异丙嗪所致的锥体外系症状易与 Reye 综合征混淆)。

七、注意事项

葡萄糖耐量试验中可显示葡萄糖耐量增加。可干扰尿妊娠免疫试验,结果呈假阳性或假阴性。脱水或少尿时用量酌减,以免出现毒性反应。应用异丙嗪时,应特别注意有无肠梗阻,或药物的逾量、中毒等问题,因其症状体征可被异丙嗪的镇吐作用所掩盖。孕妇使用本药后,可诱发婴儿的黄疸和锥体外系症状。因此,孕妇在临产前 1～2 周应停用此药。

乙醇或其他中枢神经抑制剂,特别是麻醉药、巴比妥类、单胺氧化酶抑制剂或三环类抗抑郁药与本品同用时,可增加异丙嗪或(和)这些药物的效应,需调整剂量。与抗胆碱类药物尤其是阿托品同用时,异丙嗪的抗毒蕈碱样效应增加。肾上腺素与异丙嗪同用时肾上腺素的 α 作用可被阻断,使 β 作用占优势。顺铂、巴龙霉素及其他氨基糖苷类抗生素、水杨酸制剂和万古霉素等耳毒性药与异丙嗪同用时,其耳毒性症状可被掩盖。不宜与氨茶碱混合注射。

第三节 乙 酰 丙 嗪

一、理化性质

乙酰丙嗪(马来酸乙酰丙嗪、乙酰普马嗪,acepromazine,plegicil,notensil),化学名 2 - 乙酰基- 10 -(3 -二甲胺丙基)吩噻嗪,2 - acetyl - 10 -(3 - dimethylaminopropyl)phenothiazine。化学结构与氯丙嗪相似(图 6 - 4)。本品为黄色粉末,无臭,味苦,易溶于水、醇及氯仿,微溶于乙醚。1%水溶液 pH 值为 4～4.5。

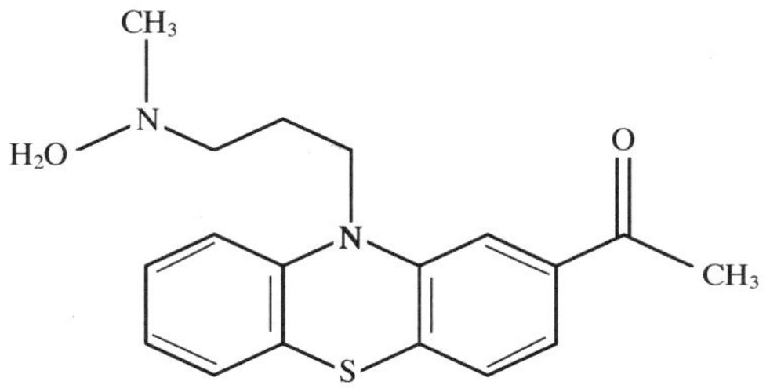

图 6 - 4 乙酰丙嗪的化学结构

二、药理作用

与氯丙嗪相似,具有镇静、抗惊厥、降温、降血压、止吐等作用,与止痛药、催眠药、局部麻醉药等合用时能加强其作用,并能延长吗啡的作用时间。与氯丙嗪相比,其增强麻醉药和镇静催眠药作用较强,降温作用相似,降血压和增快心率的作用较轻。

三、体内过程

可做静注、肌注和口服给药。静注后 15 min 生效,30～60 min 达峰浓度,血浆蛋白结合率 99%,表观分布容积 6.6 L/kg,消除半衰期约 3 h。在肝内代谢,大部分由尿排出。代谢物于 95 h 后仍可由尿中检出。

四、临床应用

主要用于手术前以增强全身麻醉药的作用。可将乙酰丙嗪 20 mg 与异丙嗪 50 mg、哌替啶 100 mg 及 5%葡萄糖 250 mL 配伍制成冬眠合剂。口服:每次 10 mg,每日 3 次。肌注:每次 5～10 mg。缓慢静注:每次 2.5～5 mg,稀释至 0.1～0.2 mg/mL,缓慢滴入;小儿肌注或静滴:每次 0.2～0.4 mg/kg。不良反应与氯丙嗪相似。有轻度局部刺激。

第四节　硫利达嗪

一、理化性质

硫利达嗪(甲硫达嗪 thioridazine，Melleril)，化学名 10 - [2 - (1 - 甲基 - 2 - 哌啶基)乙基] - 2 - 甲硫基吩噻嗪，10 - [2 - (1 - methyl - 2 - piperidyl) ethyl] - 2 - methylthio phenothiazine，分子式为 $C_{21}H_{26}N_2S_2$。为白色或乳白色结晶粉末，微臭，味苦。易溶于氯仿，可溶于乙醇或水，不溶于乙醚。熔点为 159～165℃。

二、药理作用

硫利达嗪为吩噻嗪类抗精神病药，抗精神病作用主要由于阻断脑内多巴胺受体，对锥体外系多巴胺受体作用及体温中枢影响较弱，镇静作用也较弱。

三、体内过程

口服生物利用度约 40%，血药浓度达峰时间为 1～4 h，$t_{1/2}$ 为 21 h，血浆蛋白结合率达 99%，主要在肝脏代谢，从尿及粪便中排出。

四、适应证

急、慢性精神分裂症，老年性精神病，激越性抑郁症，更年期精神病，焦虑性神经症，酒精戒断综合征，儿童多动症和行为障碍。也可用于精神分裂症患者术前药物准备及麻醉前用药。

五、禁忌证

1. 严重心血管疾病如心衰、心肌梗死、传导异常等患者禁用。
2. 昏迷、白细胞减少者禁用。
3. 对吩噻嗪类及本品过敏者禁用。

六、用法与用量

口服。治疗精神分裂症开始剂量为一次 25 mg，一日 3 次。每隔 2～3 日每次增加 25 mg，逐渐增加至最佳效应剂量。1～5 岁每日 1 mg/kg，5 岁以上每日 5～15 mg，分次服。麻醉前用药重症精神患者 50～150 mg/次，轻症者 25～50 mg/次。

七、不良反应

与氯丙嗪相似,但较轻,锥体外系反应少。常见不良反应有口干、心动过速、视物模糊等。也可见嗜睡、头晕、鼻塞、体位性低血压,偶有腹泻、腹胀、心电图异常(多为 T 波改变,有致尖端扭转型室速的报道)、中毒性肝损害,长期用药可引起色素性视网膜病变,大多停药后消失。

长期服用大剂量后,可有色视改变如蓝绿色盲或发生黄视。急性中毒者可发生震颤、嗜睡、血压降低、脉搏减慢及体位性舒张压升高。也可发生心电图 T 波变化,少数引起癫痫发作。主要采取对症治疗及支持疗法。

八、注意事项

可增强镇痛药、催眠药、抗组胺药、麻醉药及乙醇的中枢抑制作用。不宜与奎尼丁合用。出现过敏性皮疹或恶性症状群应立即停药并进行相应的处理。用药期间不宜驾驶车辆、操作机械或高空作业。应定期检查肝功能、心电图、白细胞计数。肝、肾功能不全者、癫痫病患者慎用。孕妇慎用,哺乳期妇女使用本品时应停止哺乳。老年患者用药酌减。

第五节 奋 乃 静

一、理化性质

奋乃静(羟哌氯丙嗪,perphenazine,trilafon,chlorperphenazine),化学名 2 -氯- 10 -{3 -[1 -(2 -羟乙基)- 4 -哌嗪基]丙基}吩噻嗪,2 - chloro - 10 -{3 -[1 -(2 - hydroxyethyl)- 4 - piperazinyl]propyl}phenothiazine 分子式 $C_{21}h_{26}ClN_3OS$,化学结构见图 6 - 5。为白色或乳白色结晶粉末,味苦。不溶于水,溶于乙醇和丙酮。

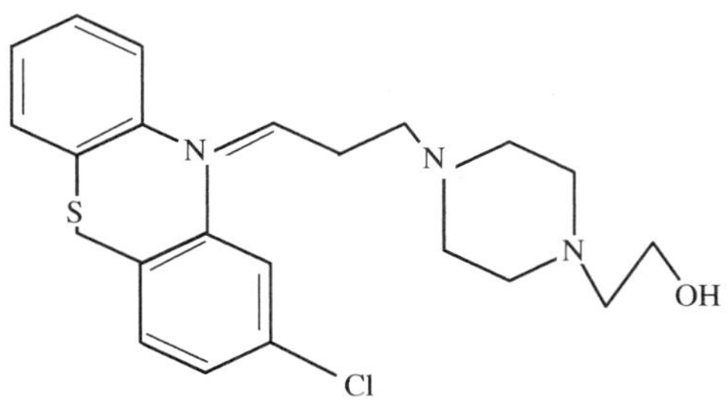

图 6 - 5 奋乃静的化学结构

二、药理作用

奋乃静为吩噻嗪类的哌嗪衍生物,药理作用与氯丙嗪相似,但其抗精神病作用、镇吐作用较强,而镇静作用较弱。抗精神病作用主要与其阻断与情绪思维的中脑边缘系统及中脑-皮层通路的多巴胺受体(DA_2)有关,而镇静安定作用与阻断网状结构上行激活系统的α-肾上腺素受体有关。

三、体内过程

口服后分布至全身,经胆汁排泄,部分在肠道中重吸收,半衰期($t_{1/2}$)为 9 h。具有高度的亲脂性与蛋白结合率,可通过脐血进入胎儿,也可从母乳中排出。小儿与老龄者的代谢与排泄均明显降低。

四、适应证

对幻觉、妄想、焦虑、紧张、激动、木僵、淡漠、思维障碍等症状有较好的疗效。可用于精神分裂症或其他精神病性障碍。因镇静作用较弱,对血压的影响较小,可用于器质性精神病、老年性精神障碍及儿童攻击性行为障碍。还可用于治疗恶心、呕吐和呃逆。

五、禁忌证

基底神经节病变、帕金森病、帕金森综合征、骨髓抑制、青光眼、昏迷、对吩噻嗪类药过敏者。

六、用法与用量

治疗精神分裂症,口服从小剂量开始,一次 2～4 mg,一日 2～3 次。以后每隔 1～2 日增加 6 mg,逐渐增至 20～60 mg/d。维持剂量 10～20 mg/d。用于止呕,一次 2～4 mg,一日 2～3 次。肌内注射一次 5～10 mg,一日 2 次。或静脉注射一次 5 mg,用氯化钠注射液稀释成 0.5 mg/mL,注射速度每分钟不超过 1 mg。待患者合作后改为口服。用于镇吐可口服 2～4 mg/次。用于麻醉前用药可口服或肌注 4 mg。

七、不良反应

锥体外系反应较氯丙嗪明显,长期大量用药可引起迟发性运动障碍。可引起血浆中泌乳素浓度增加,可能有关的症状为:溢乳、男子女性化乳房、月经失调、闭经。可出现粒细胞减少症与中毒性肝损害。偶见过敏性皮疹及恶性综合征。可引起注射局部红肿、疼痛、硬结。

药物中毒可表现为烦躁不安、失眠等中枢兴奋症状,伴心悸、四肢发冷、血压下降、直立性低血压,可呈持续性低血压休克,并可导致房室传导阻滞及室性期前收缩,重者可出现心搏骤停。有惊厥史者(尤其是儿童)易致四肢震颤、下颌抽动、言语不清等。处理应立即刺激咽部催吐,因其镇吐作用强,催吐药效果不好。用 1：5000 高锰酸钾液或温开水反复洗胃直至胃内回流液澄清。静脉注射高渗葡萄糖注射液利尿。同时给予对症及支持治疗。

八、注意事项

出现迟发性运动障碍、过敏性皮疹及恶性综合征应立即停药并进行相应的处理。用药期间不宜驾驶车辆、操作机械或高空作业,应定期检查肝功能与白细胞计数。肝、肾功能不全者减量。老年患者用量酌减。哺乳期妇女使用奋乃静期间应停止哺乳。12 岁以下儿童用量尚未确定。

由于能阻断 α -肾上腺素受体,可逆转肾上腺素的升压作用,同时应用肾上腺素可致严重低血压和心动过速。可增强乙醇、吸入全麻药或巴比妥类等静脉全麻药的中枢抑制作用。可减弱苯丙胺类药的中枢兴奋作用。与制酸药或止泻药合用,可降低口服吸收。与单胺氧化酶抑制药或三环类抗抑郁药合用时,两者的抗胆碱作用可相互增强并延长。

第六节 三 氟 丙 嗪

三氟丙嗪(triflupromazine，vesprin),化学名 10 -(3 -三甲胺丙基)- 2 -三氟甲基吩噻嗪,10 -(3 - dimethylamino propyl)- 2 - trifluoromethyl phenothiazine。本品为白色结晶,溶于水、乙醇和丙酮,2% 水溶液 pH4.1。

抗精神病作用与镇吐作用均比氯丙嗪强,作用出现快而持久。主要用于治疗精神病,对急、慢性精神分裂症,尤其对妄想型与紧张型效果较好。口服或肌注,每日 30～150 mg。口服,1 次 5～10 mg,一日 15～30 mg。也用于镇吐,口服,1 次 1～2 mg,一日 2～4 mg,但对晕动症无效。

锥体外系反应较多,发生率约 60%。其他不良反应:困倦、体位性低血压、口干、视力模糊。偶见肝损害,白细胞减少或再生障碍性贫血。肝功能不良、冠心病患者慎用。老年患者宜减量。

第七节 三 氟 拉 嗪

三氟拉嗪(甲哌氟丙嗪,三氟吡拉嗪,trifluperazine,stelazine)。化学名 2 -(三氟甲基)-10 -[3 -(1 -甲基-4 -哌嗪基)丙基]-吩噻嗪二盐酸盐,2 -(trifluoromethyl)- 10 -[3 -(1 - methyl - 4 - piperazinyl)propyl]- phenothiazine dihydrochloride。分子式 $C_{21}H_{24}F_3N_3S$ • 2HCl,化学结构见图 6 - 6。为黄色粉末,易溶于水,5% 水溶液 pH 值 2.2。

药理作用与氯丙嗪相似,抗精神病作用和镇吐作用强,抗精神病作用比氯丙嗪强 10～

20倍,作用快而持续时间久,镇静催眠作用和抗胆碱作用较弱。此外,尚有抗组胺作用。锥体外系反应较氯丙嗪明显。口服吸收好,在肝脏代谢,主要活性代谢产物为硫氧化物,N-去甲基和7-羟基代谢物,半衰期($t_{1/2}$)约为13 h。

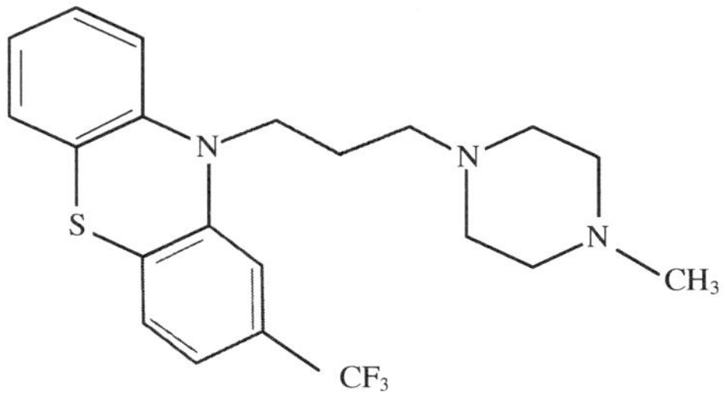

图6-6 三氟拉嗪的化学结构

用于各型精神分裂症,具有振奋和激活作用,适用于紧张型的木僵症状及单纯型与慢性精神分裂症的情感淡漠及行为退缩症状。在消除幻觉妄想、解除木僵、促使慢性退缩病振奋活跃等方面的作用较显著。亦可用于治疗焦虑状态,强迫情绪、恐惧症。对联想障碍、躁狂状态、情感欣快则疗效较差。

口服:从小剂量开始5～10 mg/d,一日2次或3次,渐增至20～40 mg/d,维持量10～20 mg/d。用于镇静及镇吐1～2.5 mg/次。

不良反应以锥体外系反应为主。可出现失眠、不安、口干、视物模糊、排尿困难、食欲减退等。

（许　莉）

参 考 文 献

1　Miller RD. Anesthesia. 5th edn. Churchill Livingstone, 2000，228－271.

2　庄心良,曾因明,陈伯銮,主编. 现代麻醉学. 第三版. 北京:人民卫生出版社,2004.506－510.

3　陈伯銮,主编. 临床麻醉药理学. 北京:人民卫生出版社,2000.210－217.

4　杭燕南,庄心良,蒋豪,等. 当代麻醉学. 上海:上海科学技术出版社,2002.218－220.

5　Howard FJ, James GB. Pharmacology For Anaesthesiologists. UK:Taylor Francis,2005, 61－76.

第7章 丁酰苯类镇静催眠药

丁酰苯类(butyrophenones)属强安定药,其药理作用与吩噻类很相近,但化学结构却有很大差别。这类药物也是通过阻滞边缘系统、下丘脑和黑质-纹状体系统等部位的多巴胺受体而发挥作用。具有显著抗精神病作用,较强抗多巴胺受体、抗胆碱及阻滞 α-肾上腺素能受体作用。镇吐作用强,亦有镇静作用,但不影响意识。氟哌啶醇和氟哌利多常作为辅助药用于临床麻醉。

第一节 氟哌啶醇

氟哌啶醇(又名氟哌丁苯,氟哌啶苯,氟哌哆,羟苯哌啶,氟哌醇,haloperidol,商品名serenace,haldol),化学名 4-[4-(对氯苯)-4-羟基苯啶]-4'-氟丁酰苯,即 4-[4-(p-chlorophenyl)-4-hydroxypiperidine]-4'-fluorobutyrophenone。

一、药理作用

氟哌啶醇为白色结晶粉末,微溶于水,易溶于氯仿、丙酮、苯和稀酸。

（一）药理学特征

氟哌啶醇是丁酰苯类强力精神抑制剂。对精神病的阳性症状特别有效,尤其是谵妄和幻觉,而且还能缓解精神运动兴奋。通过阻断脑内多巴胺受体作用,抑制多巴胺神经元的效应,并能增快和增多脑内多巴胺的转化。阻断锥体外系多巴胺的作用较强,镇吐作用亦较强,但镇静、阻断植物神经系统的 α 肾上腺素受体及胆碱受体作用较弱,产生相应的生理影响。

（二）药代动力学

口服吸收好,2～6 h 血药浓度达峰值,肌内注射后 10～15 min 达峰值。血中有效浓度可保持 72 h。口服生物利用度 45%(40%～70%)。血浆蛋白结合率约 92%,在体内分布广泛,表观分布容积达 20 L/kg 左右,主要分布在肝脏,消除半衰期长达 12.6～22.0 h。其降解方式是氧化、脱羟,并与甘氨酸结合,形成氟苄丙酸等代谢物,随尿和粪便排出,其中 1% 为原形药物,活性代谢物为还原氟哌啶醇。大约 15% 由胆汁排出,其余由肾排出。排泄缓慢,服药一次在 5 d 内仅排泄 40%,故有蓄积作用。

二、临床应用

氟哌啶醇抗精神病作用特强,且较持久。是通过阻滞多巴胺受体,治疗精神分裂症和其他精神病的躁狂症状有明显效果,不良反应较轻,对吩噻嗪类药治疗无效的患者,改用氟哌啶醇亦有效,故可替代吩噻嗪类药。

对于顽固性呕吐和持续性呃逆,肌内注射 2.5～5.0 mg 有显著疗效。

增强中枢神经抑制药和镇痛药的效应,可减少麻醉药和镇痛药的用量。临床麻醉上此药曾用于实施神经安定镇痛(NLA),与苯哌利定合用,组成所谓Ⅰ型 NLA,单次静脉注射 2.5 mg,应缓慢静注,以免发生低血压。但由于此药作用持续过久,且易引起锥体外系不良反应,目前已被氟哌利多取代。

三、不良反应

易引起锥体外系反应,年轻人更易发生,有时肌注或静注仅 5 mg 亦可发生。常表现急性运动障碍和静坐不能。用苯海拉明、东莨菪碱或地西泮静脉注射治疗,可迅速生效。长期服用不发生肝损害,但可引起抑郁症状。

可使末梢血管扩张,临床剂量对血流动力学影响较小。静注 3 mg 使心率增快,血压无明显变化。用于高血压患者可发生低血压。偶有发生白细胞减少。孕妇长期服用可造成胎儿畸形。

长期应用氟哌啶醇等神经安定药的患者可发生一种类似恶性高热的严重不良反应,称为神经安定恶性综合征(neuroleptic malignant syndrome,NMS)。其主要表现为高热,骨骼肌张力增高,意识障碍,以及自主神经功能紊乱,转氨酶和肌酸磷酸激酶常增高。病死率可高达 20%。发生机制可能是中枢多巴胺受体过度阻滞所致的中枢性多巴胺能神经传递功能障碍。因氟哌啶醇不良反应较多,且有蓄积作用,除作为抗精神病药应用外,目前已为氟哌利多所代替。

第二节 氟 哌 利 多

氟哌利多(又名氟哌啶、达罗哌啶本,达哌啶醇,达哌丁苯,droperidol,dehydrobenzperidol,商品名 Inapsine,Droleptan),化学名 1-{1-[γ-(4-氟代苯甲酰基)丙基]-1,2,3,6-四

氢-4-吡啶基$\Big\}$-2-苯并咪唑啉酮,1-$\Big\{$1-$\big[$γ-(4-p-fluorobenzoyl)propyl$\big]$-1,2,3,6-tet-

rahydro-4-pyridyl$\Big\}$-2-benzimidazolinone。

氟哌利多为黄色至橙色结晶粉末。微溶于醇、醚,略溶于水,易溶于氯仿。遇光变色,应避光保存。

氟哌利多具有强效镇静、镇吐作用。1970 年得到美国 FDA 批准,作为抗恶心呕吐药、全麻辅助药和神经安定麻醉药在临床应用已达 30 年之久。大量研究证实,氟哌利多对预防各种手术的 PONV,尤其是防治吗啡镇痛引起的恶心、呕吐有良好效果。最近,有关氟哌利多锥体外系的不良反应,特别是 2001 年美国 FDA 就氟哌利多静注后延长 Q-T 间期和心脏意外事件提出"黑匣子"警告,引起国内外学者的密切关注。

一、药代学特点

氟哌利多主要阻断多巴胺受体和 α-肾上腺素能受体而起作用。静注后 5~8 min 起效,10~20 min 血浓度达到峰值,持续作用时间 3~6 h。氟哌利多在肝脏进行生物转化,代谢产物在 24 h 内基本排出。药代动力学呈二室开放模型。分布容积 2 L/kg,分布半衰期 14.3 min,清除率 14 ml/(kg·min),清除半衰期 103~134 min。其清除半衰期短于持续作用时间,可能系氟哌利多从受体释放缓慢或在脑内潴留所致。

氟哌利多的作用与氟哌啶醇基本相似,与后者相比,效力更强,起效更快,作用持续时间较短。氟哌利多的安定作用相当于氯丙嗪的 200 倍,氟哌啶醇的 3 倍;镇吐作用为氯丙嗪的 700 倍。静脉注射后 5~8 min 生效,最佳效应持续时间约 3~6 h。此药也可增强巴比妥类药和麻醉性镇痛药的效应。

氟哌利多与血浆蛋白结合率为 85%~90%。静注后 3~5 min 发挥作用,约 10 min 血药浓度达峰值,持续约 30 min,半衰期为 2~3 h(平均半衰期 2.2 h),药效可维持 2~6 h。除 10% 以原形由尿排泄外,其余主要在肝脏分解代谢,先水解为对-(氟代苯甲酰基)丙酸和哌啶,再进一步降解为其他代谢物,大部分代谢产物在 24 h 内由尿及粪便排出。

二、药效学特点

（一）对中枢系统的作用

氟哌啶醇通过竞争性抑制受体作用,影响中枢神经对多巴胺、去甲肾上腺素和 γ-氨基丁酸在突触的转运,而发挥强效的神经安定作用。作用于脑干上行网状结构,抑制皮质下中枢而产生镇静,但不产生遗忘,静脉注射后发挥作用快而强,3~5 min 即出现镇静作用,开始表情淡漠,继之安静闭目呈呆滞或嗜睡状,但神志不消失,能清楚回答问题。氟哌利多通过抑制脑内网状激活系统产生的镇静作用是其同类药氟哌啶醇 3 倍,氯丙嗪 200 倍。能使脑血管收缩,脑血流减少,而使颅内压降低,但脑代谢率不降低,此作用对颅内压升高患者有利,对脑缺血患者有不良影响。常用于治疗精神疾病。围麻醉期利用其强效镇静作用作为麻醉前用药,全麻诱导药或神经阻滞的辅助用药。近年来,由于用于麻醉的镇静药不断更新。在围麻醉期,利用氟哌利多的镇静作用越来越少。而在术后镇痛的 PCA 药液中加入氟哌利多可利用其镇静作用以提高吗啡等麻醉性镇痛药的镇痛效果,并减轻和减少恶心、呕吐作用。但剂量过大易引起倦困、嗜睡和眩晕等症状。无镇痛作用,但可增强中枢抑制药和镇痛药的效应,并延长其作用时间。能引起锥体外系反应,可用地西泮、东莨菪碱防治。

氟哌利多可抑制延髓呕吐中枢,镇吐作用强,其效应是氯丙嗪的 700 倍,并能对抗吗啡的致吐作用。即使 2.5 mg 小剂量亦能制止术中及麻醉后的呕吐反应。其镇吐作用是通过拮抗多巴胺 D_2 受体。价格较 5－HT_3 受体拮抗剂镇吐药(奥丹西隆、格列西隆)低,常用于预防术后恶心呕吐,尤其在预防术后 PCA 吗啡所致恶心呕吐具有独特价格优势。术后恶心呕吐发生率虽报道不一,但总体发生率仍高达 20%～30%,在现代麻醉领域日益受到重视。PONV 影响因素包括性别、年龄、麻醉或辅助药、手术方式、消化道疾病和家族史等。其危害不仅影响患者康复,而且延长留院时间,增加经济负担。Hill 和 Tang 等报道认为,应用氟哌利多防治 PONV,总经济效益优于对照组。Kreisler 和 Tang 报告静注小剂量氟哌利多(1.25 mg 或 0.625 mg)预防 PONV 作用与奥丹西隆,格雷西隆相似。Millo 等随机双盲观察 137 例分别应用奥丹西隆 4 mg,每单次注射 1 mg 吗啡加奥丹西隆 0.13 mg,氟哌利多 0.5 mg 和每注射 1 mg 吗啡加氟哌利多 0.5 mg 四组,结果提示,对于预防 PONV,奥丹西隆并不比氟哌利多更有效。并认为预防 PONV 氟哌利多的用量为＜2.5 mg,如超过 2.5 mg 不增强抗恶心、呕吐的效果。对于是否需要预防性用药,仍有不同观点,Helmy 对 160 例 ASAI-II患者随机双盲比较,应用奥丹西隆 4 mg,氟哌利多 1.25 mg,甲氧氯普胺 10 mg 和对照组比较,观察术后各时段恶心呕吐发生率。发现在术后 0～1 h 和 4～24 h 之间,四组恶心发生率相似。在术后 1～4 h 之间,用药组恶心呕吐发生率明显低于对照组,而在 4～24 h 之间四组呕吐发生率相似。Jankengt 等随机双盲观察 400 例术后 5 d 内恶心呕吐发生率,结果提示,氟哌利多 1.25 mg 出现恶心呕吐次数(198 次)明显高于格雷西隆1 mg(73 次)或格列西隆 1 mg 加地塞米松 5 mg(78 次)。氟哌利多对已经出现的恶心、呕吐的治疗效果不及其他 5-HT_3 拮抗剂镇吐药。Fujii 研究表明,氟哌利多治疗术后呕吐不如5-HT_3 拮抗剂奥丹西隆、格雷西隆,并提出对防治 PONV 不仅要考虑药价,而且要考虑作用强度。Domino 认为,对于儿童 PONV 的防治作用,奥丹西隆比氟哌利多更有效。近来,有学者提出联合应用小剂量氟哌利多和地塞米松能提高预防 PONV 的效果,并具有良好的价格-效应比。

(二) 对心血管系统的作用

临床剂量在 0.1～0.15 mg/kg 范围内,血流动力学影响轻微,对血压、心肌收缩力、心排血量、中心静脉压及周围血管阻力的影响均不明显,有轻度 α-肾上腺素受体阻断作用,口服或肌内注射后对血压无明显影响,静脉注射仅有心率轻微增加和血压稍降低,但心肌耗氧不增加,且有抗肾上腺素性心律失常作用。伴有低血容量、动脉硬化、高血压、高龄及重症患者应用时,血压可显著下降。剂量超过 1 mg/kg,可抑制左室功能,心肌收缩力降低,心排血量降低,心率减慢及血压下降等循环抑制表现。有明显的抗心律失常作用,似与延长心肌的不应期有关。应慎重掌握适应证及用药剂量。

对椎管内阻滞下腹手术的内脏牵拉反应有较强防治作用。氟哌利多的肾上腺素能阻滞作用与椎管内交感神经阻滞协同,引起不同程度血压下降,尤以大范围、高平面阻滞时血压下降更明显,应慎重。

（三）对呼吸系统的作用

对呼吸的影响较轻,临床用量可使潮气量下降,呼吸频率增加,但为一过性,仅数分钟即可恢复。氟哌利多可加强镇痛药的抑制呼吸作用。不抑制呼吸中枢,较大剂量时 PaO_2 及 $PaCO_2$ 亦无明显改变。对芬太尼的抑制呼吸有对抗作用。能缓解组胺引起的支气管痉挛。

（四）其他药理作用

氟哌利多可使大鼠正常体温降低,在低温环境下,降温作用更明显,但较氯丙嗪为弱,临床不作为降温辅助药使用。氟哌利多使机体基础代谢率和耗氧量降低,使全身耗氧量减少 20%～30%。对肝肾功能无不良影响,可使肾血管扩张,肾血流增加。

三、临床应用

此药已代替氟哌啶醇,成为目前临床麻醉中应用最广的强安定药。作为麻醉前用药多以氟哌利多 5 mg 与哌替啶 50 mg、阿托品 0.5 mg 合用,手术前 1 h 肌注。

与氯胺酮合用,可增强镇静作用,防止氯胺酮所致的幻觉、躁动及苏醒期精神运动性反应等不良反应。

氟哌利多与芬太尼合用,组成神经安定镇痛 II 型（NLA II）合剂,或称"氟芬合剂",最初按 50：1（即每毫升含氟哌利多 2.5 mg 和芬太尼 0.05 mg）配成合剂使用,商品名英诺佛（Innovar 或 Thalamonal）。因氟哌利多作用时间较芬太尼长,应用大剂量合剂又有血压下降之虑,而芬太尼持续时间短,手术中需反复追加,目前不再主张制成合剂,而按 25：1 的比例使用,以增加镇痛效应并减少氟哌利多的蓄积,但临床应用时仍以分别静注更为灵活方便实用。英诺佛作为麻醉辅助药,可增强静脉麻醉或吸入麻醉中的中枢抑制效应,并可预防术后呕吐及不安等不良反应,适合年老体弱、心血管、危重及休克患者的麻醉。

四、不良反应

1. 锥体外系反应　近年来,有关氟哌利多所致锥体外系不良反应的报道增多。多见于少年儿童。在丁酰苯类抗精神病药中氟哌啶醇锥体外系征象（焦虑、不安、肌强直和运动障碍)发生率高达 80%,而氟哌利多则少见。Henzi 在一组临床调查氟哌利多疗效和危害中发现,成人静注 1.5~2.5 mg 氟哌利多,儿童静注 75 ug/kg,锥体外系症状极其少见。目前一般认为,氟哌利多静注或硬膜外给药后出现锥体外系反应主要与剂量呈正相关。Domino等认为氟哌利多>4 mg/d 较易出现此不良反应。Song 在 120 例实验对象中静注氟哌利多0.065 mg,仅有 3 例发生了神经体征,与对照组比较无统计学意义。Fukushima 等在 145 例ASA Ⅰ-Ⅱ级硬膜外镇痛患者中,分别单次硬膜外腔注入氟哌利多 2.5 mg(50 例),持续硬膜外腔输注氟哌利多 10 mg/48 h(46 例)与对照组比较,无任何不良反应出现。Shiniada 等认为,硬膜外腔给予氟哌利多<2.5 mg/d 是安全的,报告的 3 例锥体外系反应,氟哌利多硬膜外给药量分别为 6 mg、8.5 mg、5 mg/d。并分别发生在硬膜外腔给药后的 15 h、20 h 和24 h。因此须注意延迟性锥体外系反应。一旦出现氟哌利多引起的锥体外系反应通过静注或肌注苯二氮䓬类药物即能有效加以控制。

2. 氟哌利多所致 Q-T 间期延长　静注氟哌利多所致 Q-T 间期延长和严重心律失常是目前对氟哌利多不良反应关注的焦点。20 世纪 60 年代开始有报道精神抑制药易致意外心搏骤停事件。2001 年 12 月,美国 FDA 针对静注氟哌利多后出现的心搏骤停事件,并认为小剂量氟哌利多也可能因 Q-T 间期延长致心脏意外事件而提出"黑匣子"警告。近来有学者对此提出质疑,认为在 30 多年的临床应用和临床研究已经表明,并且在所有生产氟哌利多的地方正规出版的专业刊物中,没有发现静注小剂量氟哌利多预防 PONV 有 Q-T间期延长和心脏意外事件的报道。许多麻醉专家都认同这个观点。Phillip 认为,氟哌利多引起严重心脏意外事件,大多发生在应用大剂量(25~250 mg)控制精神疾病后。FDA 依据9 例小剂量氟哌利多(7 例 2.5 mg、2 例 1 mg)静注后出现的心脏意外事件而提出警告,不仅缺乏可信的详细资料,而且不能确定这些心脏意外事件与静注小剂量氟哌利多有肯定的因果关系。一般认为,在具有尖端扭转型室性心动过速倾向、多源性室性心律失常患者中应用易致心脏意外事件。静注氟哌利多后 Q-T 间期延长致心脏危险与个体易感性有关,如原发性 Q-T 间期延长综合征、心衰、心动过缓、电解质失衡、药物过量、忧郁、老龄、肝肾损害、低代谢状态等。Q-T 间期是心室从除极到复极的时间,当心率在 60~100 次/分时,Q-T间期的正常值为 360~440 ms,QTc 是心率校准后的 Q-T 间期值,如 QTc 大于500 ms,或用药后 QTc 比基础值提高 60 ms,可因阻滞心肌离子通道,而增加与剂量有关的心脏意外事件危险。Lischke 等分别静注氟哌利多 0.1 mg/kg,0.175 mg/kg,0.25 mg/kg,其 QTc 分别比基础延长 37 ms,44 ms,59 ms。Lawrence 等在复习 1966~1996 年文献后指出,氟哌利多引起心脏意外事件数量极低,机制不清,推测可能系心室复极化异常。应检测血清 Mg^{2+}, K^+,以及基础 QTc,对 QTc 超过 440 ms 的患者,给药后可能发生 QTc 延长所致心脏意外事件发生。值得指出美国 FDA 批准的 5-HT$_3$ 拮抗药也有 Q-T 间期延长和发生心脏意外事件的潜在危险。在应用止吐药时均需加强心电监测。

3. 血流动力学改变　氟哌利多具有 α-肾上腺素能受体拮抗作用并直接松弛平滑肌。静注后出现与给药剂量、浓度和速度相关的动脉收缩压降低和代偿性心率增快。静注速度太快或剂量偏大更易发生低血压。但低温麻醉时,静注给药可预防低温时全身外周血管阻力增加。Naumenko 报道,静注氟哌利多 2.5 mg,老年人减量缓慢静注,可以维持良好的心功能和心指数。在某些特殊疾病如嗜铬细胞瘤切除术中,静注氟哌利多可能出现高血压反应。原因可能与氟哌利多抑制交感神经末梢内去甲肾上腺素吸收有关。扩容治疗对于静注氟哌利多后因血管扩张致低血压有治疗作用。

氟哌利多的镇静镇吐,尤其是对 PONV 的预防作用效果肯定。其锥体外系反应和Q-T间期延长等相关不良反应均与剂量有关。小剂量静注或硬膜外给药是可取的。Tang 等经荟萃分析指出,各种不同剂量的氟哌利多严重不良反应的发生率不超过 0.06%。作者建议,静注氟哌利多剂量为 1.25～2.5 mg,术后患者自控硬膜外镇痛剂量为<2.5 mg/d。应避免在Q-T间期延长的患者中使用,在老年、危重患者和儿童中必须减量应用并加强心电监护。

（林思芳）

参 考 文 献

1　Ishiwata K，Oda K，Sakata M，et al. A feasibility study of [11C]SA4503-PET for evaluating sigmal receptor occupancy by neuroleptics：the binding of haloperidol to sigma1 and dopamine D2-like receptors. *Ann Nucl Med*，2006，20(8)：569－573.

2　Andrezina R，Marcus RN，Oren DA，et al. Intramuscular aripiprazole or haloperidol and transition to oral therapy in patients with agitation associated with schizophrenia：sub-analysis of a double-blind study. *Curr Med Res Opin*，2006，22(11)：2209－2219.

3　Bebarova M，Matejovic P，Pasek M，et al. Effect of haloperidol on transient outward potassium current in rat ventricular myocytes. *Eur J Pharmacol*，2006，21；550(1－3)：15－23.

4　Chan MT，Choi KC，Gin T，et al. The additive interactions between ondansetron and droperidol for preventing postoperative nausea and vomiting. *Anesth Analg*，2006，103(5)：1155－1162.

5　Yimcharoen P，Fogel EL，Kovacs RJ，et al. Droperidol，when used for sedation during ERCP，may prolong the QT interval. *Gastrointest Endosc*，2006，63(7)：979－985.

6　Leslie JB，Gan TJ. Meta-analysis of the safety of 5-HT$_3$ antagonists with dexamethasone or droperidol for prevention of PONV. *Ann pharmacother*，2006，40(5)：856－872.

7　Sosis MB. Droperidol has been reported to cause serious arrhythmias. *Anesthesiology*，2006，104(2)：386.

8　White PF，Abrao J. Drug-induced prolongation of the QT interval：what's the point? *Anesthesiology*. 2006，104(2)：386－387.

9　沈伯雄,杭燕南. 氟哌利多的药理作用、不良反应及临床评价. 国外医学麻醉学与复苏分册,2005.26(6)：352－354.

第 8 章　其他镇静催眠药

其他具有镇静催眠作用的药物分别是：① 醇类（alcohols）：如乙醇、乙氯维诺、甲戊炔醇（methylpentynol）等；② 氨基甲酸酯类（carbamates）或丙二醇类（propanediols）：如甲丙氨酯、炔己蚁胺等；③ 醛类：水合氯醛、丁基氯醛等；④ 环乙醚（pyclic ether）：副醛；⑤ 哌啶二酮类（piperidine-diones）：格鲁米特、甲乙哌酮；⑥ 喹唑酮类（quinazolinone）：甲喹酮（methaqualone）；⑦ 酰脲类：溴米索伐（bromisoval）等；⑧ 溴化物；⑨ 其他。

这些药物还有抗惊厥、解痉、局部麻醉和弱的抗组胺作用。除甲丙氨酯外，它们的药理作用与巴比妥类相似：均为非选择性中枢抑制剂；有催眠但无镇痛作用；催眠剂量比苯二氮䓬类和巴比妥类大；对睡眠时相的影响与巴比妥相似；治疗指数小，急性中毒（呼吸抑制和低血压）也酷似巴比妥类药物中毒；连续给药可产生耐受和身体依赖性，长期用药可产生严重综合征，甚至危及生命。因此，临床使用已明显减少，仅供查阅参考。

第一节　醇　　类

一、乙氯维诺（ethchlorvynol）

又名乙氯戊烯炔醇，乙氯炔醇，氯乙烯戊炔醇等（placidyl，arvynol）。化学名为 1-氯-3-乙基-1 戊基-4 炔-3-醇，分子式 C_7H_9ClO，分子量 144.60。无色至黄色液体，遇光或空气变暗，有独特辛辣味。不溶于水，易溶于多数有机溶剂。

（一）药代动力学

口服迅速从胃肠道吸收，体内分布广泛，按二室模型分布，其分布半衰期为 1～3 h，消除半衰期为 10～12 h。因此药物作用维持时间较短，睡前服用次晨可有早醒。90% 在肝脏代谢失活，代谢产物及 10% 的原形随尿排出。

（二）药理及临床

镇静催眠作用与巴比妥相似，但较弱，且对快波睡眠几无影响。此外还有抗惊厥和肌松作用。临床主要用于镇静和催眠。

（三）剂量和用法

乙氯维诺胶囊规格：100 mg/粒，250 mg/粒，500 mg/粒。

口服：催眠：成人 500～750 mg，最大 1000 mg，睡前服；镇静：一次 100～200 mg，一日 2～3 次。

（四）不良反应

最常见的不良反应为薄荷样余味(mintlike aftertaste)、头晕、恶心、呕吐、低血压和面部麻木及宿醉现象。偶有深睡眠、肌无力和晕厥。特异质反应程度不一，轻者稍有兴奋，重者明显兴奋乃至歇斯底里。过敏反应包括荨麻疹，偶见胆汁淤积型黄疸。血小板减少症少见，但有时可致命。乙氯维诺急性中毒症状与巴比妥类中毒类似，但呼吸抑制更严重，并有心动过缓。长期使用可产生耐受性及乙醇-巴比妥样身体依赖性。本品可增加其他药物（如口服抗凝剂）肝脏代谢。有间歇性血卟啉症患者禁用。

二、甲戊炔醇（methylpentynol）

又名己炔叔醇，meparafynol，methylparafynol，allotropal，oblivon。化学名为乙基乙炔基甲醇，分子式 $C_6H_{10}O$，分子量 98.14。无色或淡黄色液体，溶于水，与乙醇、乙醚和氯仿相混溶。

本品几乎完全被代谢，除从尿中排泄外，也可从乳汁中分泌。可通过胎盘屏障，故孕妇及哺乳期妇女忌用。临床用于睡眠、镇静。不良反应有胃部不适，反复用药可引起肝和皮肤的中毒反应。大剂量产生类似酒精的作用。

甲戊炔醇胶囊　规格：100 mg/粒，250 mg/粒，500 mg/粒。

口服：催眠：成人 500～1000 mg，儿童 6 mg/kg，睡前服。

镇静：一次 250～500 mg，一日 2～3 次。

第二节　氨基甲酸酯类（丙二醇类）

一、甲丙氨酯（meprobamate）

甲丙氨酯是 1955 年作为抗焦虑药推出的，至今美国 FDA 仍批准这一用途。但临床研究表明，它的抗焦虑作用并不具有选择性，但同时有镇静催眠作用。

甲丙氨酯又名氨甲丙二酯，安宁，眠尔通，氨基甲酸酯，安乐神，miltown，meprobam，meprotanum，meprate，milonorm。化学名为 2-甲基-2-丙基-1,3-丙二醇二氨基甲酸酯。分子式 $C_9H_{18}N_2O_4$，分子量 218.25。

白色粉末,几无臭,味微苦,熔点 103～107℃。极易溶于乙醇、丙酮或氯仿中,略溶于乙醚,微溶于水。水溶液呈中性,在弱酸或弱碱中均稳定。

（一）药理作用

有抗焦虑、镇静、催眠、抗惊厥和中枢性肌松作用,其镇静催眠作用介于巴比妥与地西泮之间。在许多方面作用与 BDZs 类似;在不引起镇静的剂量下产生抗焦虑作用;尽管广泛抑制中枢神经系统,但不产生镇痛。对骨骼肌疼痛患者,似有轻度的镇痛作用,并可增强镇痛药的镇痛效果。这可能是因为本品能抑制脊髓多突触反射,使肌肉松弛的结果。与BDZs 不同的是,本品过量会引起严重的甚至是致命的呼吸抑制、低血压、休克和心力衰竭。其催眠作用与苯巴比妥相似,但时间较短。抗焦虑作用较地西泮和利眠宁弱。抗惊厥作用很弱,无应用价值。常用剂量对植物神经无明显影响。对锥体外系反应有抑制作用。

抑制中枢神经元之间的冲动传导,主要作用于丘脑,阻滞丘脑与脑皮质间的冲动传导,并抑制下丘脑和边缘系统乳头体的电位。对睡眠时相的作用特点是:缩短慢波睡眠 1 期,延长 2 期,不影响 3、4 期,快波睡眠相也延长。

口服易从胃肠道吸收,30 min 起效,1～2 h 血药浓度达峰值,体内分布均匀,10% 以原形排出。90% 在肝内代谢为羟基衍生物,或与葡萄糖醛酸结合后由尿排出,此药排泄较快,口服后 30 min 于尿中可检出。血浆半衰期 6～17 h,平均为 10 h。

药理效应与毒性反应及血药浓度密切相关。治疗血浓度为 0.5～2 mg/dL;血中浓度 3～10 mg/dL 时通常与轻到中度的中毒症状一致,即昏睡或轻度昏迷;10～20 mg/dL 时患者呈较深昏迷状态,甚至发生死亡;血浓度超过 20 mg/dL 时死亡率更高,少有生还者。

口服或在胃内形成含有未溶解的甲丙氨酯片的胃石(bezoar),这是本品中毒的一个重要原因,治疗时应行内窥镜检查,取出胃石。

（二）适应证

主要用于抗焦虑和镇静,如神经官能症、精神紧张性头痛,也可用于失眠和破伤风所致的肌肉紧张状态。对癫痫小发作亦有效,但对大发作及精神分裂症无效。由于作用较弱,在临床麻醉中很少应用。

（三）剂量与用法

甲丙氨酯片　规格:200 mg/片,400 mg/片,甲丙氨酯粉针剂　规格:100 mg/支。

口服:抗焦虑、镇静:一次 200～400 mg,一日 3～4 次;催眠:一次 400～800 mg。睡前服,儿童(6～12 岁),一次 100～200 mg,一日 2～3 次。

肌注/静注:抗惊厥,一次 400 mg,每隔 4～6 h 一次。

（四）不良反应及注意事项

1. 本品不良反应与氯氮䓬类相似,主要是嗜睡和共济失调,其他可有头痛、眩晕、呕吐及低血压、心动过速等症状,偶有过敏反应。过量中毒时,低血压为常见症状。

2. 服用本品期间不宜驾驶车辆、操作机器或进行高空作业。

3. 长期服用可产生乙醇巴比妥样依赖性,突然停药可产生失眠、呕吐、肌震颤及抽搐、共济失调和精神障碍等戒断症状。

4. 本品在乳汁中的含量高(为血液中浓度的 4 倍),故哺乳期妇女禁用。

5. 乙醇、三环类抗抑郁药和单胺氧化酶抑制均可增强本品的中枢抑制作用或毒性,不可合用;与口服避孕药、苯妥英、皮质类固醇、吩噻嗪类药等合用可增强这类药物的作用。

6. 中毒解救　中毒时常危及生命,应及时救治。解救措施包括对症和支持治疗。可洗胃,清除残余药物和胃石;输液并用速尿促进药物排泄;血液透析清除体内药物,如用离子交换树脂 Amberlite×AD₄ 血液灌注,效果更好。值得注意的是,有的患者在血压回升和意识障碍恢复后,经 12 h 的清醒期可再次出现昏迷等中毒症状。故本品中毒者经抢救症状好转后,仍应继续进行 2～3 d 的治疗和观察,以防再次出现中毒症状。

二、氨甲酸甲戊炔醇(methylpentynol carbamate)

又名甲戊炔醇氨基甲酯,mepentamate。分子式 $C_7H_{11}NO_2$,分子量为 141.2。

(一)药理和临床

与短效巴比妥类药物相似,具有镇静催眠作用,服药后在体内很快代谢。临床用于催眠和一般小手术或产前的镇静,也可用于紧张和焦虑状态。不良反应主要是胃肠道不适,后遗作用较轻。大剂量可产生类似酒精中毒样反应,可持续数天,处理与苯巴比妥中毒相同。长期服用可产生乙醇-巴比妥样依赖。

(二)用法用量

口服　催眠:一次 200～400 mg,睡前服;术前镇静和抗焦虑:成人,一次 200～250 mg,儿童一次 40 mg/kg;镇静:一次 200 mg,一日 3 次。

三、炔己蚁胺(ethinamate)

又名瓦尔米,凡眠特,炔己胺酯,valamin,valmid。化学名为 1-乙炔基环乙醇氨基甲酸酯,分子式 $C_9H_{13}NO_2$,分子量为 167.21。

白色或无色粉末,味微苦,熔点 94～98℃。易溶于醇、氯仿和乙醚,略溶于水(1∶400)。其饱和水溶液 pH 值为 6.5。

(一)药理和临床

口服迅速从胃肠道吸收,分布于全身各组织器官。服药后 20 min 起效,持续约 4 h。在体内(包括肝脏)进行羟化代谢,其中部分再与葡萄糖醛酸结合。代谢产物及少量原形随尿排出。半衰期短,约为 2 h。

药理作用类似短效巴比妥,催眠剂量对心血管和呼吸系统无明显影响。临床用于催眠,尤其适用于入睡困难、肝功能不全或对巴比妥类药物过敏的失眠患者,但效果不如 BDZ 类药物。

(二)用法用量

炔己蚁胺片规格:500 mg/片;炔己蚁胺胶囊规格:500 mg/粒。

口服　催眠:500～1000 mg,睡前服,如夜间屡醒,可加服 500 mg。最大剂量 2 g。

(三)不良反应

1. 可有胃肠道不适、皮疹等不良反应,特异质反应包括兴奋、血小板减少和发热。过量可抑制呼吸、循环中枢、使血压过低,心动过缓,甚至危及生命。处理同苯巴比妥,腹腔或血液透析疗效较好。故本品剂量不宜过大。

2. 服用本品可引起倦睡,应避免驾车和高空作业等非安全性操作。

3. 易产生耐受性和身体依赖性,故用药一般不超过 1 周。

4. 与其他中枢抑制药有协同作用。

5. 儿童、孕妇和哺乳期妇女禁用本品。

四、己丙氨酯(hexapropymate)

又名炔丙环己酯,丙炔蚁胺,丙炔瓦尔米,propinylcyclohexanol carbamate,merinax。化学名为 1-(α-丙炔基)环己醇氨基甲酸酯,分子式 $C_{10}H_{15}NO_2$,分子量 181.23。微异臭,溶于乙醇、甘油、丙二醇,熔点 99℃。药理作用与炔己蚁胺类似,有镇静、催眠作用。催眠起效快、维持时间较长。

己丙氨酯片规格:100 mg/片,400 mg/片;己丙氨酯栓规格:300 mg/枚。

口服　镇静:一次 100～200 mg,一日 3 次;催眠:一次 400 mg,睡前服。

直肠给药　催眠:300 mg,睡前 1 h 用。

第三节　醛　类

一、水合氯醛(chloral hydrate)

又名水化氯醛,含水氯醛,水合三氯乙醛,chloralhydrat,chloradorm,chlorali hydras,ansopal。是三氯乙醛的水合物,化学名 2,2,2-三氯-1,1-乙二醇,2,2,2-trichloro-1,1-ethanediol,分子式 $C_2H_3Cl_3O_2$,分子量 165.40。为白色或无色透明棱柱状结晶,有刺激性特臭,味微苦而辛辣,在空气中易潮解并逐渐挥发,熔点 55℃。极易溶于水,易溶于乙醇、氯仿或乙醚,10% 水溶液 pH3.5～4.4。水溶液久贮或遇碱性则分解。应置于阴凉避光处密闭保存。

（一）药理作用

水合氯醛是第一个人工合成的催眠药,已有 160 余年历史。是有效的长时间作用醛类催眠药,并有镇静、抗惊厥和中枢神经抑制作用。其特点是催眠作用强,催眠剂量 30 min 内即可诱导入睡,作用温和,催眠机制可能与巴比妥类相似,主要是抑制脑干网状结构上行激活系统,引起近似生理性睡眠,不缩短 REMS 睡眠时间,对快波睡眠及其与慢波睡眠之间的平衡均无显著影响。无明显后遗作用,醒后无头晕、乏力等后作用,且不致引起蓄积中毒。此药小剂量(0.25 g)产生镇静;中等剂量(0.5~1 g)引起睡眠;较大剂量有抗惊厥作用,可用于小儿高热、破伤风及子痫引起的惊厥;大剂量可引起昏迷和麻醉。抑制延髓呼吸及血管运动中枢,导致死亡。曾作为基础麻醉的辅助用药,现已极少应用。

临床治疗剂量对呼吸及循环无明显影响,剂量过大可抑制心肌收缩力、缩短心肌不应期、抑制呼吸中枢及血管运动中枢,出现呼吸抑制及血压下降。

此药有诱导肝药酶的作用,能促进抗凝药等的代谢,可使药效减低,作用时间缩短。

此药对胃肠道黏膜有较强刺激作用,口服常用其 10% 稀释液,并加矫味剂和胶浆剂,以减低刺激性和辛辣味。

（二）药代动力学

消化道或直肠给药均能迅速吸收,可广泛分布于全身各组织。口服 10~15 min 起效,1 h 达高峰,维持 6~8 h。70% 与血浆蛋白结合,消除半衰期 7~10 h。脂溶性高,易通过血脑屏障进入中枢,也可通过胎盘进入胎儿。主要在肝脏和肾脏内转化,有两条途径,一是在肝脏乙醇脱氢酶作用下迅速还原为三氯乙醇,一是氧化为三氯乙酸。三氯乙醇的中枢神经抑制作用更强,蛋白结合率为 35%~40%,其血浆半衰期为 8 h,三氯乙醇进一步与葡萄糖醛酸结合后由尿排出,无滞后作用与蓄积性;三氯乙酸则直接从肾排出,但较慢。

水合氯醛长期服用可产生耐药性,亦可成瘾,与镇静药、抗精神病药及抗组胺药合用可互相增强对中枢的抑制作用。服药期间饮酒可产生中枢严重抑制。

（三）适应证

1. 治疗失眠,适用于入睡困难的患者,尤其是顽固性失眠患者。催眠作用强而持久,后遗作用较轻。催眠多用口服,成人 0.5~1.5 g/次,小儿每次 10~15 mg/kg。作为催眠药,短期应用有效,连续服用超过两周则无效。

2. 麻醉前、手术前和睡眠脑电图检查前用药,可镇静和解除焦虑,使相应的处理过程比较安全和平稳。成人 1~2 g,小儿 40 mg/kg。

3. 抗惊厥,用于癫痫持续状态的治疗,也可用于小儿高热、破伤风及子痫、中枢兴奋药中毒等引起的惊厥。抗惊厥多用灌肠,成人 1.5 g/次,小儿每次 40 mg/kg。

（四）禁忌证

肝、肾、心脏功能严重障碍者及孕妇禁用。间歇性血卟啉病患者禁用。

（五）剂量与用法

1. 成人常用量

（1）催眠：口服或灌肠 0.5～1.0 g，睡前一次，口服宜配制成 10% 的溶液或胶浆使用，灌肠宜将 10% 的溶液再稀释 1～2 倍灌入。

（2）镇静：一次 0.25 g，一日 3 次，饭后服用。

（3）用于癫痫持续状态，常用 10% 溶液 20～30 ml，稀释 1～2 倍后一次灌入，方可见效。最大限量一次 2 g。

2. 小儿常用量

（1）催眠：一次按体重 50 mg/kg 或按体表面积 1.5 g/m²，睡前服用，一次最大限量为 1 g；也可按体重 16.7 mg/kg 或按体表面积 500 mg/m²，每日 3 次。

（2）镇静：一次按体重 8 mg/kg 或按体表面积 250 mg/m²，最大限量为 500 mg，每日 3 次，饭后服用。

（3）灌肠：每次按体重 25 mg/kg。极量每次为 1 g。

（六）不良反应

1. 对胃黏膜有刺激，易引起恶心、呕吐。尤其在药物没有充分稀释或空腹服用时更易产生这些症状。故胃肠炎或消化性溃疡者禁用。

2. 大剂量能抑制心肌收缩力，缩短心肌不应期，并抑制延髓的呼吸及血管运动中枢。

3. 治疗量可有头痛、兴奋、共济失调，噩梦和过敏反应等；也可有宿醉现象，但比大多数巴比妥及某些苯二氮䓬类少见；罕见有特异质反应，表现为定向障碍、言语紊乱及类偏执狂行为。

4. 对肝、肾有损害作用。

5. 偶有发生过敏性皮疹，荨麻疹。

6. 可从乳汁中分泌，哺乳期妇女禁用。

7. 乙醇及其他中枢抑制药、可乐定、硫酸镁、三环类抗抑郁药、单胺氧化酶抑制剂可增强本品的作用与毒性，故服药期间应禁酒，与这些药物合用时应减量；与抗凝药合用，抗凝效应减弱，应定期测定凝血酶原时间。

8. 为肝药酶诱导剂，配伍用药时应注意。

9. 长期服用，可产生依赖性及耐受性，突然停药可引起神经质、幻觉、烦躁、异常兴奋、谵妄、震颤等严重撤药综合征，如不治疗，死亡率甚高。

10. 药物过量：可产生持续的精神错乱、吞咽困难、严重嗜睡、体温低、顽固性恶心、呕吐、胃痛、癫痫发作、呼吸短促或困难、心率过慢、心律失常、严重乏力，并可能有肝肾功能损害。4～5 g 可引起急性中毒。致死量为 10 g 左右。中毒抢救：维持呼吸和循环功能。急救措施同苯巴妥，给予石蜡油缓解胃肠刺激，利多卡因控制心律失常，利尿及血透促进药物排出。必要时行人工呼吸,气管切开。在因水合氯醛过量中毒的患者,用氟马西尼可改善清醒程度、扩瞳、恢复呼吸频率和血压。

（七）注意事项

1. 刺激性强,应用时必须稀释用之。胃炎及溃疡患者不宜口服,直肠炎和结肠炎的患者不宜灌肠给药。

2. 常用量无毒性,但大剂量可引起心肝肾损害、呼吸抑制。

3. 因对它的敏感性个体差异较大,剂量上应注意个体化。

4. 长期服用有成瘾性与耐受性。

（八）药物相互作用

1. 与中枢神经抑制药、中枢抑制性抗高血压药(如可乐定、硫酸镁、单胺氧化酶抑制药、三环类抗抑郁药)合用时,可使水合氯醛的中枢性抑制作用更明显。

2. 与抗凝血药同用时,抗凝效应减弱,应定期测定凝血酶原时间,以决定抗凝血药用量。

3. 服用水合氯醛后静注呋塞米注射液,可导致出汗、烘热(hotflashes)、血压升高。

二、氯醛甜菜碱（chloral betaine）

又名氯醛甜碱,甜菜碱氯醛,cloral betaine,beta-chlor。为水合氯醛和甜菜碱生成的加合物,分子式 $C_7H_{14}Cl_3NO_4$,分子量 282.57。

白色或类白色结晶性粉末,味苦,略有辛辣气味,熔点 124℃（分解）,溶于水和乙醇,不溶于氯仿和乙醚。

（一）药理和临床

本品 1.74 g 相当于水合氯醛 1 g。口服后迅速在胃肠道内水解为水合氯醛和甜菜碱,30～60 min 起效,维持 6～8 h。其药理作用、用途及不良反应与水合氯醛类似。无水合氯醛的特殊臭味和辛辣味,故对胃肠道的刺激较弱,但可有肠胃充气、欣快感和成瘾性,也可有后遗作用。

（二）用法用量

氯醛甜菜碱片规格:870 mg/片（一片相当于水合氯醛 500 mg）。

口服　催眠:0.87～1.74 g,最高可达 3.5 g,睡前服;镇静:一次 870 mg,一日 2～3 次。

三、三氯福司（triclofos）

又名氯乙磷脂,磷酸氯乙酯,三氯乙磷酸;其钠盐三氯福司钠,triclofos sodium,又名三氯乙磷酸钠,三氯磷脂钠,tricloryl,triclos。化学名为 2,2,2-三氯乙醇磷酸二氢酯,分子式 $C_2H_4Cl_3O_4P$,其钠盐分子式 $C_2H_3ClNaO_4P$,两者分子量分别为 229.38 和 251.37。

本品从苯中结晶,熔点 120~121℃。其单钠盐为白色吸湿性粉末,味微苦,易溶于水,微溶于乙醇,极微溶于乙醚。

(一)药理和临床

本品在体内被磷酸酶水解成三氯乙醇而起作用,故药理作用和用途与水合氯醛相似,具有镇静、催眠作用。服药后 15~30 min 起效。1g 相当于水合氯醛 600 mg。

不良反应与水合氯醛类似,因无特殊气味与辛辣味,对皮肤、胃黏膜刺激较轻,偶有胃部不适、头痛、呕吐等症状,注意事项同水合氯醛。尿糖检查呈假阳性。本品不能与重金属盐、钙、镁、生物碱配伍。急性间歇性血卟啉症患者禁用,心、肝、肾功能不全、呼吸抑制者慎用。

(二)用法用量

三氯福司片规格:500 mg/片;三氯福司钠片规格:500 mg/片;三氯福司糖浆;规格:100 mg/mL/瓶。

口服 镇静:一次 500 mg,一日 1~2 次;催眠:一次 1 g,必要时一次 1.5~2 g,或 10~20 mL,睡前服。

五、氯醛比林(dichloralphenazone)

又名二氯醛比林,二氯醛安替比林,氯醛非那宗,dichloralantipyrine,chloral hydrate-antipyrine,chloralol。化学名为 1,2 -二氢- 1,5 -二甲基- 2 -苯基- 3H -吡唑- 3 -酮与 2,2,2 -三氯- 1,1 -乙二醇的复合物(1∶2),分子式为 $C_{15}H_{18}N_2O_5$,分子量 519.07。白色结晶性粉末,熔点 68℃。溶于乙醇(1∶1)、氯仿(1∶2)、水(1∶7)和稀酸。遇稀碱分解。在水和乙醇中分解成水合氯醛和安替比林。

服用后离解成水合氯醛和安替比林,因此同时具有这两药的作用,除镇静、催眠外,尚有较弱的解热镇痛作用。不良反应见安替比林和水合氯醛,但没有后者引起的胃刺激。

氯醛比林片规格:650 mg/片。

口服 镇静:一次 650 mg,一日 2~3 次;催眠:一次 0.65~1.95 g,睡前服。

六、氯醛酰胺(chloralformamide)

又名氯醛甲酰胺,chloramide,chloralamide,分子式为 $C_3H_4Cl_3NO_2$,分子量为 192.4。

药理作用于水合氯醛类似,但较弱,起效慢,临床用于催眠:一次 1~3 g,睡前口服。对胃刺激性较小。

七、戊氧氯醛(penthrichloral)

又名羟环氯醛,季戊四醇环缩氯醛,clorased。化学名 2 -(三氯甲基)- 1,3 -二氧六环-

5,5-二甲醇,分子式为 $C_7H_{11}Cl_3O_4$,分子量为 265.52,熔点 183～185 ℃。

药理作用于水合氯醛相似,有镇静、催眠作用,但对胃黏膜刺激性较小。临床用于催眠,一次 0.5～1.0 g,睡前口服。

八、丁基氯醛(butylchloral hydrate)

又名水合丁氯醛,croton-chloral hydrate。化学名为 2,2,3-三氯-1,1-丁二醇,分子式 $C_4H_7Cl_3O_2$,分子量 193.47。灰白色片状结晶,味苦,有刺鼻而无辛辣味,熔点 78℃,易溶于乙醇(形成醇化物)乙醚、氯仿和水。

本品药理作用、用途及不良反应与水合氯醛相似。不能与碱性物质或生物碱类配伍。临床用于催眠;一次 0.3～1.2 g,临睡口服。目前已较少使用。

九、N-乙酰甘氨酰胺-水合氯醛(acetylglycinamide-chloral hydrate)

又名氯醛联酰胺,ansopal,AGAC,somnifral,为水合氯醛(占 60%)与 N-乙酰甘氨酰胺复合物。分子式 $C_6H_{11}Cl_3N_2O_4$,分子量 281.5。

本品作用、用途同水合氯醛。临床用于催眠;一次 1.7 g(相当于水合氯醛 1 g),睡前口服;也可用于镇静。

十、氯醛己醇(chloralodol)

又名氯己醇,氯醛缩己醇,chlorhexadol,mechloral,mecoral,lora,化学名为 2-甲基-4-(2,2,2-三氯-1-羟乙氧基)-2-戊醇,分子式 $C_8H_{15}Cl_3O_3$,分子式 265.56。

本品为无色结晶或白色结晶性粉末,有水合氯醛臭,味苦,熔点 102～104℃。易溶于乙醇、氯仿和乙醚,在水中水解放出水合氯醛。故其药理作用、用途、不良反应等均与水合氯醛相似。催眠:一次 0.8～1.2 g,睡前口服;镇静:一次 400 mg,一日 2 次(早晨、中午各 1 次)。

第四节　环　乙　醚

副醛(paraldehyde)又名三聚乙醛,聚醋醛,聚乙醛,paracetaldehyde,paral。化学名为 2,4,6-三甲基-1,3,5-三噁烷,分子式 $C_6H_{12}O_3$,分子量 132.16。为无色透明液体,有强烈的特殊气体,刺激黏膜。熔点低于 11℃,沸点 120～126℃。可溶于水,与乙醇、氯仿、乙醚、液体石蜡或植物油互溶。在空气中缓慢氧化成乙酸。

(一)药理与临床

药理作用与水合氯醛相似,口服 10～15 min 即可入睡,维持 4～8 h。因呼气中带有异味,故一般不做镇静、催眠用,只限于戒断症状(尤其是谵妄)和其他以兴奋为主的精神病状态的治疗。临床主要用于破伤风、子痫、癫痫持续状态、中枢兴奋药中毒等引起的惊厥。大剂量直肠给药可用作基础麻醉。

(二)药代动力学

口服、灌肠或肌内注射均迅速吸收,并广泛分布于全身各组织。约 $70\% \sim 80\%$ 在肝脏经解聚转化为乙醛,接着被氧化成乙酸,乙酸最终分解为 CO_2 和 H_2O。其余大部分由呼吸道排出并带有强烈的大蒜气味,仅少量从尿排出。可通过胎盘屏障。

(三)不良反应

1. 本品对喉和胃黏膜有刺激性,可有恶心、呕吐,因此不宜用于有胃肠炎、哮喘及其他肺病的患者。同时,口服、灌肠给药必须稀释以减少对胃肠道的刺激。

2. 肌注可引起疼痛、无菌性脓肿和神经损伤,故在同一部位不宜超过 5 mL;静注极危险,可引起肺水肿、出血、血栓性静脉炎、心脏扩张、呼吸抑制。因此,除非急诊所需,一般不用静注给药。

3. 过量可引起酸中毒、出血性胃炎以及由中毒性肝炎和肾炎引起的肝、肾脂肪变,中毒处理同苯巴比妥。

4. 禁用于胃溃疡、溃疡性结肠炎、呼吸道和肺部疾患以及肝功能不全患者。长期使用可产生乙醇-巴比妥样身体依赖性,尤其是嗜酒。

5. 如贮存过久,可分解产生毒性。目前临床少用。

(四)用法用量

口服　抗惊厥或催眠:一次 5～10 ml,放入牛奶或果汁中饮用;控制谵妄:一次 10～35 ml。

灌肠　抗惊厥或催眠:一次 5～10 ml;基础麻醉:一次 10～20 ml,用温开水或植物油稀释至 30～50 ml。

肌内注射　抗惊厥、催眠:成人一次 2～5 ml,儿童一次 0.1～0.15 ml/kg,臀部深处注射。

静脉注射　一次 1～2 ml,仅急诊时使用,用生理盐水稀释。

第五节　哌啶二酮类

一、格鲁米特(glutethimide)

又名导眠能,苯乙哌啶酮,多睡丹,道力顿,多利丹,新安宁,doriden,dorimide 等。化学名为(消旋)-3-乙基-3-苯基-2,6-哌啶二酮,分子式 $C_{13}H_{15}NO_2$,分子量 217.27。

白色结晶性粉末,熔点 88℃,饱和溶液呈弱酸性。极易溶于乙酸乙酯、丙酮、乙醚、氯仿。可溶于乙醇、甲醇,几乎不溶于水。

（一）药代动力学

口服吸收不规则,因脂溶性较高,能迅速透过血脑屏障进入中枢,按二室模型分布。吸收入血的药物约 50% 与血浆蛋白结合,95% 以上在肝脏羟化代谢,代谢物及少量原形药物由肾脏排泄。反复用药或中毒时,其活性代谢产物（包括 4 -羟格鲁米特）可在体内蓄积。一部分药物随胆汁排泄,并可再吸收,形成肠肝循环。此外,药物还可通过胎盘,可从乳汁中分泌。

（二）药理与临床

药理作用与巴比妥类相似,具有镇静、催眠、抗惊厥等作用。用药后 30 min 产生催眠作用,其强度为苯巴比妥的一半。此外,本品还有明显的抗胆碱和弱的镇吐作用,可用于防止晕动病。临床主要用于镇静、催眠和麻醉前给药。尤其对夜间易醒,焦虑、烦躁引起的失眠效果较好,可替代巴比妥药物或相互交替使用。

（三）不良反应

治疗量可出现兴奋、宿醉、视力模糊、头痛、恶心、胃部不适等症状,少有皮疹,包括剥脱性皮炎,偶见血小板、白细胞减少,再生障碍性贫血,出现异常出血,瘀斑。本品的抗胆碱作用可引起口干、肠梗阻、膀胱弛缓以及长时间的瞳孔散大和高热。

本品长期用药可导致精神淡漠或错乱、言语不清、行走不稳、记忆力减退。有时可出现反常兴奋。缩短快波睡眠时相,久用停药可出现反跳现象。此外,久用可产生耐受性和身体依赖性,突然停药可产生戒断症状,包括恶心、呕吐、腹绞痛、发热、出汗、心动过速、精神紊乱、幻觉、多梦、入睡困难,严重者可有谵妄和惊厥。

一次服用超过 5 g 可导致急性中毒,其症状类似巴比妥中毒,但呼吸抑制相对较轻,表现为昏迷,肌痉挛,抽搐,血压和体温下降,反射迟钝或消失,瞳孔扩大,心律异常缓慢,呼吸暂停。抢救措施包括：① 用蓖麻油与等量水混合洗胃,再灌入 50 ml 蓖麻油以阻止药物继续吸收；② 对症支持治疗：用升压药去甲肾上腺素和中枢兴奋药贝美格,并注意纠正酸中毒；③ 预防呼吸抑制和颅内高压：20 min 内快速静脉注射 20% 甘露醇,并在 4 h 内注射右旋糖酐 500 mL。

（四）注意事项

1. 消化道溃疡、幽门十二指肠梗阻、尿道梗阻、前列腺肥大、心律失常、青光眼以及严重肾功能损害者慎用,血卟啉症患者禁用。

2. 与酒精及其他中枢神经药、全麻药、可乐定、硫酸镁、单胺氧化酶抑制剂和三环类抗抑郁药合用可增强本品的中枢抑制作用,应减量使用。

3. 能诱导肝药酶,加速药物代谢,使香豆素等抗凝药的作用减弱,长期应用还可增强维生素 D 的代谢。

（五）用量和用法

格鲁米特片规格：250 mg/片；格鲁米特胶囊规格：250 mg/片。

口服

1. 催眠：一次 250～500 mg，睡前服。

2. 镇静：一次 250 mg，一日 3 次。

3. 麻醉前给药：麻醉前一晚服 250～500 mg，麻醉前 1 h 再给 500 mg。

二、甲乙哌酮（methyprylon）

又名甲乙哌啶酮，甲双乙酮、甲哌啶酮、甲普龙，脑了达，诺卢达，methypryl，noludar 等。化学名为 3,3-二乙基-5-甲基-2,4-哌啶二酮，分子式 $C_{10}H_{17}NO_2$，分子量为 183.25。

白色或近乎白色的结晶性粉末，熔点 76℃，溶于水（1：11）、乙醇（1：2）、氯仿（1：2）或乙醚（1：2）。

（一）药理与临床

哌啶酮类衍生物，其消旋体具有镇静、抗焦虑和催眠作用，对焦虑性神经病有较好的疗效，大剂量有抗惊厥和肌肉松弛作用。临床用于手术前镇静，消除精神紧张、焦虑等，以及入睡困难和不能耐受巴比妥了药物的失眠患者。

口服吸收完全，97% 在肝脏代谢，60% 的代谢物及少量原形药物从尿中排泄。服药后 15～30 min 起效，作用维持 5～8 h，$t_{1/2}$ 为 4 h，急性中毒可延长。

（二）不良反应

较轻且不常见，可有恶心、呕吐、腹泻、食管炎等消化道反应，也可有头痛、宿醉及皮疹。久用可产生耐受性和身体依赖性。急性中毒类似巴比妥药物中毒症状，但肺水肿、低血压和休克更为突出，昏迷可持续达 5 d。救治措施以对症支持治疗为主，同时可采取血液和腹腔透析，以清除体内残余药物。

与中枢抑制药有协同作用，因诱导肝药酶，可加速其他药物的代谢。血卟啉症患者慎用。

（三）用法和用量

口服

1. 催眠：成人，200～400 mg，睡前服，剂量应个体化；儿童（12 岁以上），有效剂量差别大，应强调个体化，以 50 mg 起始，必要时可增加剂量达 200 mg，12 岁以下儿童不用本品。

2. 术前镇静：一次 50～100 mg，一日 3～4 次。

三、吡乙二酮（pyrithyldione）

又名吡啶乙二酮，双乙酮，didropyridinium。化学名为 3,3-二乙基-2,4-(1H,3H)-吡啶二酮，分子式 $C_9H_{13}NO_2$，分子量 167.21。

有镇静、催眠作用。吡乙二酮片由两种规格：100 mg/片和 200 mg/片,临床用于催眠：200～400 mg,睡前服。

第六节　喹唑酮类

一、甲喹酮（methaqualone）

又名安眠酮,海米那,眠可欣,hyminal,dormilone,tuazolon,等。其盐酸即盐酸甲喹酮,methaqualone hydrochloride,又名 methasedil,tuazol 等。甲喹酮是喹唑酮的衍生物,化学名为 2 - 甲基 - 3 - 邻甲苯基 - 4 - 喹唑酮,分子式 $C_{16}H_{14}N_2O$,其盐酸盐分子式为 $C_{16}H_{14}N_2O \cdot HCl$,两者分子量分别为 250.30 和 286.75。

白色或类白色结晶粉末,熔点 114～117℃,溶于乙醇、氯仿和乙醚,难溶于水;盐酸盐为白色结晶性粉末,熔点 255～265℃,溶于乙醇,不溶于水。

（一）药代动力学

口服吸收完全,2 h 内吸收 99％以上,其盐酸盐吸收更快。吸收后 70％～90％与血浆蛋白结合,主要经肝脏代谢,代谢产物主要为 4 - 羟甲喹酮和 N - 氧化物,前者与葡萄糖醛酸结合,经肾脏排出,氧化物随胆汁排出后进行肠肝循环。口服后 10～20 min 显效,作用维持 6～8 h。$t_{1/2}$ 为 10～40 h。

（二）药理和临床

主要作用于大脑皮层,具有镇静、催眠作用。其催眠作用不仅快,而且强,其效力相当于苯巴比妥的 3～8 倍,格鲁米特的 3 倍。大剂量可抑制脊髓多突触通路,有抗惊厥、抗痉挛、局麻、镇咳和较弱的抗组胺作用,可加强可待因的镇痛作用。临床主要用于催眠、镇静,也可用于神经衰弱和麻醉前给药。

（三）不良反应

口干、恶心、呕吐、上腹不适、腹泻、头痛、不安及反应迟钝、短暂感觉异常。后遗作用较苯巴比妥轻。长期用药可引起持久性的外周神经病变,出现麻木无力。用量超过 2.4 g 可引起急性中毒,8 g 以上可致死。中毒症状有呕吐、惊厥、谵妄、心动过速、反射亢进、昏迷、心肺功能衰竭。中毒解救方法同巴比妥类药物。特异质患者可产生不安、焦虑、多梦、夜游。有致畸作用,孕妇慎用。肝功能不良或有精神病史者慎用。长期使用可产生乙醇-巴比妥样身体依赖性,出现海洛因样欣快感,突然停药可有谵妄、惊厥、震颤等戒断症状。目前临床较少使用。

（四）用法用量

口服　镇静:一次 100 mg,一日 3 次;催眠:100～300 mg,睡前服。

二、甲氯喹酮（mecloqualone）

为喹唑酮的衍生物，又名氯安眠酮，新安眠酮，nubirol。分子式 $C_{15}H_{11}ClN_2O$，分子量 270.72，化学结构与甲喹酮相似。本品药理作用与甲喹酮类似，临床可用于催眠：$200\sim$ 400 mg，睡前服。

第七节　酰　脲　类

一、卡溴脲（carbromal）

又名乙溴酰脲，乙基溴米那，二乙溴酰脲，阿达林，卡波麻，bromadal，adalin，化学名为 N-(2-溴-2-乙基丁酰)脲，分子式 $C_7H_{13}BrN_2O_2$，分子量 237.10。为白色微臭结晶性粉末，熔点 $116\sim119℃$，溶于热水、丙酮、醚及苯中，不溶于冷水。

药理作用及毒性均弱于巴比妥类，具有镇静和中度催眠作用。口服易吸收，30 min 左右起效，维持 $4\sim5$ h，排泄迅速，无蓄积性。临床用于因焦虑、忧郁、劳累或兴奋引起的失眠症，对严重失眠疗效不及巴比妥类。凡不宜用巴比妥类及水合氯醛等的患者均可使用，但对头痛所致的失眠无效。

治疗剂量不良反应较小，醒后无不良反应及后遗作用。极大剂量可引起类似巴比妥的急性中毒，成人服 $10\sim25$ g 可导致死亡。长期使用可产生类似溴的慢性中毒症状，且可产生依赖性。

口服　镇静：一次 $200\sim300$ mg，一日 $1\sim2$ 次；催眠：一次 $300\sim1000$ mg，睡前30 min服。

二、溴米索伐（bromisoval）

又名溴米那，溴异戊酰脲，溴异戊脲，bromvaletone，bromural，化学名为消旋-N-(氨基甲酰基)-2-溴-3-甲基-丁酰胺，分子式 $C_6H_{11}BrN_2O_2$，分子量 223.07。为白色无臭结晶性粉末，遇热即升华。

作用于卡溴脲相似，属弱催眠剂。主要用于轻度失眠，也用于精神紊乱、兴奋等的镇静。服药后 20 min 起效，作用维持 $3\sim4$ h，无蓄积性。不良反应较卡溴脲常见，主要有恶心、呕吐、腹泻等消化道反应和头痛、眩晕、蹒跚等精神系统症状。少数患者可发生过敏。连续服药可产生依赖性。孕妇禁用本品。饮酒可增强本品的作用。

口服　镇静：一次 300 mg，一日 $2\sim3$ 次；催眠：一次 $600\sim900$ mg，睡前服。

三、乙卡溴脲（acetylcarbromal）

又名醋卡溴脲，乙酰溴脲，乙酰阿达林，乙酰溴米那，acecarbromal，abasin，化学名

N-[(乙酰氨基)甲酰基]-2-溴-2-乙基丁酰胺,分子式 $C_9H_{15}BrN_2O_3$,分子量 279.13。为白色结晶性粉末,味苦,微溶于水,在沸水中易分解。

药理作用于卡溴脲相似,但较弱,临床用于镇静催眠。

口服 镇静:一次 250 mg,一日 3 次;催眠:一次 500~100 mg,睡前服。

四、依克替脲(ectylurea)

又名乙巴酰脲,乙丁酰脲,ectylcarbamide,ektyl,化学名 N-(氨基甲酰基)-2-乙基-2-丁烯酰胺,分子式 $C_7H_{12}N_2O_2$,分子量 156.18。

本品为镇静剂,用来治疗焦虑症和精神紧张:口服,一次 150~300 mg,一日 3~4 次。不良反应较少,可引起皮疹,偶见黄疸。肝病患者忌用。

五、丙戊酰脲(apronal)

又名丙烯米那,烯丙异戊酰脲,apronalide,化学名为 N-(氨基甲酰基)-2-(1-甲基乙基)-4-戊烯酰胺,分子式 $C_9H_{16}N_2O_2$,分子量 184.2。为白色无味的结晶或结晶性粉末,熔点 194℃。

本品有镇静和弱催眠作用,可缓解精神紧张,促进睡眠。剂量:250~500 mg,睡前服。久服可致身体依赖性。目前已少用。

六、卡普脲(capuride)

又名乙甲戊酰脲,pacinox,化学名为(2-乙基-3-甲基戊酰基)脲,分子式 $C_9H_{18}N_2O_2$,分子量 186.25。为结晶,熔点 172.5~174.5℃。

口服后 1~2 h 血中浓度达峰值,80%随尿排出,约 2%由粪中排出。可用于催眠,剂量:一次 400 mg,睡前口服。目前已少用。

七、异溴米特(ibrotamide)

又名异丙溴丁酰胺,ibrotal,ibxotalum,neodorm,neoprol,vagoprol。化学名为消旋-2-溴-2-乙基-3-甲基丁酰胺。$C_7H_{14}BrNO$,分子量 208.1,为结晶,熔点 45~46℃(50~51℃)溶于大多数有机溶剂中,微溶于水,水溶液呈酸性反应,被沸水分解。

本品曾用于镇静催眠。镇静:一次 200 mg,一日 3 次;催眠:一次 400~600 mg,临睡前服。现已少用。

第八节 溴 化 物

本类药物包括多种溴化物的盐类,其作用主要由溴离子所致,溴离子可增强大脑皮层的抑制功能,促使抑制过程集中,从而使兴奋-抑制平衡恢复。

本品口服易吸收,但对胃有刺激性,不宜空腹服用。肾脏排泄缓慢,$t_{1/2}$长达 12 d,有蓄积作用。可从乳汁中排泄。

临床用于治疗精神兴奋、焦虑不安、神经衰弱和神经性失眠等。因排泄慢,安全范围窄,连续用药可出现蓄积中毒,表现为记忆力减弱、乏力、嗜睡、运动失调、皮疹等,应停药,并口服大量盐水或静注生理盐水及利尿剂,以加速药物排泄(溴化物排泄与氯化物相平行)。急性中毒患者有呕吐、昏睡、震颤、定向障碍、木僵、幻觉、昏迷等,救治措施包括洗胃,静脉给予氯化钠、右旋糖酐及速尿,必要时可透析清除残留药物。高血压、浮肿患者禁用本品。

口服　三溴片,一次 300～900 mg,一日 3 次;三溴合剂,一次 5～10 ml,一日 3 次。

第九节　其　　他

一、半琥珀酸丁辛酰胺(butoctamide semisuccinate)

又名琥珀酸丁辛酰胺,listomin-S,butoctamidum。化学名为 N-(2-乙基己基)-3-羟基丁酰胺琥珀酸氢酯,分子式 $C_{16}H_{29}NO_5$,分子量 315.41。

白色结晶或结晶性粉末,无臭、味苦。极易溶解于甲醇、乙醇、丙酮、乙醚、氯仿、1,2-二氯乙烷或苯,可溶于碳酸氢钠溶液,微溶于水。本品无旋光性,熔点 45～48℃。

(一)药理作用及临床应用

可缩短入睡时间及快动眼(REM)睡眠前的时间,减少浅睡眠和中途觉醒,增加 REM 睡眠次数和睡眠深度,停药后无反跳现象,故认为本品可诱导近似生理性睡眠。临床用于治疗失眠症。

(二)不良反应

可有头痛、头晕、蹒跚及日间瞌睡,偶见恶心、食欲减退、胃部不适和口渴等,极少数患者可出现皮疹、瘙痒感等过敏反应,应停药。

(三)注意事项

1. 肝功能受损患者和孕妇慎用。

2. 用药期间最好避免驾车或从事危险性机械操作。

3. 饮酒或合用其他镇静药可增强本品的作用,应减量使用。

(四)用法及用量

半琥珀酸丁辛酰胺胶囊　规格:200 mg/粒。

口服　一次 200～600 mg,睡前服。

二、舒砜那（sulphonal）

又名索佛那，双乙磺丙烷，乙丙二砜，二乙眠砜，sulfonal，sulfonmethane 等，其化学名 2,2-二(乙基磺酰)丙烷，分子式 $C_7H_{16}O_4S_2$，分子量 228.32。

抑制大脑皮层，产生镇静、催眠作用，曾用作催眠药。其突出特点是口服吸收慢、起效慢(约 6 h)、排泄也慢，连续用药有蓄积性，产生头痛、眩晕、幻觉、精神错乱、肝损害以及蛋白尿和卟啉尿等慢性中毒症状，且治疗指数小，故现已淘汰。

三、甲基舒砜那（methylsulphonal）

又名曲砜那，甲基索佛那，双乙磺丁烷，甲乙眠砜，乙丁二砜，sulfonethylmethane，methylsulfonal，trional。化学名为 2,2-双(乙基磺酰基)丁烷，分子式 $C_8H_{18}O_4S_2$，分子量 242.35。

催眠作用比舒砜那强，曾用作催眠药，但因毒性大，现已不用。

四、乙二磺酸氯美噻唑（clomethiazole edisylate）

本品为氯美噻唑的 1,2-乙基二磺酸盐(2:1)，又名乙二磺酸氯甲噻唑，chlormethiazole edisylate，分子式 $C_{14}H_{22}ClN_2O_6S_4$，分子量 513.5。白色结晶，熔点 124℃，易溶于水和乙醇。

（一）药理和临床

口服吸收迅速，15～45 min 血药浓度达峰值，广泛分布全身各组织器官，可通过胎盘。大部分在肝脏代谢，且有首过效应，少量以原形从尿中排泄，$t_{1/2}$ 约 2 h。

本品具有镇静、催眠和抗惊厥作用。临床主要用于治疗震颤、谵妄、更年期综合征、老年人失眠、急性乙醇或药物戒断症状，亦可用于癫痫、子痫或其他原因引起的惊厥以及急性躁狂状态等。

（二）不良反应

有恶心、呕吐、消化不良、头晕、嗜睡、结膜充血、支气管分泌物增加和一过性低血压。静脉注射可发生血栓性静脉炎，同时应严密观察，控制用量，避免中毒。本品长期用药可产生乙醇-巴比妥样依赖性，尤其是对乙醇或药物成瘾的患者。乙醇、吩噻嗪类、巴比妥类及其他镇静催眠药等中枢抑制药可增强本品的作用，合用时本品应减量。

（三）用法用量

口服

1. 镇静：一次 250～500 mg，一日 3 次。

2. 催眠：500～1000 mg，睡前服。

3. 急性乙醇或药物戒断症状:用片剂,一般 9 d 一疗程,前 2 d,一次 1.5 g,一日 4 次;再 3 d,一次 1 g,一日 4 次;后 4 d,一次 0.5 g,一日 4 次。

静脉滴注:妊娠毒血症、子痫:0.8％溶液 30～50 ml,60 滴/min,出现嗜睡,减为 10～15 滴/min。

静脉注射:控制癫痫持续状态或急性躁狂、震颤、谵妄等症状:0.8％溶液 40～100 ml,缓慢静注(5～10 min),病情好转改静滴。

五、哌拉平(perlapine)

又名甲哌嗪二苯氮䓬,甲哌啶,甲哌氮卓、哌苯吖庚因,hypnodine。分子式 $C_{19}H_{21}N_3$,分子量 291.40。

口服吸收完全,3 h 血浆浓度达高峰,代谢产物及少量原形主要从尿中排出。可抑制脑干网状结构上行激活系统而产生镇静、催眠效应。其催眠作用与硝西泮相似,但起效较慢,维持时间稍长。剂量:2.5～5 mg,睡前 1 h 口服。治疗量可有头晕、嗜睡、口干、消化不良、步态不稳等不良反应。

六、天麻素(gastrodine)

本品为天麻的主要成分,现已人工合成。又名天麻苷,gastrodium。化学名 4‑羟甲基苯‑β‑D‑葡萄吡喃苷,分子式 $C_{13}H_{18}O$,分子量 286.27。为白色结晶性粉末,味苦,易溶于甲醇、水。熔点 154～155℃。

具有镇静、催眠和一定的抗惊厥作用,属弱安定剂。临床用于神经衰弱及其综合征、经前期紧张症、血管神经性头痛、三叉神经痛等。不良反应较轻,少数患者有口干、头晕、胃部不适等症状。

口服:一次 25～50 mg,一日 3 次,失眠患者睡前加服 25 mg。

肌内注射:一次 100～200 mg,一日 1～2 次。

七、豆腐果苷(helicidum)

又名神衰果素,是从山龙眼科植物萝卜树 heliciaessatica hook 果实中提取而来。分子式 $C_{13}H_{16}O_7$,分子量 284。其结构、作用、用途均与天麻素类似,有镇静、止痛和催眠作用,临床用于神经衰弱、血管神经性头痛和三叉神经痛等。不良反应少见。

口服:一次 25～50 mg,一日 3 次。

八、巴氯芬(baclofen)

又名利路行,氯苯氨丁酸,氯苯氨酪酸,lioresal,化学名为(消旋)‑β‑(氨基甲基)‑4‑氯苯丙酸,分子式 $C_{10}H_{12}ClNO_2$,分子量 213.66。为白色粉末,无臭无味。

为骨骼肌松弛剂,能抑制脊髓突触传递,兼有镇静作用。临床用于减轻脊髓病变、多发性硬化、脊髓损伤等原因引起的肌肉痉挛,能缩短破伤风病程,减轻三叉神经痛。

治疗量有嗜睡、疲倦、恶心、呕吐、意识模糊等不良反应,故服药后不宜驾驶车辆。少见有眩晕、幻觉、低血压、欣快、失眠、排尿困难及肝功能异常等。溃疡病、严重精神病、癫痫、肾功能不全等患者、老年人以及正在接受高血压治疗的高血压患者均应慎用。有报道,本品对动物有致畸作用。

口服:初始量一次 5 mg,一日 3 次,随后每隔 3 d 增加用量,可增至 15～20 mg,一日3 次。

第十节 羟 嗪

羟嗪(安泰乐,安他乐,hydroxyzine)。属于二苯甲烷类(diphenylmethanes)商品名安泰乐(Atarax),化学名 1 -(对氯-α-苯基苄基)- 4 -(2 -羟基乙氧乙基)哌嗪,1 -(p-chloro-phenylbenzyl)- 4 -(2-hydroxyethoxyethyl)piperazine。白色结晶性粉末,无臭,味苦,易溶于水,可溶于乙醇。

一、药理作用

此药有安神、镇静和中枢性肌松作用,并有抗胆碱作用。可解除平滑肌痉挛,适用于伴有胃肠道症状的焦虑状态。抗焦虑作用较地西泮和甲丙氨脂弱。有较强的抗组胺作用,可用以治疗荨麻疹和其他变态反应疾病。增强麻醉药的中枢抑制作用,使麻醉性镇痛药增效,加强巴比妥类和麻醉性镇痛药的作用。

口服:20～40 min 起效,1～2 h 血药浓度达峰值,半衰期 8.9 h。

二、临床应用

(一)适应证

临床多用于治疗轻度的焦虑、紧张、激动所致的情绪失常,以及绝经期的焦虑不安等精神、神经症状和神经官能症。亦用于失眠、麻醉前镇静、急慢性荨麻疹以及其他过敏性疾患、神经性皮炎等。

(二)剂量与用法

口服:成人 25～50 mg/次,6 岁以上小儿 10～25 mg/次。6 岁以下儿童慎用,每日剂量不宜超过 50 mg。婴儿忌用。肌内注射 100～200 mg 可作为麻醉前用药,增强麻醉效果,预防过敏反应及术后恶心、呕吐。不过目前已很少应用。

（三）禁忌证

白细胞减少、癫痫、对本品过敏者。

三、不良反应

不良反应较少,常见嗜睡,可见无力、头痛、晕眩、低血压与心悸。偶见皮疹、骨髓抑制,可能诱发癫痫。

四、注意事项

长期使用可产生依赖性。肝肾功能及肺功能不全者慎用。应定期检查肝功能与白细胞计数。用药期间不宜驾驶车辆、操作机械或高空作业。服药期间勿饮酒。

五、药物相互作用

1. 与巴比妥类、阿片类或其他中枢抑制药合用,能增强其他中枢抑制药的作用,增强阿片类的镇痛和镇静作用,但不增加呼吸抑制作用。

2. 术前使用本品可延长氯胺酮的麻醉恢复时间(延长约 $30\%\sim40\%$)。

第十一节　多　塞　平

多塞平(doxepin)又名多虑平、凯舒,其化学名称为:N,N-二甲基-3-二苯并[b,e]-恶庚英-11(6H)亚基-1-丙胺盐酸盐。多塞平具有顺式和反式两种异构体,其中顺式和顺式N-去甲基多塞平可被肝微粒体酶 CYP2D6 催化羟基化。有研究表明,与多塞平有关的药物相互作用主要与对 CYP2D6 的抑制作用有关。

一、药理作用

为三环类抗抑郁药,其作用在于抑制中枢神经系统对 5-羟色胺及去甲肾上腺素的再摄取,从而使突触间隙中这两种神经递质浓度增高而发挥抗抑郁作用,也具有抗焦虑和镇静作用。

口服吸收好,生物利用度为 $13\%\sim45\%$,半衰期($t_{1/2}$)为 $8\sim12$ h,表观分布容积(Vd) $9\sim33$ L/kg。主要在肝脏代谢,活性代谢产物为去甲基化物。代谢物自肾脏排泄,老年患者对本品的代谢和排泄能力下降。

二、适应证

用于抑郁症及焦虑性神经官能症。抗忧郁及镇静催眠作用较弱,抗焦虑和抗抽搐作用较强。

三、用法用量

口服　常用量：开始一次 25 mg，一日 2～3 次，以后逐渐增加至一日总量 100～250 mg。高量：一日不超过 300 mg。病情较重者肌内注射，一次 25～50 mg，一日 2 次。

四、不良反应

治疗初期可出现嗜睡与抗胆碱能反应，如多汗、口干、震颤、眩晕、视物模糊、排尿困难、便秘等。其他有皮疹、体位性低血压，偶见癫痫发作、骨髓抑制或中毒性肝损害。可引起注射局部红肿、疼痛、硬结。

药物过量时的中毒症状：可致心脏传导阻滞、心律失常，也可产生显著的呼吸抑制。处理：催吐、洗胃和采用支持疗法及对症治疗。

五、禁忌证

严重心脏病、近期有心肌梗死发作史、癫痫、青光眼、尿潴留、甲状腺机能亢进、肝功能损害、谵妄、粒细胞减少、对三环类药物过敏者禁用。

六、注意事项

肝、肾功能严重不全，前列腺肥大、老年或心血管疾患者慎用，使用期间应监测心电图。本品不得与单胺氧化酶抑制剂合用，应在停用单胺氧化酶抑制剂后 14 d，才能使用本品。患者有转向躁狂倾向时应立即停药。用药期间不宜驾驶车辆、操作机械或高空作业。用药期间应定期检查血象、心、肝、肾功能。

七、药物相互作用

1. 与舒托必利合用，有增加室性心律失常的危险，严重者可至尖端扭转心律失常。
2. 与乙醇或其他中枢神经系统抑制药合用，中枢神经抑制作用增强。
3. 与肾上腺素、去甲肾上腺素合用，易致高血压及心律失常。
4. 与可乐定合用，后者抗高血压作用减弱。
5. 与抗惊厥药合用，可降低抗惊厥药的作用。
6. 与氟西汀或氟伏沙明合用，可增加两者的血浆浓度，出现惊厥，不良反应增加。
7. 与阿托品类合用，不良反应增加。
8. 与单胺氧化酶合用，可发生高血压。

第十二节　作用于 GABA 受体复合物的非苯二氮䓬类药物

这类药物的化学结构与 BDZs 完全不同,但可与 BDZs 竞争结合中枢 GABA 受体复合物上的位点而产生与 BDZs 类似的药理作用。目前主要有佐匹克隆和唑吡坦。

一、佐匹克隆(zopiclone,ZOP)

佐匹克隆又名吡嗪哌酯,唑吡酮,忆梦返,imovane,zimovane。属于吡咯环酮类化合物,化学名为 6 -(5 -氯- 2 -吡啶基)- 6,7 -二氢- 7 -氧代- 5H -吡咯并[3,4 - b]吡嗪- 5(4 -甲基- 1 -哌嗪)羧酸酯,分子式 $C_{17}H_{17}CN_6O_3$,分子量为 388.81。本品从乙腈/二异丙酯(1∶1)中得到结晶,熔点 178℃。为速效催眠药,是第三代镇静催眠药物的代表。目前已在世界 80 多个国家和地区上市。

（一）药理作用

本品具有镇静、催眠、抗焦虑、抗惊厥和肌肉松弛作用。长期的临床试验及应用显示,佐匹克隆是一个疗效确切,不良反应较少的较为理想的镇静催眠药物。具有作用迅速、半衰期短、毒性低和成瘾性小等优点。佐匹克隆作用于苯二氮䓬受体,但结合方式不同于 BDZ 类药物,作用强度不及 BDZ 类。对人体睡眠的各项指标均有作用,能缩短入睡时间,增加睡眠时间,提高睡眠质量,减少夜间觉醒次数和消除早醒。延长慢波睡眠时相,对快波睡眠无明显影响。在改善睡眠质量方面与长效 BDZ 类药物相似,在缩短入睡时间上与短效 BDZ 类药物相近,服药后残余效应和宿醉现象比 BDZ 类药物要少。与 BDZ 类药物不同的是,该药长期使用无明显的耐药现象。长期使用后停药,无明显的反跳现象,偶见焦虑及停药当晚入睡困难,而 BDZ 类药物撤药症状一般可持续到停药的第三天,且多数 BDZ 类药物停药后反跳性失眠现象很明显。

（二）药代动力学

健康人口服易吸收,生物利用度为 80%,1.5～2.0 h 后可达血药浓度峰值(45～65 mg/mL),给药 3.75 mg、7.5 mg 和 15 mg 后,分别为 30 mg/mL、60 mg/mL 和 115 mg/mL。药物吸收不受患者性别、给药时间和重复给药影响,提示该药对肝药酶活性没有影响。药物迅速由血管分布至全身,分布容积为 100 L。血浆蛋白结合率均为 45%,消除半衰期约 5 h,老年人和肝功能不全患者半衰期延长,分别为 7 h 和 8.5 h。连续多次给药无蓄积作用。在体内广泛代谢(主要是经 P450 酶系统生物转化),主要代谢产物为 N -氧化物(对动物有药理活性)和 N -脱甲基物(无活性)。代谢物主要经肺脏排出(约占剂量 50%),其余由尿液、唾液和乳汁排出。少于 7% 以原形经尿和粪便排出。肝硬变者因脱甲基作用减慢,血浆消除能力明显降低,应调整剂量。乳汁中浓度为血浆中的一半,故哺乳妇女禁用。能通过透析膜。

（三）适应证

常规剂量具有镇静催眠和肌肉松弛作用。用于各种原因引起的失眠症，尤其是不能耐受后遗作用的患者。本品 7.5 mg 治疗慢性失眠症，疗效与硝西泮 5 mg，氟西泮 30 mg 相当，比氟硝西泮 2 mg 稍差。

（四）用法用量

口服　一次 7.5 mg，临睡时服；老年人最初临睡时服半片，必要时 1 片；肝功能不全者，服半片为宜。

（五）禁忌证

禁用于对本品过敏者、孕妇、哺乳期妇女、15 岁以下儿童及心肺功能不全者、失代偿的呼吸功能不全患者、重症肌无力、重症睡眠呼吸暂停综合征患者。

（六）不良反应

一般无严重不良反应。与剂量及患者的敏感性有关。偶见思睡、口苦、口干、肌无力、遗忘、醉态，偶见日间瞌睡。少数患者出现异常的易恐、好斗、易受刺激或精神错乱、头痛、乏力。长期服药后突然停药会出现戒断症状（因药物半衰期短故出现较快），可能有较轻的激动、焦虑、肌痛、震颤、反跳性失眠及噩梦、恶心及呕吐，罕见较重的痉挛、肌肉颤抖、神志模糊（往往继发于较轻的症状）。服用过量的药物可出现熟睡甚至昏迷，应对症治疗。

（七）注意事项

1. 肌无力患者用药时需注意医疗监护，呼吸功能不全者和肝、肾功能不全者应适当调整剂量。

2. 使用佐匹克隆时应绝对禁止摄入酒精饮料。与神经肌肉阻滞药（筒箭毒、肌松药）或其他中枢神经抑制药合用可增强其镇静作用；与苯二氮䓬类抗焦虑药或催眠药合用，戒断综合征的出现可增加。

3. 连续用药时间不宜过长，突然停药可引起停药综合征应谨慎，服药后不宜操作机械及驾车，用药后 8 h 以内不能从事工作。

4. 孕期妇女慎用。因在乳汁中浓度高，哺乳期妇女不宜使用。

5. 15 岁以下儿童不宜使用。

6. 本品开始用药 2～4 d 内出现一般不良反应，不必停药，继续用药会减轻或消失。

（八）药物相互作用

1. 与神经肌肉阻滞药（筒箭毒、肌松药）或其他中枢神经抑制药同服可增强镇静作用。

2. 与 BDZ 类抗焦虑药和催眠药同服，戒断综合征的出现可增加。

二、右佐匹克隆（esopiclone）

右佐匹克隆是由美国 Sepracor 公司开发的快速短效非苯二氮䓬类镇静安眠药，为佐匹克隆的右旋单一异构体。目前尚未在任何一个国家上市,但在美国已完成了 22 个临床试验,涉及人群 2000 人,用于短期的及慢性失眠的治疗。临床前及临床研究表明本品对苯二氮䓬受体的亲和力是左旋佐匹克隆的 50 倍,右佐匹克隆的 LD_{50} 为 1500 mg/kg,左旋体为 300 mg/kg,而消旋体为 850 mg/kg。因此右佐匹克隆较已上市的佐匹克隆具有疗效强、毒性低等优势。剂量为 2.5 mg,一日一次。

ZOP 的右旋体的 Cmax,$t_{1/2}$ 和 AUC 值较高,左旋体的分布容积和总清除率较高。右佐匹克隆是佐匹克隆的单一异构体形式。单一异构体药物的开发是目前国外新药研发的热点,一般认为,多数药物在体内只有其中某一构型发挥与父药相应的生理作用,另一对应的构型不具备生理活性甚至在体内产生与预期疗效无关的不良反应,单独开发其活性异构体形式不但可以增强活性,减少药物使用剂量,而且还能减少不良反应的产生。

我国失眠患者众多,对镇静催眠药物需求巨大,但目前临床广泛使用的仍是早期开发的 BDZ 类,尤其是长效类 BDZ 类药物,开发具有更好疗效,更少不良反应的右佐匹克隆不但具有良好的经济效益,也具有巨大的社会效益。

三、唑吡坦(zolpidem)

又名左吡登、唑吡坦酒石酸盐,zolpidem tartrate,ambien,stilnox,SL - 800750。化学名为 N,N,6 -三甲基-2 -(4 -甲苯基)咪唑并[1,2,- a]-吡啶- 3 -乙酰胺,分子式 $C_{19}H_{21}N_3O$,分子量 307.39。熔点 196℃,其酒石酸盐为无色、无臭、微结晶状固体,熔点 195℃(分解)。

(一)药理作用

本品属速效短效催眠药,以镇静催眠为主,其他作用较弱。研究表明,本品产生镇静作用的剂量是其抗惊厥和肌肉松弛作用剂量的 1/10～1/20;引起睡眠作用的剂量是其抗焦虑剂量的 1/10。本品减少深睡时间,增加睡眠持续时间,改善睡眠质量。其催眠特点是:起效快,作用时间短;对慢波睡眠第 2 期无变化或见仅轻度改变,第 3、4 期睡眠量减少,总睡眠时间基本不变。对睡眠结构一般无影响。10 mg 以上剂量可使 REM 睡眠的发生稍延后并减少此睡眠相的总时间。本品无后遗作用。且极少引起记忆障碍。

选择性与 GABA - Cl^- 超分子复合体上的 ω_1 受体结合而产生作用,对 ω_2 和 ω_3(外周)受体无明显影响。这可能是本品镇静催眠作用呈一定选择性的主要机制。

(二)药代动力学

口服易吸收,进入血液后约 92% 与蛋白结合,生物利用度约为 70%。平均半衰期为 2.4 h,其清除速度在儿童较快,而在老年人、肝肾疾病患者略有降低。本品几乎被完全代谢成为无活性的化合物,从尿(50%)和粪(30%)排出。对肝药酶无影响。食物、给药时间、种族差异、长期饮酒或咖啡不影响本品的药代学模式。

（三）适应证

用于各种失眠症的治疗。其催眠作用与三唑仑、氟硝西泮等效,且醒后感觉始终很好,各种精神运动试验和精神测定均无异常变化。长期用药(达 6 个月以上)未见耐受与依赖现象(尽管动物实验中反复给药催眠作用降低)。停药无戒断症状产生。

（四）用法用量

口服　一次 10～20 mg,睡前服。肝肾功能障碍患者及老年人应减量。

（五）不良反应

不良反应少,可有头晕、头痛、眩晕、嗜睡和恶心、呕吐等。

四、依替福辛（etifoxine）

（一）药理作用

依替福辛口服吸收良好,自肾脏排出,可透过胎盘屏障。通过作用于 GABA 受体和氯离子通道,并能增强 GABA 受体的功能,与依替福辛有关的药物相互作用主要与对 GABA 受体的作用有关。

（二）适应证

具有抗焦虑作用,不良反应少。对植物神经系统有调节功能。适用于焦虑症引起的身心障碍、植物神经功能紊乱。

（三）用法用量

口服　通常每日服 150 mg,连服 7～30 日。

（四）注意事项

不良反应轻微。禁用于休克状态、肝肾功能不全及呼吸功能严重障碍者,孕妇慎用。与中枢抑制药和酒合用需慎重。用本品者不宜驾驶汽车和操作机器。

镇静催眠药是临床常用的一大类药,由于其种类多、数量大,化学结构和理化性质各异,药理作用广泛,成为临床治疗精神分裂症、抗惊厥、镇静和催眠等不可缺少的药物。由于该类药物用途广泛,故临床用药时存在较多的药物-药物相互作用。镇静催眠药的代谢主要由细胞色素 P450 催化,影响药物代谢酶活性的各种因素均可能导致镇静催眠药物代谢的变化,从而升高或降低血药浓度,导致药物药理作用和毒不良反应的改变。因而,临床应用镇静催眠病药物时,特别是与对药物代谢催化酶具有强抑制作用或强诱导作用的药物合用时,应当注意调整剂量,防止因血药浓度升高或者降低导致的药物不良反应或治疗失败。

（林思芳）

参 考 文 献

1 Lee AM，Joshi M，Yue J，et al. Phenobarbital induces monkey brain CYP2E1 protein but not hepatic CYP2E1，in vitro or in vivo chlorzoxazone metabolism. *Eur J Pharmacol*，2006，15；552（1 - 3）：151 -158.

2 Sheroan MM，Dilley DC，Lucas WJ，et al. A prospective study of 2 sedation regimens in children：chloral hydrate，meperidine，and hydroxyzine versus midazolam，meperidine，and hydroxyzine. *Anesth Prog*，2006，53（3）：83 - 90.

3 Rodrigues SF，de Oliveira MA，Martins JO，et al. Differential effects of chloral hydrate-and ketamine/ xylazine-induced anesthesia by the s. c. route. *Life Sci*，2006，20；79（17）：1630 - 1637

4 Cheng BC，Chan BR，Chen YW，et al. Doxepin has a potent and long-acting spinal anesthetic effect in rats. *Kaohsiung J Med Sci*，2006，22（2）：68 - 74.

5 Tornio A，Neuvonen PJ，Backman JT. The CYP2C8 inhibitor gemfibrozil does not increase the plasma concentrations of zopiclone. *Eur J Clin pharmacol*，2006，62（8）：645 - 651.

6 Verleye M，Akwa Y，Liere P，et al. The anxiolytic etifoxine activates the peripheral benzodiazepine receptor and increases the neurosteroid levels in rat brain. *Pharmacol Biochem Behav*，2005，82（4）：712 - 720.

第9章 硫喷妥钠

硫喷妥钠(thiopental sodium 或 thiopentone sodium,商品名 Pentothal Sodium,其他别名包括:penthiobarbital sodium, thiomebumal, thiopental, thiopental Na, thiopentone)是主要用于临床麻醉的快效类巴比妥类药物。1932 年由 Volwiler 和 Tabern 合成,1934 年 John Lundy 和 Ralph Waters 最先用于临床麻醉,迄今为止仍是最常用的麻醉诱导药物之一。数十年来,人们虽在不断寻找新的巴比妥类药,即便有的药物在某些方面也较为可取,但尚未发现在各方面都较硫喷妥钠更为满意的静脉麻醉药。

第一节 理 化 性 质

硫喷妥钠的化学名称为乙基(1-甲基丁基)硫代巴比妥钠盐[5-ethyl-5-(1-methyl-butyl)-2-thiobarbituric sodium],化学结构见图 9-1。系淡黄色、非结晶粉末,味苦,有硫臭气味,在室温下不稳定。钠盐可溶于水,2.5%～5%水溶液的 pH 值为 10.6～10.8,呈强碱性,2.8%水溶液为等渗,安瓿内充以氮气,以避免吸收 CO_2 形成游离酸。室温下硫喷妥钠溶于 5%葡萄糖盐水,5%葡萄糖液,生理盐水及注射用水中,其稳定性可以维持 48 h,4℃保存可达 1 周。此药的杀菌与抑菌作用可能与其 pH 值较高有关。

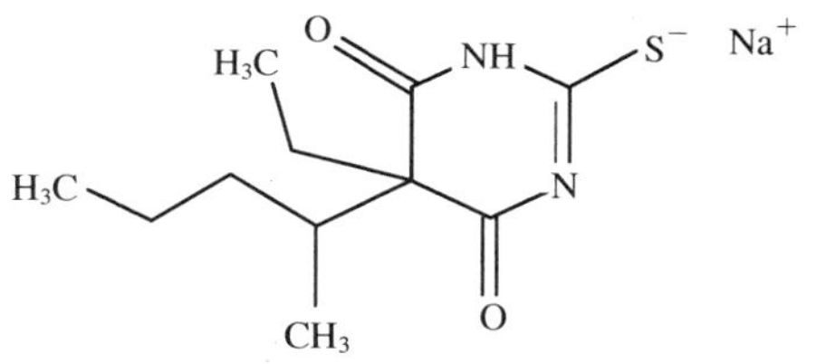

图 9-1 硫喷妥钠的化学结构式

其钠盐加入 6%(W/W)无水碳酸钠作为缓冲剂。使用前用生理盐水或注射用水配制成 2.5%硫喷妥钠。缓冲剂的作用是在空气环境下保持巴比妥酸盐溶液为适当的碱性(pH10～11),碱性可防止产生游离酸而沉淀。所以制剂不能用乳酸钠林格注射液稀释,也不能与酸性溶液如诱导时常用的泮库溴铵、维库溴铵、阿曲库铵、阿芬太尼、舒芬太尼与咪达唑仑等相混合。在注入硫喷妥钠后,间隔 30 s 再自同一静脉注入肌松药可避免发生沉淀。硫喷妥钠溶液不能储存在聚氯乙烯类的塑料制品输液袋内。曾经有研究发现在 0.9% 生理盐水塑料输液袋内储存一周,硫喷妥钠的浓度较初始浓度降低了 27.5%~36.5%,因此有可能导致治疗效应降低。使用塑料输液管因吸收导致的硫喷妥钠丢失约为 16%。但如果使用聚烯烃材质的管路,药物的丢失可以忽略不计。

第二节 药 理 作 用

一、作用机制

γ-氨基丁酸 GABA 受体是硫喷妥钠最可能的作用位点。GABA 是人体中枢神经系统内最主要的抑制性神经递质,其受体是一种低聚物的复合体,至少含有 5 个蛋白亚单位,集合形成 GABA 受体及其相关的氯离子通道,以及巴比妥酸盐、苯二氮䓬、甾类与印防己毒素结合位点。GABA 受体的激活可使氯离子经过离子通道的电导增强,使神经细胞膜产生超极化状态,从而抑制突触后神经元的兴奋性,因此将 GABA 受体称为配体门控氯离子通道(ligand-gated chloride ion channels)。巴比妥类能增强和模拟 GABA 的作用。此类药物与 GABA 受体结合后,可减少 GABA 与受体的解离,同时使氯离子通道开放的频率和时间延长。给予稍高于临床浓度的巴比妥类药物,即使在无 GABA 时,也能直接激活氯离子通道。因巴比妥类能增强 GABA 的作用,使之出现镇静与催眠效果;在稍高浓度时有拟 GABA 作用,进一步使其产生麻醉作用。

二、药物代谢动力学

(一)分布与清除

1. 起效时间　静脉麻醉 1 min 内起效,静脉注射后 30~40 s 即可出现催眠效果。这是因为此药具有很高的脂溶性,与中枢神经系统有特殊的亲和力,且脑血流丰富的缘故。由于此药脂/血分配系数很高,且很少离子化,故易于透过血脑屏障,作用于中枢神经系统。

经直肠给药 8~10 min 起效。但由于直肠途径给药的生物利用度不稳定,因此一般不作为常规给药途径。

2. 分布　硫喷妥钠在体内的分布,大致可分成三个阶段。第一阶段,首先到达血流灌注丰富的内脏器官。注药 1 min,55%(亦有报告 90%)的药物便已进入只占总体重 6% 的脑、心、肝、肾等组织,28% 进入肌肉等组织,脂肪吸收 5%,而血浆只剩下 12%。药物在体内的分布系借助于血流和在组织中的分子扩散作用。这与组织血流灌注程度、药物亲合力,以及药物在血液和组织中的浓度有密切关系。血液灌流量多而组织容量低的脑组织很快与血中高浓度的硫喷妥钠达到平衡,于是进入麻醉状态。第二阶段,药物由于浓度差,经血流再分布于血流灌注少而缓慢,但组织容量大的肌肉、结缔组织、骨骼和皮肤内,使脑中药物浓度迅速减少。注药后 30 min,只有 5% 的药物存留于脑等内脏器官,脂肪的含量升高至18%,而肌肉等组织内高达 75%～80%。这一再分布过程使约 80% 的药物由内脏器官转移到肌肉等组织。其速度很快,以致脑内浓度峰值仅能维持 5 min,20 min 时脑内仅剩 1/10,30 min 时,脑内浓度峰值的 96% 已转移出去。肌肉中浓度达高峰时,脑内浓度已显著降低,于是患者很快苏醒。所谓"超短作用时间",并非因其在体内迅速破坏或排泄的关系,而是由于再分布的结果,故称为速效巴比妥类药较为确切。第三阶段为脂肪摄取。脂肪组织血流贫乏,开始时分布极少。药物由内脏器官向肌肉转移时,其含量也随之增多,约在 2.5～6 h 浓度达峰值,这时肌肉中浓度反而显著降低。约经 8 h,体内达平衡时,脂肪含 60%,内脏含 4%,除已代谢外,其余在肌肉等组织内。达到平衡后,硫喷妥钠在各器官组织的浓度分布如下:脑脊液比血浆浓度略低;脂肪组织比血浆浓度高 6～12 倍,这是因为硫喷妥钠为脂溶性的,其油/水分配系数为 580,容易在脂肪组织蓄积且不易排出。Russo 和 Bressole 等通过尸检分析的结果表明,在不同的器官硫喷妥钠药物浓度如下:大脑($11.9\ \mu g/g$),胸腺($7.66\ \mu g/g$),肝和肾脏($6\sim6.6\ \mu g/g$),心脏($3.05\ \mu g/g$),脾脏和胰腺($2.1\sim2.4\ \mu g/g$),肺($1.7\sim1.9\ \mu g/g$)。另外对孕产妇的研究表明,硫喷妥钠有少量到达胎盘组织,而剖宫产婴儿脐带血药物浓度是母体血药浓度的一半。过 36 h 后,新生儿尿内硫喷妥钠的浓度只有母体浓度的 0.0007%。提示在剖宫产手术期间可以有小量的药物穿过胎盘到达新生儿体内。硫喷妥钠总体的分布容积 2.2～3.2 L/kg,在体内的分布和再分布情况参见图 9-2。

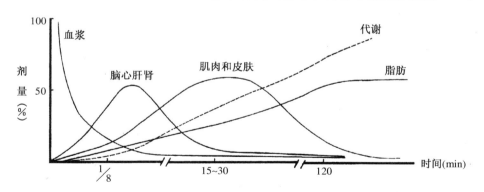

图 9-2 硫喷妥钠在体内的分布

硫喷妥钠的脂溶性虽很高,但脂肪组织的血流灌注少,故其含药量在初期并不多,直到中枢神经系统药效减弱时才逐渐升高。储存在脂肪中的硫喷妥钠再缓慢释放出来,使患者苏醒后又有较长时间的睡眠。因此脂肪丰富的患者,麻醉后期体内蓄积量多,药物效应时间延长。在计算硫喷妥钠麻醉诱导剂量时,肥胖患者不应按绝对体重计算,而应按照标准体重计算,否则会导致呼吸、循环和中枢神经系统的严重抑制。但实际剂量应比同龄正常体重者稍高,Wada 等用计算机模拟药代学研究的结果表明,偏瘦的患者(56 kg)比肥胖患者(135 kg)、心输出量低(3.1 L/min)的患者比心输量高(9.4 L/min)的患者其动脉血药浓度要高,因此肥胖患者需要更大的绝对剂量,而低心排患者则需减少剂量。低血容量的患者,药物在血浆内稀释程度低,又因肌肉血管代偿性收缩,故进入脑内药物浓度高,且向肌肉转移减慢,于是脑、心抑制加重,这类患者应禁用或限量使用硫喷妥钠。

单次静脉注射诱导剂量的硫喷妥钠其静脉麻醉效应可以维持 10～30 min,故超过 15 min 的手术不推荐单独使用硫喷妥钠麻醉,因为其持续时间太短而往往需要过度的剂量。而采用间断注射或持续静脉滴注硫喷妥钠时,在体内的分布状况与单次静脉注射完全不同。在血液、脑和其他器官内的浓度很快达到平衡,且难以从脑和血液内移出硫喷妥钠。这种变化导致消除减慢,消除半衰期延长。另外,重复给药或持续输注会产生蓄积,脂肪组织蓄积的硫喷妥钠浓度可达血浆浓度的 6～12 倍,药物从脂肪组织缓慢释放导致麻醉时间延长、嗜睡以及呼吸和循环抑制。所以连续滴注法容易过量,且苏醒时间延长,在持续输注剂量达 477～600 mg/kg 时,其静脉输注即时半衰期延长 16～30 min,与小剂量单次注射时的 6～10 min 相比,延长 2～5 倍。

3. 蛋白结合力 硫喷妥钠静脉注射后,首先与血浆蛋白(主要是白蛋白)疏松结合而暂时失去活性,其蛋白结合率为 60.4%～96.7%。健康志愿者其血浆蛋白结合率在硫喷妥钠浓度为 0.2 μg/mL 时为 96.7%,而硫喷妥钠浓度达到 150 μg/mL 时降至 60.4%。手术患者的血浆蛋白结合率接近该值。儿童与成人相比,儿童的血浆蛋白结合率明显降低。这或许可以解释为什么新生儿比成人的诱导剂量要小。

硫喷妥钠与血浆蛋白的结合直接影响其在体内的分布。结合的数量减少,游离者便增多,使药物弥散加快,加速体内分布,促使脑和心肌内的药物浓度升高,导致硫喷妥钠的作用加强,时效延长。硫喷妥钠的结合率受许多因素的影响:在药物相互作用方面,磺胺异噁唑(sulfafurazole)与蛋白结合能力很强,可与硫喷妥钠竞争,使后者的结合减少,麻醉作用增强。动物试验发现静脉注射大剂量阿司匹林或保泰松,可使硫喷妥钠麻醉后渐苏醒的小鼠再次入睡,其机制也跟竞争性替换硫喷妥钠与白蛋白的结合有关。结合率还受某些疾病的影响,例如在贫血、营养不良和血浆蛋白低的患者药物游离部分增加。肝硬化和尿毒症的患者药物游离部分可由正常人的 28% 分别升高至 53% 和 55%。所以透过脑组织的药量增多,药物的消除和排泄减慢。这些患者对硫喷妥钠特别敏感,作用时间较长,麻醉程度亦较深。临床研究报道,硫喷妥钠血浆浓度为 39～42 μg/mL,其中游离浓度 5.9～6.3 μg/mL 时,能使角膜反射和疼痛反应消失,进入麻醉状态。此药与血浆蛋白的结合还受血液 pH 值的影响。二氧化碳蓄积使 pH 值下降时,结合的硫喷妥钠增多,血浆药物浓度降低,因而麻醉效果减弱,时效缩短;过度通气使 pH 值升高时,麻醉效果增强,时效延长。但在酸中毒时脑内药物浓度增加,从而使麻醉加深。

硫喷妥钠在体内的分布还与解离的程度密切相关。药物呈离子状态后便不能通过细胞膜发挥作用。在正常的血液 pH 7.4 时,61％是非解离型,如果未与蛋白结合,便可通过血脑屏障。由于此药的 pKa 7.6 接近生理 pH,所以酸中毒时解离程度减少,进入脑组织的药物增多;碱中毒时则恰恰相反。因此,酸中毒将使巴比妥麻醉加深,而碱中毒时减浅,这种现象在代谢性酸中毒时较呼吸性酸中毒时更为明显。

另一影响药量的因素是快速耐受性。硫喷妥钠初次作用于脑以后,能迅速产生适应现象,需给较大剂量才能维持原麻醉深度。麻醉诱导的剂量越大,注射的速度越快,患者苏醒时的药物水平越高,维持原麻醉深度所需的追加量越多。也就是说,同等剂量的药物,快速注射较慢速注射时苏醒得快。上述现象说明血浆药物水平并不是影响麻醉深度的惟一因素。通过脑电图监测麻醉深度,发现硫喷妥钠血浆浓度与麻醉深度相关性差,而连续血浆药物浓度测定或许可以提示麻醉深度和苏醒速度,但临床实践中很难做到。临床上尽管硫喷妥钠的用量与体重有一定的关系,但不宜将体重作为掌握药量的惟一标准。应考虑病情、注速、患者对药物的反应和快速耐受性等因素作出决定。

硫喷妥钠与甲己炔巴比妥钠药代学参数的比较见表 9-1。此表显示两药的中央室分布容积(Vc)超过血管内容量。因其起效甚快,故脑可能是 Vc 的一部分。由于药物从较小的 Vc 再分布到较大的总表观分布容积 Vdss,从而使药效消失,说明身体各组织能广泛摄取。硫喷妥钠的清除率和肝摄取率低系因与蛋白广泛结合所致。尽管甲己炔巴比妥的蛋白结合率也较高,但其肝摄取率与清除率却高于硫喷妥钠。由于消除半衰期与分布容积直接相关,而与清除率的关系相反,两药消除半衰期的差异,系与不同的清除率有关。两药的清除率有 3 倍之差,也说明再分布是时效短的主要原因。在重复注射或连续静脉滴注时,组织与血液中很易达到平衡,再分布将失去作用,故作用时间显著延长。

表 9-1　硫喷妥钠与甲己炔巴比妥钠的药代学参数($\overline{X}\pm SD$)

	硫喷妥钠	甲己炔巴比妥钠
剂量(mg/kg)	6.7±0.7	2.4±0.4
分布半衰期($t_{1/2}\alpha$,min)		
快速相	8.5±6.1	5.6±2.7
慢速相	62.7±30.4	58.3±24.6
消除半衰期($t_{1/2}\beta$,min)	11.6±6.0	3.9±2.1
清除率(Cl,ml/(kg·min)	3.4±0.5	10.9±3.0
分布容积(L/kg)		
中央室(Vc)	0.38±0.10	0.35±0.10
稳态(Vdss)	2.5±1.0	2.2±0.7

估计肝摄取率:硫喷妥钠 0.15,甲己炔巴比妥钠 0.50。

（二）代谢与排泄

除微量（0.3%）通过肾脏以原形排泄外,大部分在肝内被微粒体酶所代谢,肾脏、大脑及肌肉也参与少量代谢。肝脏摄取率为 0.08~0.20,提示流经肝脏的药物按此比率代谢。机体总清除率为 1.6~4.3 ml/(kg·min)。其代谢过程是,首先 5 位碳上的烃基侧链(甲基丁基根)氧化,形成硫喷妥羧酸(thiopental carboxylic acid),但保留硫代巴比妥酸盐的结构,然后脱硫形成戊巴比妥,最后巴比妥酸环破裂。其代谢产物中,除了戊巴比妥有药理活性,其他几种包括硫喷妥羧酸、硫喷妥乙醇酸、戊巴比妥羧酸及戊巴比妥乙醇酸等,均无药理活性。

硫喷妥钠代谢过程较为缓慢,一般每分钟仅有 10%~15% 分解,消除半衰期为 3~18 h。Russo 等研究表明,在 96 例昏迷成年患者使用硫喷妥钠降颅内压治疗(在 126.5 h 的时间内平均剂量为 339 mg/kg),硫喷妥钠的消除半衰期平均为 18.3 h,表现为一级动力学模式,而在 10 例儿童昏迷患者(在 93 h 的时间内平均剂量为 335 mg/kg),其消除半衰期平均为 11.7 h。有报道称,正常人的消除半衰期为 11.5 h,而厂家报告的血浆消除半衰期为 3~8 h。新生儿的消除半衰期约为 15 h,几乎是母体的两倍。

硫喷妥钠麻醉后,尿中和血浆中戊巴比妥的存留时间至少较注射等克分子量的戊巴比妥长 2 倍。硫喷妥钠麻醉后,神志完全恢复至少需 8 h,24 h 内不能做驾车等精细动作。其代谢产物经肾脏和消化道排泄,一般需 6~7 d,仅较长效的巴比妥类略短。新生儿的肾脏清除率为 0.074 ml/(kg·h),此值是剖宫产婴儿通过胎盘接触硫喷妥钠后计算得到的。

（三）剂量的个体差异

硫喷妥钠剂量的差异主要是受药物分布的改变所影响,而药物代谢因素的影响很小,实际上 Vdss、CI 或 $t_{1/2}$ 等参数对血浆药物浓度与时间的关系影响很小。例如出血性休克的患者,脑组织摄取药物的比率仍较高,但因灌注到其他组织的血流减少,于是硫喷妥钠从脑组织向外移出的速度减慢,故剂量须减少。年龄对硫喷妥钠诱导剂量有显著影响,老年患者对硫喷妥钠更加敏感,需要减少正常剂量的 50%~67%。事实上,老年人的药效学并没有改变,但随着年龄的增长,硫喷妥钠分布的初期容积减少,使药物的稀释程度降低,加之中央室清除率的降低,导致血浆药物浓度升高,从而药效增强。

胎盘不是巴比妥类药物的屏障,所以硫喷妥钠能顺利通过胎盘到达胎儿。有研究测定了孕早期流产妇女胎盘组织和羊水硫喷妥钠浓度,证实硫喷妥钠给药后可以很快透过胎盘直接暴露于胎儿。剖宫产产妇在胎儿娩出时可见到第二次血浆药物浓度高峰。

严重肾功能不全(GFR<10 ml/min)时,硫喷妥钠在血浆中的游离部分增多,诱导剂量需减少 1/4 左右。由于清除率与分布容积均增加,所以消除半衰期没有改变,因此给药间隔不变。而轻中度的肾功能不全(GFR>10 ml/min)患者则不需调整剂量。肝功能障碍患者与上述异常变化相似,给肝硬化患者小剂量硫喷妥钠,时效并不一定延长。但也有研究报道肝硬变患者硫喷妥钠药代动力学改变轻微,因此尽管是肝脏依赖性消除,在肝硬变患者使用硫喷妥钠后药物作用延长的危险性也很小。长期酗酒的患者其硫喷妥钠的药代学和药效学改变也不明显。

在性别上,女性的诱导剂量显著小于男性,主要是因为女性初期表观分布容积大的缘故。性别对诱导剂量的影响要小于年龄与病理因素。心血管和其他疾病可改变药物在体内的再分布过程和血浆蛋白结合程度。严重酸中毒时非离子化部分增多,透过血脑屏障到达脑组织的药物增加,抑制作用加重,剂量应减小。肥胖患者因其表观分布容积较大,消除半衰期(27.8 h)长于体瘦者(6.3 h),清除率明显低,使时效延长,因此不宜按实际体重计算用量,而应根据标准体重估算诱导剂量。

三、药效学

(一)对人体各器官系统的影响

1. 中枢神经系统　硫喷妥钠的中枢作用部位主要是大脑皮质和网状结构,抑制网状结构的上行激活系统,降低大脑皮质的兴奋性,并且可以直接影响皮质的多突触传导;对小脑、前庭和脊髓的抑制作用较弱。静脉注射后 15～30 s 神志消失,约 1 min 可达其最大效应,睡眠约 15～20 min。初醒后,睡眠可持续 3～5 h。脑电图的变化类似自然睡眠,由清醒状态时的 α 波形渐变为高幅、低频的 δ 和 θ 波,直至出现爆发性抑制,最后呈平台状,脑电图完全恢复正常约需 48 h。硫喷妥钠对脑氧代谢率(cerebral metabolic rate of oxygen,$CMRO_2$)呈剂量依赖性抑制,当脑电图呈平台状时,抑制达最大程度(55%)。脑血流与颅内压呈平行性下降,前者约减少 48%,后者可降低 50% 左右。颅内压的降低能缓解脑疝及氯胺酮、氟烷等引起的颅内压升高,对颅脑手术有利。但此作用短暂,有时仅持续 3～7 min,对颅内压正常者却无影响。若用药发生呼吸抑制,由于二氧化碳蓄积和脑血流增加,反而使颅内压升高。因此,在颅脑外伤患者,硫喷妥钠连续输注降颅压治疗过程中往往需要气管插管用呼吸机行呼吸支持治疗。此外,硫喷妥钠可提高大脑皮质神经元的兴奋阈,故有抗惊厥作用。

硫喷妥钠麻醉时双频谱指数(bispectral index,BIS)保持在 55 以下则患者很少在术中觉醒。许多研究者曾对硫喷妥钠催眠作用时的血浆药物浓度作过测定,提示当 50% 患者自主运动功能丧失时的血药浓度是 11.3 $\mu g/mL$,50% 对口头指令无反应时是 15.6 $\mu g/mL$,50% 脑电图出现爆发性抑制时是 33.9 $\mu g/mL$,50% 对强直刺激无反应时是 30.3 $\mu g/mL$,对斜方肌紧缩无反应是 39.8 $\mu g/mL$。50% 患者对放置喉镜及气管插管无反应时,则需要更高的硫喷妥钠血药浓度,两者分别为 50.7 $\mu g/mL$ 与 78.8 $\mu g/mL$。但不同个体间相同麻醉深度时血浆药物浓度差别很大,因此用血浆药物浓度来判断麻醉深度并不准确,同一个体连续血浆药物浓度测定或许可以提示麻醉深度的变化,以及预测苏醒时间。

与吸入麻醉药相比，硫喷妥钠对体感诱发电位的影响较小，因此对于需要通过体感诱发电位监测神经功能的手术，硫喷妥钠是较好的选择，但它对运动诱发电位的振幅仍有影响。正中神经体感诱发电位与脑干听觉诱发电位的幅度呈剂量依赖性改变。在静脉麻醉药物中，硫喷妥钠与丙泊酚抑制运动诱发电位的程度较依托咪酯或甲己炔巴比妥钠的抑制程度大。

在硫喷妥钠亚麻醉浓度下有些患者呈痛觉过敏，即对疼痛刺激的反应增强，表现为心动过速、肌张力增强、出汗、流泪与呼吸急促。临床上可以看到有些患者硫喷妥钠麻醉体动增加，甚至持续较长时间，即是由于痛觉过敏引起，其机制可能是同时阻断了网状结构内抑制疼痛信号传入的通路。由于当时患者记忆已缺失，故苏醒后并无疼痛的回忆。但对体健的患者，静脉输注镇静剂量的硫喷妥钠时，对热痛刺激有反应却不伴有痛觉过敏现象。

2. 呼吸系统　硫喷妥钠等巴比妥类药物对呼吸中枢有明显的抑制，其程度和持续时间与剂量、注药速度、术前用药等有密切关系。与阿片类药物主要导致呼吸频率变慢不同，硫喷妥钠对呼吸频率、呼吸动度均有影响，但主要表现为潮气量减少。硫喷妥钠诱导引起的呼吸暂停有时能持续30 s，因通常接着给肌松药施行控制呼吸行气管内插管，故对此多不在意。尽管呼吸在数分钟内能恢复正常，但高碳酸血症与低氧血症可持续较长时间。麻醉后，呼吸中枢对二氧化碳的敏感性降低，以致在深麻醉时呼吸的维持不得不依靠缺氧对颈动脉窦和主动脉体的刺激，反射性地使呼吸恢复。麻醉加深至此低氧性反射也受抑制时，呼吸有可能完全停止。给氧虽然可以改善缺氧状态，但呼吸中枢的敏感性尚未恢复，有时需暂停或减慢机械通气，待体内二氧化碳蓄积到一定水平，足以使呼吸中枢兴奋时，自主呼吸才能恢复正常。

硫喷妥钠引起的呼吸变化受多种因素影响。如与阿片类药物合用不仅能加重呼吸抑制，并进一步降低呼吸中枢对二氧化碳的敏感性。病情危重和/或心、肺功能受损的患者以及婴幼儿，呼吸抑制的发生率高且严重，应视为相对禁忌证。硫喷妥钠麻醉时，手术疼痛刺激可使呼吸加深、加快，有时肢体挣扎；而停止操作后，呼吸迅速变浅。若试图增加硫喷妥钠剂量来消除疼痛反应十分危险，很可能导致呼吸严重抑制。因此，硫喷妥钠并不是理想的全麻药，仅能用于麻醉诱导，或与其他镇痛性强的麻醉药如氧化亚氮联用。

硫喷妥钠诱导后唾液分泌增多的现象很少见，支气管痉挛或喉痉挛则更少。这种不良反应常是在浅麻醉下施行气管内插管，或置入通气道与喉罩时引发的，因此时喉反射与气管反射不受抑制。与等效剂量的丙泊酚相比，硫喷妥钠诱导后喉反射更为活跃。既往认为支气管哮喘患者不宜使用硫喷妥钠，现已知是安全的选择。但不像氯胺酮，此药并无支气管扩张作用。

3. 循环系统　硫喷妥钠麻醉时对循环系统有明显的抑制，其对心血管的影响主要是静脉系统扩张与末梢循环淤血，同时心肌收缩力受抑制，但其程度较挥发性全麻药轻。对心肌收缩力的抑制可能与经心肌细胞的钙转运被阻断,或与一氧化氮通路改变有关。硫喷妥钠等静脉麻醉药可减弱神经元—氧化氮合成酶的活性并干扰神经肌纤维膜的钙流入,减少肌浆网的钙释放,抑制由心肌细胞内钙离子释放通道因子(ryanodine)诱发的肌浆网钙的流出,从而使心肌收缩力降低。Komai 和 Rusy 通过测定兔离体心肌电刺激动作电位下心肌收缩(PSC)和冷刺激下心肌收缩(RCC),观察硫喷妥钠对肌浆网 Ca^{2+} 释放和储存的影响,结果表明硫喷妥钠抑制 PSC,而不影响 RCC;在肌浆网功能完好的情况下,硫喷妥钠对 PSC 的抑制作用明显强于阻断肌浆网释放 Ca^{2+} 功能,并抑制跨肌膜 Ca^{2+} 内流对 PSC 的影响,表明其对电刺激诱导的肌浆网 Ca^{2+} 释放有强烈的抑制作用,而不减少肌浆网 Ca^{2+} 的储存量。硫喷妥钠延长心肌纤维膜动作电位持续时间(APD),降低去极化最大速率和平台期高度,表明其对 Ca^{2+} 内流具有抑制作用,同时 K^+ 通透性也受到一定影响。极高浓度的硫喷妥钠(10^{-3} mol/L)能严重抑制跨膜电位,降低自主节律和动作电位(AP)幅度,延长 ADP,最终导致动作电位消失。增加细胞外 Ca^{2+} 浓度可逆转其对收缩力的抑制,同时加快膜复极化的速率。

静脉注射硫喷妥钠后心率稍增快。进入麻醉状态后,收缩压与心脏指数明显下降,深麻醉时可下降 25% 左右,说明心排血量不同程度地减少。每搏量较心排血量所受的影响尤为明显,系与代偿性心动过速有关。随着麻醉的加深,平均动脉压逐渐降低,而且注射速度越快,下降的幅度越大。即使小剂量也可能造成明显的循环抑制,故应特别注意给药速度。

心肌耗氧量因心率增快而增加。当主动脉压相对无改变时,冠状动、静脉氧差保持正常,这是因为冠状血管阻力与心肌血流的增加成比例地降低。但当动脉压明显下降时冠状血流减少,对于心肌供血不全或心动过速的患者不宜采用硫喷妥钠麻醉。高血压的患者,不管是否经过治疗,此药的降血压作用都较正常血压的人明显,术前曾经应用 β 受体阻滞剂者可加重低血压。心肌应激性一般不受影响,麻醉时偶有心律失常,主要是缺氧和二氧化碳蓄积的缘故。

循环系统的变化系因药物对心脏,尤其对左心室的直接抑制和对延髓血管运动中枢的影响。血压下降的原因,一方面是心排血量减少,另一方面是交感神经受抑制而使周围血管扩张、血液在末梢循环淤积,使回心血量减少的结果。一般患者,可通过脑、肝、肾等内脏血管收缩和心率加快,来代偿周围血管的扩张,血压尚不致显著降低,全身血管总阻力不变,甚至升高。但对缩窄性心包炎、严重瓣膜狭窄、冠状动脉狭窄等心功能不全,以及严重高血压和血容量不足的患者,硫喷妥钠虽非绝对禁忌,应用仍需要十分慎重。除严格控制剂量和注射速度外,宜稀释成 1.25%～2% 溶液静脉注射。

4. 肝肾功能　临床剂量的硫喷妥钠对肝功能无明显影响,但大量时术后肝功能可轻度抑制,数日内自行恢复,这种情况很难与缺氧引起的肝功能轻度抑制相区别。肝功能差的患者,麻醉后嗜睡时间不一定延长,故肝硬化的患者一般不需要减少剂量。长期酗酒的患者其硫喷妥钠的药代学和药效学改变也不明显。

麻醉中因低血压可导致肾血流降低,故尿量减少,亦有人认为与麻醉时垂体抗利尿激素分泌增多有关。对肝、肾功能的上述影响,一般无临床意义。

5. 代谢与内分泌 硫喷妥钠麻醉后血糖轻度升高,但无临床意义,可表现为葡萄糖耐量试验异常,但血清胰岛素水平无变化,因此糖尿病患者并非禁忌。巴比妥类药物使周围及骨骼肌血管扩张,由于热量丢失,可致术后寒战。血浆皮质醇浓度可降低,但硫喷妥钠并不能阻断手术应激反应引起的肾上腺皮质兴奋现象,这与依托咪酯抑制肾上腺皮质功能的作用不同。硫代巴比妥酸盐如硫喷妥钠和硫戊巴比妥钠,与甲己炔巴比妥钠和戊巴比妥不同,可产生剂量依赖性的组胺释放,偶尔会导致严重低血压和心动过速。

6. 子宫与胎儿 硫喷妥钠对妊娠子宫既不增强也不抑制其肌张力。分娩时脐带血药浓度仅为母体浓度的一半,过 36 h 后新生儿尿内硫喷妥钠的浓度只有母体浓度的0.0007%,提示在剖宫产手术期间可以有少量的药物穿过胎盘到达新生儿体内。此药在母体与胎体的再分布可避免胎儿脑与脊髓内血药浓度过高,剖宫产在硫喷妥钠或氯胺酮诱导后10 min内取出胎儿尚安全。有报道称静脉注射诱导剂量达 6 mg/kg,对剖宫产的胎儿无影响,但 8 mg/kg 则对胎儿有抑制。硫喷妥钠诱导后剖宫产的新生儿,其一般情况好于咪达唑仑诱导者,但神经行为不如氯胺酮或硬膜外麻醉下阴道分娩。但也有报告指出硫喷妥钠易通过胎盘,且新生儿对此药敏感,出生后表现为四肢无力、反应迟钝,甚至持续达 1周之久。

7. 其他 硫喷妥钠麻醉时胃肠道功能无变化。因贲门括约肌松弛,胃内容物容易反流,会造成误吸甚至窒息。也曾有硫喷妥钠引起恶心、呕吐的报道,但硫喷妥钠引起的术后呕吐很少见。麻醉后眼内压下降,对内眼手术有利。脾脏增大,血液中有形成分转移至脾,因而红细胞计数可能减少。麻醉剂量的硫喷妥钠对肿瘤免疫有一定影响,使白细胞吞噬肿瘤细胞的功能抑制,因而降低患者术后的防御能力。还有研究报道氟烷吸入麻醉及硫喷妥钠-芬太尼麻醉均可导致婴幼儿免疫应答下降,在麻醉后即刻、4 h 后白细胞计数显著下降,但血清皮质醇水平不变。

(二)药物的相互作用

服用中枢性抑制剂如乙醇、抗组胺药、异烟肼、单胺氧化酶抑制剂者,将使硫喷妥钠的中枢抑制作用增强。与苯二氮䓬类、阿片类等镇静或镇痛药物合用,会产生药物相加作用,使呼吸、中枢抑制作用加重,须减少剂量或呼吸支持治疗。同时给予氨茶碱 5.6 mg/kg 能减弱硫喷妥钠的镇静程度与缩短其作用时间。长期给予巴比妥类药物能诱导肝微粒体的药物代谢酶,这可加速其本身与其他依赖细胞色素 P 450 系统代谢酶药物的代谢作用。因此实际上巴比妥类药物具有酶诱导剂的作用。

（三）不良反应

1. 心血管系统　由于直接组胺释放作用可以引起心源性休克,表现为严重低血压和心动过速,迅速扩容、缩血管药物升压等对症治疗有效。给予高浓度硫喷妥钠可产生明显的血管扩张和心肌抑制。在健康成年人,硫喷妥钠以每 15 s 50 mg 的速度静脉诱导达到睫毛反射消失时对心血管的抑制作用与 4 mg/kg 硫喷妥钠单次静脉注射产生的效应相近。

2. 皮肤反应　误注入皮肤引起的急性皮肤反应:包括红斑、瘙痒、颤抖及荨麻疹等。硫喷妥钠也可产生固定性药疹:皮肤或黏膜特征性的红斑丘疹,停药后斑疹会逐渐消退,但有时须口服类固醇激素或局部用激素与局麻药膏来对症处理。

药物从血管外渗可引起神经炎及皮肤坏死,导致注射部位疼痛。如果发生这种情况,建议用不加肾上腺素的局麻药,如 1% 利多卡因在受损皮区做浸润治疗。

3. 误入动脉　误注入动脉可引起动脉炎和血栓形成。应立即停止注射,立即通过同一针头注入扩血管药物或不加肾上腺素的局麻药,若针头已经拔出,应在该穿刺点远端动脉注射给药;其他的支持治疗措施包括:局部注射肝素减少血栓形成,行交感神经阻滞或吸入氟烷全身麻醉以减轻疼痛和血管痉挛。误注入桡动脉的表现为:最初的症状为患手苍白或发绀,随后前臂或手部皮肤褪色、溃疡或起疱及水肿,甚至坏死。治疗措施包括稀释硫喷妥钠的浓度,缓解动脉痉挛和疼痛,防止血栓形成。遇此意外时,应立即由原动脉注射普鲁卡因、罂粟碱或妥拉佐林(tolazoline),并做臂丛或星状神经节阻滞,以解除动脉痉挛,改善血液循环。肝素抗凝可治疗和预防血栓形成。曾有报道,将 75000IU 尿激酶注入受影响的指动脉成功地恢复血液循环。

4. 胃肠道反应　约 40% 的成年人在注射硫喷妥钠后神志尚未消失前自觉有洋葱或大蒜的味觉,年轻者更为普遍。曾有硫喷妥钠引起恶心、呕吐的报道,但硫喷妥钠引起的术后呕吐很少见。

5. 血液系统　有研究报道氟烷吸入麻醉及硫喷妥钠/芬太尼麻醉均可导致婴幼儿免疫应答下降,在麻醉后即刻、4 h 后白细胞计数显著下降,但血清皮质醇水平不变。曾报道有一位 55 岁行髋关节置换术的男性患者硫喷妥钠麻醉诱导后发生了溶血性贫血并导致肾功能衰竭,经利尿、输血、血液透析治疗后好转,一个月后肾功能恢复。其原因是患者曾经使用过硫喷妥钠,体内产生了抗硫喷妥钠抗体。免疫血液学研究揭示红细胞膜上的 I 血型抗原是药物-抗体复合物的受体结合位点。

硫喷妥钠与琥珀酰胆碱混合会产生沉淀,导致弥散性血管内凝血。预防措施包括尽量选择较大静脉缓慢滴注,若在小静脉给药应分开,用生理盐水冲洗管路 2~3 min 后再给予另一种药物。

6. 肝肾毒性　曾有 2 例单用硫喷妥钠、1 例合用硫喷妥钠与氟烷后引起患者发热和肝炎的报道,因此值得注意。硫喷妥钠对肾功能影响不大,但若发生免疫性溶血性贫血则可能导致肾功能衰竭。

7. 过敏反应　静脉注射硫喷妥钠有引起Ⅰ型过敏反应的报道,其中一些患者被认为之前即被硫喷妥钠敏化;在有些发生过敏反应的患者观察到IgE水平先降低后升高,也有研究发现有的过敏患者补体C_4水平升高。

注药过程中常见前胸与颈肩部有红斑,或许与该药引起类过敏反应有关。

8. 致畸性　有研究测定了孕早期流产妇女胎盘组织和羊水硫喷妥钠浓度,证实硫喷妥钠给药后可以很快透过胎盘直接暴露于胎儿,且可能产生药物蓄积,因此理论上有致畸的可能。总体上说,服用巴比妥类药物有致畸效应,但孕早期妇女用硫喷妥钠麻醉诱导没有发生致畸效应的报道。孕产妇及哺乳期妇女用药后未发现致畸性升高,也没有其他对胎儿的直接或间接有害的证据。剖宫产手术不考虑硫喷妥钠是否有致畸效应,但可能使新生儿出现短暂的明显的神经学改变。有研究测定了哺乳妇女硫喷妥钠麻醉诱导后乳汁和初乳中硫喷妥钠的剂量很小,可以忽略不计,不太可能对乳儿产生影响,因此哺乳妇女可以安全使用。

9. 其他不良反应　硫喷妥钠可致肌肉轻度兴奋性运动如肌张力亢进、肌震颤或抽搐,以及咳嗽与呃逆等呼吸兴奋现象。上述不良反应在甲己炔巴比妥钠较硫喷妥钠多见,麻醉诱导前给予阿托品或阿片类药能使其减轻,而麻醉前给予东莨菪碱或吩噻嗪类药则使其增强。

（四）异常反应

此药最严重的异常反应是对潜在性紫质症(porphyria)患者诱发急性发作。此病是血卟啉代谢异常而引起。硫喷妥钠能刺激δ-氨基乙酰丙酸合成酶(ALA合成酶)的活性,ALA系卟啉原前驱物质,从而使卟胆原和尿卟啉原的产生增多。发作时急性腹痛,呈阵发性绞痛,神经精神症状有弛缓性瘫痪、谵妄、昏迷,严重者死亡。虽不是每种类型的紫质症(急性间歇性卟啉病或多样性卟啉病更易发生,后者在南非常见)均受影响,但因其后果严重,故可疑病例均应视为绝对禁忌证。

第三节　临床应用

一、适应证

硫喷妥钠因对呼吸循环有抑制、镇痛作用缺乏和浅麻醉时的抗镇痛效应,以及在体内的再分布导致苏醒后嗜睡延长,故现今不单独以此药施行麻醉,而主要用于麻醉诱导,是目前采用最普遍的诱导药物。此外,有时也用于麻醉复合用药、惊厥治疗与脑保护。

1. 麻醉诱导　硫喷妥钠在一次臂-脑循环时间内快速起效,在1 min内作用达高峰。

由于从脑向其他组织再分布,故单次剂量的有效作用时间仅持续 5~8 min。苏醒很快,因药物尚可再分布至脑,所以苏醒后仍有嗜睡现象。健康成人的诱导量为 2.5~4.5 mg/kg,儿童 5~6 mg/kg,根据性别、年龄、全身情况、术前药种类、合并病等因素酌情增减。诱导前静脉注射芬太尼 5 μg/kg,可使硫喷妥钠神志消失的 ED_{50} 由 4 mg/kg 减少到 2.2 mg/kg,从而避免对收缩压的影响。应强调指出,硫喷妥钠与其他静脉注射的麻醉药或辅助药一样,注药速度至关重要。即使是规定的剂量,快速注射也会造成明显的呼吸循环抑制。静脉诱导时,2.5%硫喷妥钠溶液,先给予 2 ml 试验剂量,观察患者神志的反应及耐受程度,然后间隔 30~40s 间断静脉注射 50~100 mg,直到能够完成气管插管;或者 3~5 mg/kg 单次静脉注射快速诱导插管。

2. 麻醉维持　作为平衡麻醉或全静脉麻醉的催眠成分,硫喷妥钠可用以维持患者神志消失。在麻醉诱导后再分次追加硫喷妥钠,每次 50~100 mg,同时给芬太尼并吸入氧化亚氮,适用时间不长的手术。长时间的手术麻醉,采用分次注入与连续滴注法易致蓄积过量,现已很少应用。

3. 抗惊厥　硫喷妥钠可做痉挛或惊厥的对症治疗,能迅速控制癫痫、破伤风、高热或局麻药中毒引起的痉挛或惊厥。为控制惊厥状态,应立即静脉注射 2.5%硫喷妥钠溶液 75~125 mg(或 3~5 ml),对 2 次发作则可在 10 min 之内缓慢注射 125~250 mg 接近麻醉剂量的药物。但现在常用苯二氮䓬类药处理癫痫发作。电惊厥治疗时可采用巴比妥类药催眠,但甲己炔巴比妥钠出现心律失常的机会较硫喷妥钠少。

4. 脑保护　硫喷妥钠降低脑代谢,从而对脑提供保护作用,其机制可能是干扰-氧化氮环鸟苷酸系统(NO-cGMP system)而抑制兴奋性传导。硫喷妥钠剂量达 40 mg/kg,足使脑电图呈平台时,能减少体外循环心脏直视手术后的神经精神合并症。心肺复苏后静脉注射 30 mg/kg 可用以防治缺氧性脑损伤。在神经外科术中,硫喷妥钠 1.5~3.5 mg/kg 可以降低颅内压,因此可用于颅脑外伤及开颅手术患者降颅压治疗。但这样大剂量的硫喷妥钠对呼吸、循环难免抑制,须行呼吸、循环支持治疗。

5. 精神疾病治疗　精神错乱患者进行麻醉分析或麻醉精神治疗时可以用硫喷妥钠,通常的剂量和方法为:让患者从 100 开始倒数,同时 2.5%硫喷妥钠溶液 100 mg/min(或 4 ml/min)持续输注,直到患者数数错误而尚未入睡停止输注,此时患者应处于半睡半醒、言语连贯状态。

二、禁忌证

(一)绝对禁忌证

1. 没有合适的静脉通路时　硫喷妥钠为强碱性溶液,刺激性强,不能肌内注射;药液从血管外渗或误注入皮肤都会产生剧烈疼痛甚至皮肤坏死,因此必须有完整的静脉通路。同时,硫喷妥钠心血管抑制作用强,还有过敏反应的可能,也都要求有通畅的输液通路以备抢救之需。

2. 潜在性紫质症患者　特别是急性间歇性卟啉病或多样性卟啉病患者。

3. 对硫喷妥钠制品/巴比妥酸盐等过敏的患者。

（二）相对禁忌证

1. 严重的心血管疾病、低血压或休克患者,应用硫喷妥钠可能产生严重的循环抑制,应用须谨慎。

2. 某些可能导致催眠效应增强或延长的情况:术前药过量、阿狄森(氏)病、肝或肾功能不全、黏液(性)水肿、血尿素升高、严重贫血、哮喘及重症肌无力等,也应视为相对禁忌。

3. 哮喘持续状态、内分泌机能不全、颅内压升高、眼肌麻痹以及呼吸功能不全或气道梗阻等患者,可能加重呼吸抑制,产生严重后果,应用时须十分谨慎。

三、剂量及用法

（一）成人剂量

1. 全身麻醉诱导　2.5％硫喷妥钠溶液,先给予 2 ml 试验剂量,然后间隔 30～40 s 间断静脉注射 50～100 mg,直到能够完成气管插管;或者 2～3 mg/kg 单次静脉注射快速诱导插管。

2. 精神疾病麻醉分析　让患者从 100 开始倒数,同时 2.5％硫喷妥钠溶液 100 mg/min（或 4 ml/min）持续输注,直到患者数数错误而尚未入睡停止输注,此时患者应处于半睡半醒、言语连贯状态。

3. 降低颅内压　在神经外科术中,硫喷妥钠 1.5～3.5 mg/kg 可以降低颅内压,但应注意维持充足的通气量。

4. 治疗癫痫发作　为控制惊厥状态,应立即静脉注射 2.5％硫喷妥钠溶液 75～125 mg（或 3～5 ml）,对 2 次发作则可在 10 min 之内缓慢注射 125～250 mg 接近麻醉剂量的药物。

5. 经直肠给药基础麻醉　经直肠途径给予硫喷妥钠做基础麻醉是可行的,但药物的吸收情况很难预测。正常健康成人推荐的麻醉前镇静剂量为 30 mg/kg,基础麻醉剂量为 45 mg/kg。体重超过 90 kg 的患者,总剂量不应超过 3～4g。体质较差的患者应相应减量。

（二）儿童剂量

1. 静脉麻醉诱导与维持　未给其他术前药的健康儿童患者(5～15 岁)硫喷妥钠的单次静脉诱导剂量为 5～6 mg/kg。2.5％硫喷妥钠溶液每隔 30 s 间断缓慢静脉注射麻醉诱导的推荐剂量为 4～5 mg/kg。体重在 30～50 kg 的儿童,硫喷妥钠麻醉维持的剂量通常为 25～50 mg 间断静脉注射。

儿童与成人相比,硫喷妥钠诱导剂量相对更大;婴幼儿(1～6 月)硫喷妥钠诱导剂量为

$5 \sim 8$ mg/kg，$1 \sim 12$ 岁儿童为 $5 \sim 6$ mg/kg，而新生儿（$0 \sim 14$ d）的平均诱导剂量为3.4 mg/kg。

2. 肌注硫喷妥钠基础麻醉　小儿 $15 \sim 20$ mg/kg 肌注，但也可能产生呼吸、循环抑制和喉痉挛等并发症，而此法也很少使用。

3. 经直肠给药基础麻醉　推荐剂量为 40% 硫喷妥钠混悬液 30 mg/kg。对需要镇静的准备做 MRI 检查的儿童患者，经直肠给予硫喷妥钠是一种安全有效的方法。Beekman 等研究了 83 例患有紫绀型先天性心脏病的儿童和婴幼儿欲行 MRI 检查的患者，经直肠给予硫喷妥钠镇静，剂量分别为：小于 6 个月的婴儿为 50 mg/kg，$6 \sim 12$ 月患儿为 35 mg/kg，较大儿童的剂量为 25 mg/kg，总量不超过 700 mg。结果 95% 的患儿获得满意的镇静效果，其中睡眠状态持续约 30 min，满意镇静时间持续超过 45 min，均在 90 min 之内可唤醒。

4. 骨髓内途径给药　在婴幼儿或较小儿童难以建立完整静脉输液通路时，可以考虑骨髓内途径给药。Katan 等曾经报道过 1 例 6 个月大的女孩因头部外伤接受手术治疗，用骨髓穿刺针经胫前胫骨内置管，利多卡因 8 mg，硫喷妥钠 20 mg，琥珀酰胆碱 12 mg 快速序贯诱导，产生良好肌松，顺利完成气管插管，并用此骨内通路作为主要给药途径维持麻醉达2 h。

（三）注意事项

1. 注意应综合考虑患者的术前用药、体重、心排血量，原发疾病等情况调整用药量。药代动力学研究表明，肥胖患者较相同体重的偏瘦患者需要更大的剂量，而低心排血量患者则应减少剂量。

2. 静脉给药速度　17 岁以下的患者通常推荐将硫喷妥钠稀释到 $2 \sim 4$ mg/mL 持续输注；也可以稀释到 $20 \sim 50$ mg/mL 缓慢静脉推注（$3 \sim 5$ min），剂量为 $3 \sim 4$ mg/kg。应监测患者是否有呼吸抑制、溶血、低血压及血管外渗等情况的发生。

新生儿的静脉给药剂量为 4 mg/kg 缓慢注射，然后 2 mg/(kg·h) 连续输注。新生儿的治疗浓度范围为 $150 \sim 200$ mmol/L。但应注意只能在加强监测的情况下使用。

3. 严重肾功能不全（GFR<10 ml/min）患者的推荐剂量为正常剂量的 75%，而给药间隔不变；而轻中度的肾功能不全（GFR>10 ml/min）患者不需调整剂量。

4. 老年患者对硫喷妥钠更加敏感，需要减少正常剂量的 $50\% \sim 67\%$。关于药效增强的机制尚有争议，但可能与药物的初分布的改变或中央室清除率的降低有关。

5. 孕妇剂量　达到相同效应，怀孕妇女比非怀孕妇女硫喷妥钠的剂量要低 18%。Gin 等在一项随机双盲试验中，比较了 70 位怀孕 $7 \sim 13$ 周的妇女和 70 位未怀孕妇女分别达到催眠和麻醉状态的硫喷妥钠的 ED$_{50}$ 和 ED$_{95}$ 值，结果显示其剂量效能比分别为 0.83（催眠）和 0.82（麻醉）。

（谭　刚）

参 考 文 献

1　庄心良,曾因明,陈伯銮,主编. 现代麻醉学.第三版.北京:人民卫生出版社,2003.464 - 474.

2　杭燕南,庄心良,蒋豪,等. 当代麻醉学.上海:上海科学技术出版社,2002.238 - 252.

3　Andersen LW，Qvist T，hertz J，et al. Concentrations of thiopentone in mature breast milk and colostrum following an induction dose. *Acta Anaesthesiol Scand*，1987，31:30 - 32.

4　Anon. American academy of pediatrics committee on drugs:transfer of drugs and other chemicals into human milk. *Pediatrics*，2001，108(3):776 - 789.

5　Bach V，Carl P，Ravlo O，et al. A randomized comparison between midazolam and thiopental for elective cesarean section anesthesia:Ⅲ. Placental transfer and elimination in neonates. *Anesth Analg*，1989，68:238 - 242.

6　Beekman RP，Hoorntje TM，Beek FJA，et al. Sedation for children undergoing magnetic resonance imaging:efficacy and safety of rectal thiopental. *Eur J Pediatr*，1996，155:820 - 822.

7　Berthoud MC，McLaughlin A，Broome IJ，et al. Comparison of infusion rates of three IV anaesthetic agents for induction in elderly patients. *Br J Anaesth*，1993，70:423 - 427.

8　Gin T，Mainland P，Chan MTV，et al. Decreased thiopental requirements in early pregnancy. *Anesthesiology*，1997，86:73 - 78.

9　Habibi B，Basty R，Chodez S，et al. Thiopental-related immune hemolytic anemia and renal failure. *N Engl J Med*，1985，312:353 - 355.

10　Russo H，Bressolle F. Pharmacodynamics and pharmacokinetics of thiopental. *Clin Pharmacokinet*，1998，35(2):95 - 134.

11　Russo H，Urien S，Duboin MP，et al. Pharmacokinetics of high-dosage thiopental sodium in patients with cerebral injuries. *Clin Drug Invest*，1997，13:255 - 269.

12　Wada DR，Bjorkman S，Ebling WF，et al. Computer simulation of the effects of alterations in blood flows and body composition on thiopental pharmacokinetics inhumans. *Anesthesiology*，1997，87:884 - 899.

第10章 氯 胺 酮

苯环己哌啶类静脉麻醉药的基本化学结构为环己胺,故亦称环己胺类药。

1958 年 Greifenstein 等介绍一种芳香基环己胺,即苯环己哌啶(phencyclidine),具有较强的镇痛作用,给药后呈现类似痴呆的状态。苏醒期几乎所有患者均有精神症状的不良反应,25%的患者有激动现象,甚至持续至术后数小时,现此药仅在非法娱乐时使用。1962 年 Stevens 合成氯胺酮(ketamine, ketalar, ketaject),为苯环己哌啶的衍生物,1965 年 Corssen 和 Damino 首先在人体上应用,1970 年进入临床。此药是目前仍在使用的、惟一的苯环己哌啶类药。氯胺酮不同于其他静脉麻醉药,具有明显的镇痛作用。尽管依然有苯环己哌啶的精神不良反应,但较轻,因其对呼吸循环影响很小,故仍有使用的价值。

第一节　理 化 性 质

氯胺酮化学名称为 2-氯苯-2-甲基胺环己酮盐酸盐,分子量 238 kD,化学结构见图 10-1。此药为白色结晶,易溶于水,为无色透明液体,制剂略呈酸性,水溶液 pH 值为 3.5~5.5,pKa7.5。内含 1∶10000 苯索氯铵(benzethonium chloride)作为防腐剂。因此相比丙泊酚与依托咪酯,氯胺酮并不需要脂质溶剂。临床所用的氯胺酮是 S⁺氯胺酮与 R⁻氯胺酮两对映异构体的消旋体。实验研究表明,S⁺氯胺酮的麻醉效价为 R⁻氯胺酮的 4 倍,而苏醒期精神运动反应却较少,两异构体的药代学相似。

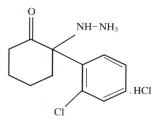

图 10-1　氯胺酮的化学结构

第二节　药 代 学

一、分布与清除

氯胺酮呈高度脂溶性,约为硫喷妥钠的 5~10 倍,因而能迅速透过血脑屏障进入脑内。

静脉注射氯胺酮后 1 min,肌注后 5 min 血浆药物浓度达峰值,脑血流量同时增加,促其在脑内很快分布,患者迅速入睡。然后,血浆药物浓度下降,脑内浓度亦降低。但由于此药脂溶性高,血浆蛋白结合率低（12%～47%）,故中枢神经系统贮留的药物较血浆多,两者之比为 6.5：1（鼠）。因脑皮质血流丰富,所以脑内药物浓度较其他部位高。随着氯胺酮从脑向其他器官和组织转移,这种再分布现象促使神志迅速恢复。动物实验表明,静脉注射后 10 min,70% 的药物集中在骨骼肌、肠、肝和皮肤内,随后再分布于脂肪和其他血管少的组织。此药在血浆内的衰变曲线呈三相,前 45 min 迅速下降;继以 12 h 缓慢降低;第三相更缓慢地减少,持续时间较长。单次静脉注射后药代学参数符合二室开放模型。消除半衰期 2.5～2.8 h,稳态表观分布容积（VDss）3.1 L/kg。值得注意的是,相对短的分布半衰期 11～16 min 反映此药在体内的快速分布,相对大的分布容积提示其脂溶性高。清除较快,清除率为 12～17 ml/（kg·min）。整体平均清除量 1.4 L/min 相当于肝血流,所以肝血流的减少将影响氯胺酮的清除。

二、代谢与排泄

此药主要在肝内代谢,其途径还不很清楚。一般认为系通过肝脏药物代谢酶系统P450酶的作用进行生物转化。首先经 N-脱甲基作用形成去甲氯胺酮（norketamine,即代谢物Ⅰ）,然后环己酮环羟基化,转变成羟去甲氯胺酮,再结合成较易溶于水的葡萄糖醛酸衍生物。去甲氯胺酮的羟化代谢物,遇热脱水形成一种环己酮氧化物,即脱氢去甲氯胺酮（dehydronorketa mine,代谢物Ⅱ）。此外,氯胺酮亦可在未脱甲基前进行环羟基化作用,但不是主要代谢途径。代谢物Ⅰ具有药理活性,其麻醉效力约为氯胺酮的 1/5～1/3;代谢物Ⅱ的麻醉效力为氯胺酮的 1%。此两代谢物在脑中没有足够的浓度,不能产生睡眠作用,但可使苏醒期延长。氯胺酮的分解产物 5 d 内可在尿中排出 91%,有的报告尿中含有 4% 左右的原型或代谢物Ⅰ,16% 为羟化衍生物,粪中排泄量仅占 3%。有少量经胆系排泄,结扎总胆管后睡眠时间可延长、血浆药物浓度也升高。

氯胺酮在体内的转化速度受许多因素的影响,如地西泮（diazepam）为氯胺酮脱烃基作用的竞争性抑制剂,术前并用地西泮或速可眠（secobarbital sodium）较并用阿托品时氯胺酮的平均血浆半衰期显著延长。鼠实验发现氟烷能延长氯胺酮及其代谢物Ⅰ的摄取、分布和再分布,这可能与氟烷抑制心血管和使肝血流减少,导致氯胺酮的生物转化减慢有关。其他吸入麻醉药也可能有类似作用。动物实验表明肝药物代谢酶抑制剂（SKF$_{525}$-A）和诱导剂（苯巴比妥）能分别延长和缩短氯胺酮麻醉后共济失调与激动状态的时间。实际上,氯胺酮本身即为酶诱导剂。事先用氯胺酮处理的鼠,再给同药后肝代谢增加,氯胺酮的血浆衰变率增快。但麻醉苏醒迅速主要是因再分布的关系,酶诱导现象对时效可能无明显影响。

口服氯胺酮的生物利用度仅为 16.5%,血药浓度低,但由于肝的首过消除,代谢物Ⅰ在血浆中的浓度也高,也有一定的镇痛作用,故可作为小儿麻醉前用药。

此药可迅速通过胎盘,胎儿和母体内的血浆药物浓度很接近。若分娩时用此药超过 2 mg/kg,能引起胎儿抑制。

反复应用氯胺酮因自身酶诱导作用而增加其降解酶的活力,加速药物的降解,产生快速耐受性,镇痛作用减弱,需增加药量才能维持原麻醉深度。

第三节 药 效 学

一、作用途径

氯胺酮对多种受体起兴奋或抑制作用,从而发挥其药效。见表 10-1。

表 10-1 静脉全麻药对配体门控离子通道的作用

受体类型	巴比妥类	丙泊酚	甾 类	依托咪酯	氯胺酮
甘氨酸	+/0	+	+/0	+/0	0
GABA$_A$	+++	+++	++/+++	+++	0
NMDA	0	0	0	0	—
AMPA	—/0	0	0	0	0
KA	0/—	+/0	0	0	0
nACh	——	0	0	0	—
5-HT$_3$	0	0	0	0	0

符号表示相应临床浓度下,静脉麻醉药对受体增强或抑制的程度:0:<20%;+或—:20%~50%;++或——:50%~100%;+++或———:>100%。

(一)谷氨酸受体

应用功能表达克隆技术和同源克隆技术,已有 20 余种谷氨酸受体的亚基克隆并表达成功,它们分别属于配体门控性离子通道超家族和 G 蛋白耦联受体超家族。根据选择性激动剂,目前将谷氨酸受体分成五型,即 NMDA(N-甲基-D-天门冬氨酸)受体、AMPA(α-氨基-3-羧基-5-甲基恶唑-4-丙酸)受体、海人藻酸(kainic acid,KA)受体、ACPD 受体和 L-AP4受体。AMPA 受体和 KA 受体合称为非 NMDA 受体。NMDA 受体具有重要的生理特性:① 与 NMDA 受体耦联的离子通道表现特殊的门控特性:受配体和膜电位的双重调节;② NMDA 受体通道除通透 Na$^+$ 和 K$^+$ 外,对 Ca^{2+} 有较大通透性,Ca^{2+} 是重要的胞内第二信使,能激活多种酶,通过不同的信号转导系统产生复杂的生理反应。非NMDA受体对膜电位不敏感,大多数非 NMDA 受体通道只通透 Na$^+$ 和 K$^+$。

1. 氯胺酮拮抗 NMDA 受体 氯胺酮通过与 NMDA 受体的苯环己哌啶位点结合,非竞争性抑制谷氨酸对该受体的激活,且对 NMDA 的阻滞有时间和刺激频率的依赖性。已有研究表明氯胺酮的镇痛、麻醉作用与 NMDA 受体上氯胺酮的原发作用位点被阻滞有关。

2.非 NMDA 谷氨酸受体　以前认为氯胺酮不与非 NMDA 谷氨酸受体结合,近来发现氯胺酮抑制非 NMDA 谷氨酸受体,而这一抑制可能由谷氨酸、一氧化氮、环磷酸鸟苷系统介导。

(二)阿片受体

有些证据显示氯胺酮与脑、脊髓内的阿片受体结合,使阿片受体兴奋,特别是氯胺酮的异构体 S(＋)对映体具有一定的阿片 μ 受体激动作用,这可部分解释此药的镇痛作用。纳洛酮不能逆转氯胺酮的镇痛效应。氯胺酮的致幻作用可用与 κ 受体的作用来解释。κ 受体的激动剂能引起相应的效果。

(三)胆碱能受体

无论是烟酰胆碱(N)还是毒蕈碱(M)受体均受氯胺酮所抑制,且与其部分不良反应有关。

(四)肾上腺素能受体

氯胺酮能抑制中枢及外周去甲肾上腺素,肾上腺素的摄取,不仅导致突触反应时间延长,且增加去甲肾上腺素进入循环的量。

(五)多巴胺和 5-羟色胺(5-HT)的摄取也有抑制效果

从而增加中枢多巴胺能神经的活性。Grisp 用 5-HT 拮抗剂—二甲麦角新碱可拮抗鞘内注射氯胺酮的镇痛作用。氯胺酮引起的呕吐也涉及这一机制,可用 5-HT$_3$ 受体拮抗剂如昂丹司琼来治疗。

临床相应麻醉药浓度设定为:戊巴比妥 50 $\mu mol/L$;硫喷妥钠 25 $\mu mol/L$;甲乙炔巴比妥钠 25 mmol/L;丙泊酚 1 mmol/L;阿法沙龙(alphaxalone)5 mmol/L;3-α 羟-5-β 孕烷-20-酮0.3 mmol/L;依托咪酯 5 mmol/L;氯胺酮 10 mmol/L。

二、中枢神经系统

氯胺酮是惟一具有镇静、镇痛和麻醉作用的静脉麻醉药。此药的分子量小,解离常数 pKa 接近生理 pH 值,且其脂溶性较高,故很快透过血脑屏障,在30 s 内发挥作用,较硫喷妥钠起效稍慢。约 1 min 作用达峰值,单次静脉注射 2 mg/kg 的麻醉持续时间为 10～15 min。时效与麻醉剂量有关,静脉注射 0.5 mg/kg 只能使半数患者神志消失,1 mg/kg 睡眠平均为 5.7 min,1.5 mg/kg 为 9.1 min,2 mg/kg 达 10 min。再增大剂量,并不能使时效显著延长,不良反应反而增多,可发生全身痉挛、抽搐。停药后 15～30 min 定向力恢复,完全苏醒需 0.5～1 h。静脉注射亚麻醉剂量的氯胺酮 0.2～0.4 mg/kg,血浆药物浓度达 0.1 $\mu g/mL$

时痛阈升高,达 $0.2\ \mu g/mL$ 产生镇痛作用;当血浆浓度达 $1.1\ \mu g/mL$ 时对疼痛刺激失去反应。由此不难理解氯胺酮麻醉后镇痛期能持续较长时间。静脉注射诱导量 $2\ mg/kg$,血浆药物浓度达 $0.7\sim2.2\ \mu g/mL$ 便可进入外科麻醉期,而 $3.6\ \mu g/mL$ 才能使眼睑反射消失,血浆浓度低于 $0.5\ \mu g/mL$ 患者苏醒。

氯胺酮的麻醉体征与传统的全麻药不同。单独注射氯胺酮时不像其他全麻呈类自然睡眠状,而呈木僵状。麻醉后眼睛睁开,虽然各种反射如角膜反射、咳嗽反射与吞咽反射依然存在,但无保护作用。对麻醉与手术失去记忆,但遗忘作用不如苯二氮䓬类药显著。神志完全消失,但肌张力增强、眼球呈凝视状或震颤,外观似浅麻醉,但镇痛效果好,尤其体表镇痛明显。上述现象曾被描述为分离麻醉(dissociative anesthesia)。此药虽有良好的镇痛作用,但对内脏的镇痛效果差,腹腔手术时牵拉内脏仍有反应。麻醉中有的患者流泪和唾液分泌增多,并且膝反射、跟腱反射和 H 反射(脊髓传入反射)亢进。诱发电位的研究结果表明,视觉冲动和躯体感觉冲动仍可从末梢到达皮质感觉区,但因脑不能解读这些传入信息,因而无法对光刺激和皮肤切口的疼痛刺激作出恰当的反应。麻醉期,患者颈部和肢体骨骼肌的张力增强,少数有牙关紧闭和四肢不自主活动。这种表情淡漠、意识消失、眼睛睁开、深度镇痛和肌张力增强的麻醉现象,一般称为类僵强状态或木僵状,系氯胺酮麻醉的特征。

此药选择性地作用于大脑的联络系统,对脑干网状结构激活系统没有或很少影响。感觉的传入冲动可到达大脑皮质,但不能辨识,因为一些联络区已被氯胺酮所抑制。动物实验发现氯胺酮麻醉后,对中枢与中脑网状结构行电刺激,疼痛刺激和光刺激所诱发的电位消失,说明此药作用的部位是在弥散的丘脑新皮质投射系统,使通过非特异性网状结构和丘脑的冲动产生功能性阻滞。此外,牙髓疼痛性刺激在皮质的躯体感受区、非特异性丘脑核和中脑网状结构内所引起的电位,也可被氯胺酮消除,提示此药可阻断疼痛冲动向丘脑和皮质区的传播。因而认为氯胺酮的镇痛作用是由于非特异性中脑和丘脑核的通路产生功能性障碍所造成。除抑制丘脑新皮质系统外,氯胺酮还激活边缘系统,使两者功能分离。边缘系统兴奋,可导致苏醒期患者情绪方面的过度活动。脑电图显示用药后 α 节律抑制,丘脑新皮质系统呈同步性高 δ 波,而海马和边缘系统呈慢 θ 波,可证实上述看法。

氯胺酮麻醉时延髓和边缘系统兴奋,丘脑抑制。因这种选择性的兴奋和抑制作用,以致出现感觉与环境分离、情绪活动与神志消失不符、外观似浅麻醉与深度镇痛作用不一致;感觉虽仍能传入中枢,但不能识别等矛盾现象。由于兴奋和抑制只是程度上的差别,或谓边缘系统并非兴奋,仅趋迟钝,故分离麻醉的名称是否确切,有待商榷。

与其他静脉全麻药相比,氯胺酮在体和离体的作用有很多不同之处。根据大多数研究,氯胺酮对 $GABA_A$ 受体作用很弱,而且产生作用的氯胺酮的浓度远大于临床常用剂量。氯胺酮为中枢神经系统非特异性 NMDA 受体阻断剂,阻断兴奋性神经传导的 NMDA 受体是氯胺酮产生全身麻醉作用的主要机制。有些证据显示氯胺酮与脑、脊髓内的阿片受体结合,使阿片受体兴奋,特别是氯胺酮的异构体 S(+)对映体具有一定的阿片 μ 受体激动作用,这可部分解释此药的镇痛作用。氯胺酮的脊髓镇痛与抑制广动力神经元活性(wide dynamic range neuronal activity)有关。虽有药物曾用于对抗氯胺酮的作用,但迄今尚无特异性受体拮抗药能拮抗此药的全部中枢作用。

氯胺酮能增加脑血流,可导致颅内压与脑脊液压升高。脑代谢与脑氧代谢率($CMRO_2$)亦随之增多。脑电图出现 θ 波,意味着镇痛作用的产生。对于颅内压与脑脊液压升高的患者,只在颅内压与脑脊液压能连续监测和能迅速采取减压措施时才允许应用氯胺酮。预先给硫喷妥钠或地西泮能阻断此药增加脑血流与升高颅内压的作用。氯胺酮麻醉时脑对 CO_2 的扩血管反应不受影响,因此降低 $PaCO_2$ 能减弱其颅内压升高作用。此药还可使眼内压升高,此作用与镇痛作用的持续时间相一致,15 min 达峰值,30 min 后恢复到注药前水平。青光眼患者不宜用此药。

三、神经保护

氯胺酮是当前临床惟一应用的 NMDA 受体拮抗剂。作用于 NMDA 受体相连的离子通道,抑制 Na^+ 和 Ca^{2+} 内流,因此非竞争性拮抗 NMDA 受体激动剂如谷氨酸的作用。有证据表明氯胺酮诱导麻醉部分是通过 NMDA 受体复合物介导。氯胺酮这一药理特性对脑缺血后谷氨酸所介导的神经损伤可能提供治疗作用。一些在体和离体实验研究表明,在缺血、惊厥、脑损伤以及脑室内注射兴奋毒素后,氯胺酮可保护神经元避免 NMDA 所引起的损伤。

然而对氯胺酮的神经保护作用众说纷纭。尽管有证据支持氯胺酮的神经保护效果,但也有一些研究提示组织病理损伤仍然在发生。动物实验显示氯胺酮良好的保护效果需要进一步在人类证明。然而,鉴于氯胺酮对脑血流和颅内压的不良影响,在预防情况下应用氯胺酮需要慎重考虑。另外,所报告的氯胺酮的有效剂量在不同动物之间变化较大,在人类所需的神经保护性剂量仍待阐明。

四、心血管系统

氯胺酮对心血管的影响主要是直接兴奋中枢交感神经系统的缘故,在无自主神经控制时,对心肌有直接抑制作用。临床上,此药可升高动脉压 20%～30%,同时使脉搏加快,持续约 5～15 min。与此相一致,心脏指数、心肌耗氧量和肺动脉压也增加。受试者静脉注射 0.1 mg/kg 虽不能入睡,但可使收缩压升高 25 mmHg,舒张压升高 16 mmHg,脉搏稍加快。0.5 mg/kg 时,血压升高与脉搏加快的程度更为明显;再增大剂量血压并不再升高,心率也不进一步加快。注药后 3～5 min 血压升高达峰值。收缩压降低时,舒张压仍上升。血压的变化有明显个体差异。重复注射时血流动力学的变化较初次注射时轻微,甚至相反。健康人与心脏病患者,其血流动力学的变化相似,但伴有肺动脉高压的二尖瓣或先天性心脏病患者,其肺血管阻力的升高较全身血管阻力的升高更明显。

氯胺酮对循环系统的兴奋作用是中枢性的,将其直接注入中枢时可立即出现交感神经系统的血流动力学反应。此药由于对延髓孤束核 NMDA 受体的作用而减弱压力感受器的功能。氯胺酮也使交感神经元释放去甲肾上腺素增多,巴比妥类、苯二氮䓬类与氟哌利多等药能阻断此作用。硬膜外阻滞、交感神经节阻滞药,与 α 肾上腺素能阻滞药可对抗氯胺酮的升压反应,并减慢心率。

氯胺酮对心脏的作用,有两种不同的观点。一种观点认为此药直接作用于心肌,减弱心肌收缩力,但中枢性交感神经的兴奋作用可能胜过对心肌的直接抑制,故影响并不明显。氯胺酮抑制心肌收缩的程度与剂量相关。交感神经系统功能耗竭和儿茶酚胺不足时氯胺酮对心肌的抑制特别明显。此药用于危重患者可见到每搏功降低,肺毛细血管楔压增高,心排血量减少,心脏指数下降,以及平均动脉压降低,甚至心脏停搏。另一观点则认为,氯胺酮能使心肌收缩力加强。体内试验时由于交感神经活动增加,故此种表现较明显。氯胺酮与钙离子有相似的心肌效应,在心肌收缩力增强的同时耗氧量也增加,对心肌氧供不全的患者不利。氯胺酮与氟烷合用,有时会呈现负变力性作用,动脉压反而降低。心脏储备能力差、植物神经功能受损或低血容量的患者也有类似现象,即动脉压下降、心率减慢或加快。氯胺酮一般不增加外周血管阻力,但舒张压升高,可能是外周阻力增加的缘故。对于血管平滑肌,氯胺酮可间接通过增加交感活性导致血管收缩,而同时又可直接作用于血管平滑肌,产生血管扩张作用,造成低血压,尤其对于危重患者或慢性儿茶酚胺耗竭的患者,使用时尤应谨慎。麻醉后中心静脉压升高,其部分原因可能与全身肌张力增加有关。

五、呼吸系统

氯胺酮对呼吸的影响轻微。临床麻醉剂量时偶有短暂的呼吸抑制,若呼吸道能保持通畅,一般不需做辅助呼吸,多能自行恢复,剂量过大,特别是老年人和小儿静脉注射速度过快时,可出现一过性呼吸暂停。临床上常在注药后 $1 \sim 2$ min,呼吸减浅、变慢,经过 $3 \sim 5$ min缓慢恢复到注药前水平,有时较麻醉前略增快。氯胺酮对潮气量的影响较对呼吸频率的影响明显。注射速度过快,剂量过大,或用麻醉性镇痛药辅助时,可造成明显的呼吸抑制,甚至呼吸停止较长时间。此时应施行辅助呼吸或人工呼吸,不宜依靠呼吸兴奋药。麻醉时呼吸中枢对 CO_2 的反应不受影响,在呼吸抑制、$PaCO_2$ 升高时能反射性地使呼吸增快而得以维持通气量的正常。

氯胺酮具有支气管平滑肌松弛作用,此药与氟烷、恩氟烷一样能有效地预防实验性支气管痉挛。因此,氯胺酮曾用于治疗对常规处理无效的哮喘持续状态。氯胺酮麻醉时肺顺应性增加,呼吸道阻力降低,并能使支气管痉挛缓解。离体实验亦证明此药能松弛支气管平滑肌,可对抗卡巴胆碱(carbachol)或组胺引起的支气管痉挛。麻醉时咽喉保护性反射一般不消失,舌后坠与喉痉挛较少发生,所以易于保持呼吸道通畅。氯胺酮的这种支气管松弛作用可能是其拟交感神经作用的结果。

麻醉后唾液分泌增多,小儿尤为明显,不利于保持呼吸道通畅。喉头分泌物的刺激会导致喉痉挛,所以麻醉前给予抗胆碱药如东莨菪碱很必要。有报道说阿托品能加重氯胺酮对心脏的作用,血压升高更为明显。尽管氯胺酮麻醉时吞咽、呛咳和呕吐反射等仍然存在,但误吸仍有可能。

六、抗炎及抗感染休克

无论在体或离体实验,氯胺酮从多个层面都表现出对炎症反应具有抑制效果,综合分析结果是,氯胺酮更适宜用于伴有低血压和烦躁表现的脓毒血症患者,可改善患者的全身状况,保护各器官功能,提高存活率。氯胺酮的抑制炎症反应,是构成其总体保护效应的重要机制。目前,对于氯胺酮在炎性反应中的效应研究还仅是初步的,氯胺酮的药理作用及机制繁多复杂,其对炎症反应不同环节的影响,究竟是相互独立进行,抑或是在一条信号传导途径下的不同结果,尚不十分清楚,还需进一步研究探讨。

(一)氯胺酮与一氧化氮(NO)

在脓毒血症和感染性休克时,NO 是构成组织损伤和炎性反应的重要因子之一。在炎症反应时,由诱导型 NO 合酶(NOS)催化产生 NO,后者参与组织炎性损伤,可致严重低血压,引起血管通透性改变。抑制 NOS 的表达和活性,有助于减轻组织炎性损伤和器官功能衰竭。氯胺酮是 NMDA 受体拮抗剂。当 NMDA 受体兴奋后,Ca^{2+} 通透性增加,大量 Ca^{2+} 内流,激活细胞内 NOS,从而使 NO 增加。氯胺酮能剂量依赖性地抑制内毒素刺激后大鼠肺泡巨噬细胞的 NO 产生,抑制 NOS 的活性和蛋白表达。

(二)氯胺酮与中性粒细胞(PMN)黏附

PMN 是体内重要的非特异免疫细胞,也是炎性损伤的主要效应细胞,其效应作用包括吞噬、脱颗粒等。近年研究表明氯胺酮可抑制 PMN 的效应作用。血管内皮细胞和 PMN 表面黏附分子的表达增加是中性细胞黏附、贴壁、迁移进入组织的前提,研究表明氯胺酮能抑制 PMN 上黏附分子的表达,能直接抑制 PMN 迁移,但对内皮细胞是否也有相似的作用则尚不清楚。

(三)氯胺酮与白细胞介素

至今已发现 18 种白细胞介素(IL),但参与炎症反应的主要为 IL-1、IL-6 和 IL-8。实验证实肿瘤坏死因子 TNF-α 可刺激巨噬细胞释放 IL-1、IL-6 和 IL-8 等促炎因子,而氯胺酮通过抑制 TNF-α 就间接抑制了 IL 促炎因子的释放。有报道在体外循环患者中发现,小剂量氯胺酮可以使 IL-6 和 IL-8 水平明显下降。

（四）氯胺酮对体内炎症反应的影响

已证明氯胺酮用于感染性休克患者,可减少对变力性药物支持的需求,其机制可能与抑制儿茶酚胺摄取有关,从而可保持血流动力学稳定。氯胺酮能抑制内毒素注射后大鼠的血浆 TNF-α 和 IL-6 上升,减轻酸中毒、低血糖和肝功能损害;减少内毒素后大鼠的肺水含量;抑制炎症反应后肾小球膜细胞增生,维持正常的肾结构和肾功能。氯胺酮作为非竞争性 NMDA 受体拮抗剂,能对抗缺血、缺氧等导致的兴奋性细胞毒性,从而发挥脑保护作用。

七、其他作用

麻醉时骨骼肌张力增加,有时肢体不自主运动或突然抽动。因肌紧张,眼外肌失去平衡,故产生眼球震颤现象,眼内压升高可能与此有一定关系。一般认为氯胺酮对肝、肾功能没有明显影响,但静脉滴注氯胺酮后有转氨酶升高的报道。此药在肝内代谢,对肝脏的毒性应重视。氯胺酮不影响免疫机制,无免疫抑制作用。麻醉期中出汗增多。血糖有时轻度升高。氯胺酮可能延长琥珀胆碱的时效,但也有无明显影响的报道。对妊娠子宫能增强其张力,并增加其收缩频率。

第四节 临 床 应 用

应用氯胺酮的适应证包括镇静;麻醉诱导与维持;术中及术后镇痛。尤其适用于以下操作:① 清创、包扎换敷料、烧伤患者植皮及其他体表操作。② 神经诊断性操作如:气脑造影、脑室造影、骨髓穿刺及腰椎穿刺。需注意有增加颅内压的风险。③ 眼、耳、鼻和口腔的诊断性操作及手术,包括拔牙术。④ 咽、喉和支气管的诊断性操作及手术。需注意患者呼吸。⑤ 乙状结肠镜检查,肛门、直肠的小手术,及包皮环切术。⑥ 妇科腹膜外操作如:扩张宫颈及刮宫术。⑦ 骨科操作如:闭合复位、推拿、股骨钉、截肢术和活检术。⑧ 危重患者和哮喘患者的麻醉。⑨ 更适合肌注给药的操作。⑩ 心导管检查术。

在以上研究中,麻醉学家和术者评价氯胺酮的应用效果良好的比率分别为 90% 和 93%,中等的分别为 6% 和 4%,认为效果较差的分别有 4% 和 3%。用另一种方法来评价,至少 90% 的效果为"充分",效果"不充分"少于 10%。

一、临床麻醉

氯胺酮是一种具有深度镇痛,且对呼吸和循环系统影响较轻的静脉全麻药,尤其体表镇痛效果好。缺点是出现精神症状较多,且升压效应较明显,因而临床应用有一定顾虑,或许不宜列入常规用药范围内。目前对其前途有争论,不过,此药优点不少,不良反应尚可预防,所以仍不失为可用的静脉麻醉药之一。氯胺酮主要用于各种体表的短小手术、烧伤清创,以及麻醉诱导、静脉复合麻醉与小儿麻醉,亦可用于小儿镇静与疼痛治疗。

虽然氯胺酮有明确的镇静作用,但应用后反应镇静水平的脑电双频指数(BIS)反而升高。因此,对用 BIS 评估氯胺酮的麻醉深度仍有争议。

氯胺酮可经静脉、肌肉、口服、鼻腔、直肠及硬膜外等多种途径给药,但临床麻醉习用的是前两种。全麻诱导时的剂量是,静脉注射 0.5～2 mg/kg,肌内注射为 4～6 mg/kg,老年人与危重者酌减。除缺血性心脏病外,病情危重者尤其支气管痉挛性疾病患者,氯胺酮为较好的麻醉诱导药物,但对低血容量患者应先行纠正。否则,在体内儿茶酚胺储存不足的情况下,由于氯胺酮对心肌的抑制,不仅不能提升血压,反而会使血压下降。氯胺酮对心包填塞与缩窄性心包炎患者是可用的静脉诱导药。因其交感神经兴奋作用,使心率与右房压能够得以维持。此药与咪达唑仑及舒芬太尼混合可连续输注维持麻醉,但氯胺酮的代谢产物有药理活性,易蓄积。在诱导量后分次追加,每次 0.5～1 mg/kg,或合并吸入氧化亚氮,可用于烧伤更换敷料。对于长时间的手术,利用氯胺酮阈下剂量产生镇痛作用的特点,可经静脉注射 1.5～2.0mg/(kg·h),作为静脉复合麻醉或静吸复合麻醉的组成部分。肌内注射约 5 min 起效,20 min 达峰效应。

二、疼痛治疗

(一) 术后镇痛

肌内注射:2 mg/kg,镇静及精神不良反应并不多见。皮下途径:1.7 μg/(kg·min)与吗啡2 mg/h镇痛效果相似。静脉途径:单次给药 0.3～1 mg/kg;静脉持续输注 5～20ug/(kg·min)。椎管内途径:有报道认为氯胺酮的防腐剂三氯叔丁醇有神经毒性,因此建议硬膜外或鞘内使用无防腐剂的氯胺酮。

术后镇痛的不良反应:没有证据表明小剂量氯胺酮对呼吸有抑制,研究发现小剂量氯胺酮对心血管影响很小,不良反应较少见。

(二) 慢性疼痛及癌痛

对于慢性疼痛性疾病的治疗,现在试用氯胺酮胶囊 25 mg、50 mg 口服,从 25 mg 开始,每日 1～3 次,最大量每日 300 mg,剂量个体差异较大,不良反应有恶心、幻觉等。也可静脉或椎管内用药。

(三) 超前镇痛

在手术切皮前静脉给予或硬膜外给予小剂量氯胺酮,如静注 0.15～0.5 mg 或硬膜外腔给予氯胺酮 60 mg、30 mg 或 20 mg,以减轻术后疼痛程度,减少术后镇痛药用量。超前镇痛机制为在伤害性冲动形成之前给予镇痛措施以降低中枢神经敏感化,从而减轻疼痛,阻止疼痛在中枢的"上发条现象"。已经证明超前镇痛能有效地控制术后患者的应激反应,表现在促肾上腺皮质激素（ACTH）、儿茶酚胺、皮质醇、血糖等下降。

三、儿童用药

（一）小儿麻醉

氯胺酮用于小儿麻醉诱导已有数十年历史。虽然七氟醚等新型麻醉药的出现使氯胺酮的使用有所减少，但在某些特殊场合下氯胺酮仍具有其优越性，如小儿创伤，以及肌注氯胺酮用于不合作的小儿。而在先心病麻醉中，氯胺酮使体循环血管阻力升高、心排血量增加，不会加重右向左分流，因此常用于紫绀型先心病的麻醉诱导。

（二）小儿镇静

氯胺酮已广泛应用于手术室外诊断性操作中的小儿，具有价格低廉、使用简便、静注和肌注的作用效果确切、镇痛和镇静作用强、可控性较强，而对循环和呼吸功能抑制较轻的特点。氯胺酮静注的起效时间约为 $1\sim2$ min，而肌注的起效时间约为 5 min。氯胺酮的循环和呼吸系统并发症的发生率明显低于苯二氮䓬类和吗啡类药物。当然，因此带来的呼吸道分泌物增多等不良反应也必须注意。

（三）氯胺酮在小儿镇痛中的应用

近年来，氯胺酮作为 NMDA 受体拮抗剂在预防术后疼痛中的作用受到人们的关注。一般认为，单次剂量的氯胺酮不足以提供较长时间的术后镇痛作用，可采取持续输注的给药方式。

四、孕妇及哺乳期妇女用药

本药可增加胎儿肌张力，增加妊娠子宫的压力、收缩强度及频率。FDA 妊娠安全性分级为 C 级。哺乳期妇女用药尚不明确。

五、国外用法用量参考

（一）成人

1. 常规剂量

（1）麻醉诱导：常用量肌注 $5\sim10$ mg/kg（范围 $4\sim13$ mg/kg）；或静注（缓慢）$1\sim2$ mg/kg（范围 $0.5\sim4.5$ mg/kg）；亦可小量静滴，0.1% 的溶液（1 mg/mL）按需以 20 mL/min 输注，并根据血压、脉搏及对手术刺激的反应调整滴速。

（2）麻醉维持：肌注时，维持量为诱导量的一半；也可以 $0.1\sim0.5$ mg/(kg·min)或全部诱导量的 1/2 静滴，需要时可重复使用。临床应用中也有按 $0.01\sim0.03$ mg/(kg·min)持续静滴以维持麻醉。

（3）镇静和止痛的一般用法：先给予 $0.2\sim0.75$ mg/kg，静注（$>2\sim3$ min），后按 $5\sim20$ μg/(kg·min)持续静滴，伴或不伴吸氧；也可肌注用于镇静；或本药 $4\sim30$ mg，硬膜外导管给药以镇痛(常以 5%GS10 mL 稀释,需用不含防腐剂的制剂)。

(4) 烧伤患者的包扎、换药、清创及皮肤切除、移植等镇静止痛 0.5～1 mg/kg,静注;或 1～3 mg/kg,肌注。

(5) 牙科手术止痛:0.3 mg/kg,静注(>2 min)。

(6) 椎管内麻醉下进行阴道成形术的患者止痛:0.2 mg/kg,静注,可延长手术后止痛的持续时间。

(7) 不能用吗啡缓解的癌性疼痛:缓慢静注本药,但可引起 CNS 不良反应,尤其是大量使用时(0.5 mg/kg)。

(8) 局麻下进行乳房活检的女性门诊患者:本药(0.94～1.88 mg/mL)与丙泊酚(9.4 mg/mL)联用,能提供有效的镇静、止痛作用。

(9) 麻醉和术后控制疼痛:0.5 mg/kg(35～70 mg),肌注,然后按 5～20 μg/(kg·min),持续静滴,伴或不伴吸氧。

(10) 气管内插管等操作:5～10 mg/kg,肌注。

(11) 产科止痛/麻醉:低剂量静注(0.2～1 mg/kg)对产科止痛、麻醉有效,无(或有轻微)新生儿抑制。

(12) 神经性疼痛:局部使用 0.24～0.37 mg/kg,能有效缓解由营养不良所致交感神经反射引起的疼痛、疱疹感染后神经痛、椎板切除术后综合征及神经根病引起的疼痛。

(13) 联合用药:① 联用抗胆碱能药:建议在诱导麻醉前静脉使用格隆溴铵 0.005 mg/kg。② 联用苯二氮草类药:咪达唑仑,使用本药前或与本药同时给药,推荐量1～2.5 mg,静滴,或 3～7 mg 肌注;地西泮,在麻醉诱导期间,2～5 mg,静注(>60 s),维持仍可按需给予 2～5 mg;劳拉西泮 50 μg/kg,口服,最大剂量可达 4 mg。③ 联用可乐定:0.5 mg,口服,可术前降低正常患者的心率和血压,也可缓和静脉使用本药后的血压升高。

2. 特殊病理/生理状态下剂量

(1) 肝功能不全时剂量:肝硬化或其他肝病患者应考虑减量。

(2) 其他疾病时剂量:① 对有精神疾患的女性患者进行盆腔检查时的镇静:4～10 mg/kg,口服。② 对精神疾患者进行牙科操作时的镇静:本药 500～700 mg,口服(加入果汁中)。

(二)儿童

1. 基础麻醉　4～5 mg/kg,肌注,必要时追加 1/3～1/2 的首剂量。

2. 麻醉诱导　肌注 5～10 mg/kg(范围为 4～13 mg/kg);或静注(缓慢)1～2 mg/kg(范围 0.5～4.5 mg/kg,至少 60 s 以上),或按 0.5 mg/(kg·min)持续静滴;还可 8～10 mg/kg,直肠给药,在部分儿童麻醉诱导研究中有效,1%或 5%的溶液似乎最有效。有研究者建议,本药(15 mg)联用氟哌利多(0.0125 mg/kg)进行麻醉诱导。在儿童进行较小的门诊手术时,直肠用药 50 mg/kg,可在 4 min 内催眠而不会抑制心、肺功能。

3. 麻醉维持　诱导剂量的一半或全量肌注/静注,或 0.01～0.03 mg/(kg·min)持续静滴。

4. 镇静、止痛　① 肌注 2～10 mg/kg,然后按 5～20 μg/(kg·min)持续静滴。② 静注 0.2～1 mg/kg(持续 2～3 min 以上),1 min 内可达临床疗效和血药峰浓度。对儿科 ICU 患者,静注 0.5～1 mg/kg,可有效镇静和止痛;然后 10～15 μg/(kg·min),持续静滴。儿童烧伤患者 1～3 mg/kg,肌注,或 0.5～1 mg/kg,静注,可有效地用于烧伤患者的包扎、换药、清创及皮肤切除、移植等。③ 按 5～20 μg/(kg·min),持续静滴,伴或不伴吸氧。④ 1 mg/kg,口服,用于烧伤儿童患者的每日包扎止痛有效。⑤ 术前给予 3 mg/kg,口服,可提高镇静水平。⑥ 直肠给药用于镇静。较小手术麻醉前,本药 10 mg/kg 比 7 mg/kg 或 5 mg/kg 效果更好。本药(7 mg/kg 或 5 mg/kg)联用咪唑安定,可显著延迟急症反应。⑦ 在进行外科手术的儿童的前瞻性随机双盲研究中,术前本药(3 mg/kg,口服)联用咪达唑仑(0.5 mg/kg),比两药单用的镇静作用更好;有研究,本药与咪达唑仑口服联用,比本药与哌替啶、异丙嗪或氯丙嗪合用肌注的镇静作用更好,但某些患者需麻醉学监护。≤3 岁,本药 10 mg/kg、咪达唑仑 1 mg/kg,口服;≥4 岁,本药 6 mg/kg、咪达唑仑0.6 mg/kg,口服。⑧ 6～8 mg/kg,口服,并联用溴环扁吡酯,对心理缺陷儿童在接受牙科操作前能有效地提供镇静作用;可将本药和溴环扁吡酯加入糖浆中作为口服溶液。

5. 儿童急诊操作前的镇静　肌注 4 mg/kg。

6. 用于支气管插管的患儿　能降低哮喘患者的支气管痉挛和气道阻力。血流动力学不稳定的患者剂量 1 mg/kg 静注,用药需谨慎。1.5 mg/kg 可用于儿科哮喘病患者。

7. 腹股沟疝修补术的术前、术后止痛　1 mg/kg,硬膜外注射。

8. 抗焦虑　5～6 mg/kg,口服。对于门诊儿童患者的抗焦虑有效。

9. 减少本药引起的唾液分泌过多　联用抗胆碱能药,建议在诱导前静脉给予溴环扁吡酯 0.005 mg/kg。在儿童急诊操作中,联用阿托品 0.01 mg/kg 和本药(肌注)。

10. 预防术后急症反应　联用苯二氮䓬类:诱导之前立即静脉给予地西泮 0.15～0.3 mg/kg;接受心导管插入术的儿童在用本药麻醉时可给予咪达唑仑 0.02 mg/(kg·h);术前静脉给予地西泮 0.2～0.5 mg/kg,可减弱本药对心血管的不良影响;亦可在麻醉末期静脉给予地西泮 0.15～0.3 mg/kg,或诱导前 3 min 静脉给予咪达唑仑 0.125 mg/kg。

第五节　不同旋光性质氯胺酮的作用

氯胺酮的麻醉性能与其旋光性质有关。临床应用系其对映体的外消旋合剂,含 R^- 者与 S^+ 者各半,S^+ 氯胺酮优点较多,目前已在欧洲有售。

（一）不同旋光性质氯胺酮的比较

分离出单一的对映异构体后，临床医师就可以检验它们各自的作用、不良反应和其他药理学性质。由于高达 30％ 的患者用药后会出现精神反应，限制了氯胺酮的使用，原因可能为 R^- 氯胺酮与阿片 σ 受体的高亲和力有关。

在体研究中，S^+ 氯胺酮的麻醉效力是外消旋合剂的 2 倍，是 R^- 氯胺酮的 4 倍，而且苏醒较快。White 等关于 S^+ 氯胺酮在健康志愿者中的应用的最早期的研究显示，140 mgS^+ 氯胺酮、275 mg 外消旋合剂、429 mgR^- 氯胺酮能同样导致持续约 6 min 的麻醉状态，而且 S^+ 氯胺酮的苏醒较快，苏醒期精神反应较少。随后有研究报道，R^- 氯胺酮会抑制 S^+ 氯胺酮的代谢。恢复意识与定向力的 S^+ 氯胺酮与 R^- 氯胺酮的浓度比为 4：1，与两者的麻醉效力比一致，产生精神运动功能损害的两异构体的浓度比 S^+：R^- 为 3：1 到 5：1 之间。等效剂量下，S^+ 氯胺酮产生的催眠时间最长，其次为外消旋合剂，再次为 R^- 氯胺酮。然而，两种异构体均有循环兴奋作用，都可导致精神反应。

在健康志愿者中进行的交叉研究显示，外消旋合剂与 S^+ 氯胺酮的血流动力学反应和代谢反应均类似，而 S^+ 氯胺酮的苏醒较好。S^+ 氯胺酮的精神运动较少。据报道 S^+ 的镇痛效力要比 R^- 强 3.4 倍，治疗指数高，安全界限大。外消旋合剂的药效则介于两者之间。

研究应用外消旋合剂与 S^+ 氯胺酮后的脑电图发现，两者均增加快 β 波（21—30Hz），同时减少 δ 功率。采用 IC_{50}（50％ 最大 EEG 抑制的血药浓度）作为效价指数，S^+ 氯胺酮为 $0.8\ \mu g/mL$，R^- 氯胺酮为 $1.8\ \mu g/mL$，外消旋合剂为 $2.0\ \mu g/mL$。

在假定 S^+ 氯胺酮与外消旋合剂的等效剂量比为 1：2 的基础上，Geisslinger 等比较了 50 例手术患者应用氯胺酮异构体的药代学与药效学。S^+ 氯胺酮与外消旋合剂的药代学无明显差异，而与 R^- 氯胺酮相比，后者清除率较低，表观分布容积（Vd）较小。

White 等研究发现，氯胺酮应用于手术患者的麻醉，会出现一些我们必须重视的不良反应。应用 R^- 氯胺酮后患者出现精神反应的发生率为 37％，外消旋合剂为 15％，而 S^+ 氯胺酮仅为 5％。Doenicke 研究发现，应用氯胺酮后，血中可的松、儿茶酚胺以及血糖浓度均显著升高。Adams 也发现，行择期下肢骨科手术的患者，应用氯胺酮后血浆肾上腺素浓度增加，而且应用外消旋合剂的患者比应用 S^+ 氯胺酮的患者血浆浓度增加得更多。但是在血流动力学反应方面，不同异构体与外消旋合剂之间并无明显差别。

氯胺酮药理学的另一个重要方面是，它能调节细胞内钙离子水平，在缺氧损伤下可以诱导一氧化氮合酶的活性，也就是说，它可以作为一种神经保护剂。Pfenninger 等和 Himmelseher 等的细胞培养实验的数据表明，S^+ 氯胺酮的神经保护潜能比外消旋合剂大，应用后轴突再生增加，生长相关蛋白表达增加。R^- 氯胺酮则没有神经保护功能。

（二）S^+ 氯胺酮的剂量和用法

S^+ 氯胺酮的推荐诱导剂量为静脉注射 0.5～1 mg/kg，肌内注射 2～4 mg/kg。维持麻醉可间断给予 1/2 诱导量,或以 0.5～3 mg/(kg·h)持续输注。推荐镇痛剂量为 0.1～0.25 mg/kg 静脉注射,继以 0.2～1.0 mg/(kg·h)持续输注。

第六节 不良反应与禁忌证

一、不良反应(见表 10-2)

表 10-2 几种静脉全麻药的非麻醉不良反应的比较

不良反应(%)	硫喷妥钠	甲乙炔巴比妥钠	丙泊酚	依托咪酯	氯胺酮
诱导期血压变化	−8	−8	−17	−2	+28
诱导期心率变化	+14	+15	+7	+8	+33
诱导时疼痛	0	30～50	10～30	40～60	0
诱导时体动	0	5	5～10	30	很少
诱导时呃逆	0	30	5	20	很少
诱导时呼吸暂停	6	20	40	20	罕见
恢复期躁动	10	5	5	35	常见
恢复期恶心	7～10	7～10	5	20	常见
恢复期呕吐	7～10	5	5	20	常见

　　苏醒期肌肉张力先恢复,部分患者(5%～45%)有精神激动和梦幻现象,如谵妄、狂躁、呻吟、精神错乱和肢体乱动,严重者抽搐或惊厥。主观有飘然感或肢体离断感。有时视觉异常,如视物变形、复视或暂时失明。偶有夜游现象。苏醒后精神症状常立即消失,但有的数日或数周后再发。梦幻一般持续 5～15 min,有美梦、噩梦和各种奇梦,而且常十分逼真。有时出现幻觉、幻听、幻视现象,从而导致胡言乱语。氯胺酮麻醉后的谵妄现象有时与其他麻醉药产生的现象不同,说话似已清楚,但实为梦语。其原因主要是氯胺酮使脑特定部位兴奋。此药具有促进脑代谢和增加脑血流的效应,对大脑的刺激作用可能是氯胺酮麻醉后合并精神和运动不良反应的药理学基础。此外,对外侧膝状体、视辐射和皮质视觉区的影响,可能是术后暂时性失明的原因,一般多发生在刚苏醒时,持续 15～30 min,但有的达数小时至数日。此时对光反射正常,眼底无病变,眼压亦无明显变化,一般能自愈。

　　氯胺酮麻醉后的精神症状,成人多于儿童,女性多于男性,短时间手术多于长时间手术,单一氯胺酮麻醉多于氯胺酮复合麻醉。氟哌利多、苯二氮䓬类或吩噻嗪类药可使症状减轻。麻醉前给予一种或两种上述药物有一定预防作用。苯二氮䓬类药中,除地西泮外,劳拉西泮(lorazepam)的效果较好。如果麻醉前未用,则在麻醉终了时注射亦有一定防治作用。麻醉后应将患者放在安静的室内,减少视觉、听觉的刺激,并避免不良的暗示语言。

　　其他不良反应:苏醒期有时四肢出现不自主的活动,嘴与舌徐动。消化系统有时并发急性胃扩张,可发生在术中或术后,系因唾液、胃液分泌增多,咽喉反射不消失,吞进大量气体与液体而造成,应采取胃肠减压治疗。此外,偶有呃逆、恶心和呕吐。呼吸系统有时发生喉痉挛或支气管痉挛。曾有麻醉后皮疹的报告。目前只有 2 例已报道的氯胺酮过敏反应。一例与 IgE 有关,另一例可能为非免疫性过敏反应。

二、禁忌证

对本药过敏者、高血压、高眼压、颅内压升高、心肌供血不全、甲状腺功能亢进、癫痫患者及精神障碍患者不宜应用。休克患者应在充分纠正后麻醉。氯胺酮的防腐剂有的用三氯叔丁醇(chlorobutanol),此物具有神经毒性,故禁忌蛛网膜下腔注射。硬膜外腔注射也要慎重,因有可能误注蛛网膜下腔。

第七节 注 意 事 项

一、慎用

1. 急诊酒精中毒或慢性成瘾者。

2. 接受甲状腺替代治疗者(国外资料)。

3. 轻、中度高血压(国外资料)。

4. 快速性心律失常(国外资料)。

5. 3 个月以下的婴儿(国外资料)。

6. 急性间歇性血卟啉病(国外资料)。

7. 癫痫发作(国外资料)。

8. 肺部或上呼吸道感染(国外资料)。

9. 颅内占位性病变或脑积水(国外资料)。

10. 眼外伤眼球破裂。

11. 产妇。

二、与用药有关的检查/监测项目

1. 用药期间应严密监测呼吸及循环功能,尤其伴有高血压或心衰史的患者应监测心功能。

2. 麻醉苏醒期间可有幻觉及噩梦,青壮年(15～45 岁)易出现,应合理监护。

三、给药/停药条件

1. 本药应空腹给药。给药前后 24 h 禁止饮酒。

2.用药剂量应个体化。

3.肌注一般限用于小儿,起效比静注慢,常难调节全麻的深度。

4.本药的防腐剂三氯叔丁醇有神经毒性,严禁椎管内注射。

5.静注切忌过快,短于 60 s 者易致呼吸暂停。

四、溶液配制

1. 100 mg/mL 的溶液可用于肌注,如用于静脉给药则需要稀释。1 mg/mL 的溶液(常用的静滴浓度)配制方法:100 mg/mL 的溶液 5 ml 加入 5%GS 或 NS 500 ml 稀释。

2. 10 mg/mL 的溶液用于静脉给药,不推荐对其进行稀释。

3. 50 mg/mL 的溶液可用于静脉给药或肌注。1 mg/mL 的溶液(常用的静滴浓度)配制方法:50 mg/mL 的溶液 10 ml 加入 5%GS 或 NS 稀释至 500 ml。

4. 对需限制液体的患者,可给予 2 mg/mL 的溶液(250 ml 的稀释液)。

五、药物过量

本药过量可致镇静时间延长及短暂呼吸抑制,停药后均可恢复且不留后遗症。出现呼吸抑制时应施行辅助(或人工)呼吸,不宜使用呼吸兴奋剂。

六、其他

1. 各类小手术或诊断检查时,可单用本药麻醉。需肌肉松弛的手术,应加用肌松药;对内脏牵拉较重的手术,应配合其他药物以减少牵拉反应。

2. 术前应给予阿托品(尤其是小儿)等,以减少支气管及唾液分泌。

3. 有国外资料报道,若术前用眼药(巴比妥类、哌替啶、阿托品)后再静注本药,患者眼压变化不大(机制尚不明确)。

4. 行为心理的恢复正常需要一定时间,用药后 24 h 不能胜任需要思维的精细工作(包括驾车)。

5. 反复多次给药,必然出现快速耐药性,需要量逐渐加大,梦幻增多。轻微的梦幻可自然消失;出现噩梦和错觉时可用苯二氮䓬类药如地西泮(兼有预防作用);惊呼吵闹不能自制时立即静注小量巴比妥类静脉全麻药。

第八节 药物相互作用

氯胺酮与下列药物有相互作用

1. 地西泮或咪达唑仑 本药心血管反应及恢复期的精神症状减轻。建议预先服用地西泮或咪达唑仑的患者,本药减量应用为妥。本药与其他苯二氮䓬类(氯氮䓬、氟西泮等)之间是否有类似相互作用尚不清楚。

2. 阿曲库铵　使用阿曲库铵的患者加用本药时,神经肌肉阻滞增强。故两药合用需慎重,应按需调整剂量并监测呼吸并发症的发生。

3. 筒箭毒碱　神经肌肉阻滞增强。

4. 氟烷等含卤全麻药　本药的 $t_{1/2}$ 延长,患者苏醒延迟。故进行氟烷麻醉时,应慎用本药,需密切观察血压。

5. 抗高血压药或中枢神经抑制药　尤其当本药的用量偏大,快速静注时,可导致血压剧降或/和呼吸抑制。

6. 甲状腺素　可能引起血压过高和心动过速。

7. 泛影葡胺　癫痫发作的风险增加。若使用泛影葡胺的患者有全麻的需要,可采用氟烷、异氟烷或麻醉药/肌肉松弛药等。

8. 氨茶碱　动物实验,两者合用可降低电惊厥阈值,促发惊厥(机制不清楚),故合用应慎重。给予琥珀胆碱可消除此影响。本药与其他茶碱衍生物是否发生相互作用,尚无证据。

9. 酒精　饮酒可增强本药中枢抑制效应。

(权　翔)

参 考 文 献

1　庄心良,曾因明,陈伯銮,主编. 现代麻醉学. 第三版. 北京:人民卫生出版社,2003. 475－481.

2　Miller RD. Miller's Anesthesia. 6th ed. New York:Churchill Livingstone Inc,2005,297－304.

3　Evers AS,Maze M. Anesthetic Pharmacology. Philadelphia:Churchill Livingstone,2004,400－411.

4　杭燕南,庄心良,蒋豪,等. 当代麻醉学. 上海:上海科学技术出版社,2002. 258－270.

5　Freo U,Ori C. Effects of anesthesia and recovery from ketamine racemate and enantiomers on regional cerebral glucose metabolism in rats. *Anesthesiology*,2004,100:1172－1178.

6　Hanouz JL,Persehaye E,Zhu L,et al. The inotropic and lusitropic effects of ketamine in isolated human atrial myocardium:the effect of adrenoceptor blockade. *Anesth Analg*,2004,99:1689－1695.

7　Hering W,Geisslinger G,Kamp DH,et al. Changes in the EEG power spectrum after midazolam anaesthesia combined with racemic or S^+ ketamine. *Acta Anaesthesiolog Scand*,1994,38:719－723.

8　White PF,Ham J,Way WL,et al. Pharmacokinetics of ketamine isomers in surgical patients. *Anesthesiology*,1980,52:231－239.

9　Green SM,Sherwin TS. Incidence and severity of recovery agitation after ketamine sedation in young adults. *Am J Emerg Med*,2005,23:142－144.

第**11**章 羟丁酸钠

γ-氨丁酸是脑的生理代谢产物,对中枢有抑制作用。因不能通过血脑屏障,故注射后无法从血循环进入脑内发挥作用。γ-羟丁酸是 γ-氨丁酸(GABA)的中间代谢物,其中枢抑制作用明显强于后者。此药静脉注射后可通过血脑屏障作用于中枢神经系统。Laborit 等于 1960 年推荐其作为静脉麻醉药,随之在法国和意大利等国应用,但现今国外临床上已很少使用。我国曾使用很多,用于静脉复合或静吸复合全麻。因其睡眠时间长、可控性差,目前应用日渐减少,有可能被其他静脉麻醉药所取代。

第一节 理化性质和作用机制

一、理化性质

γ-羟丁酸钠(sodium hydroxybutyrate),又名羟丁酸钠,简称 γ-OH,为饱和脂肪酸的钠盐,结构简单。系白色微细结晶粉末,易溶于水,水溶液稳定、无色透明。临床用 25% 溶液,pH 值 8.5~9.5,对静脉无刺激性。

化学方程式为 $CH_2OH-CH_2CH_2-COONa$,分子量 129.06 kD,化学结构式见图 11-1。

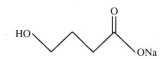

图 11-1 羟丁酸钠的化学结构式

二、作用机制

γ-OH 可增加 GABA 的合成与释放,减少其代谢,并促进 GABA 与其受体结合,从而通过拟似 GABA 而发挥作用。γ-OH 转化成 γ-丁酸内酯才产生明显的催眠作用,故静脉注射后产生作用较慢。

第二节　药代学和药效学

一、药代学

静脉注射后 2 min 血药浓度达峰值,但由于通过血-脑脊液屏障稍慢,且须待转化 γ-丁酸内酯才产生效应,故出现最强效应的时间约较血药浓度峰值滞后 15 min。在 60 min 时迅速下降,然后在较长时间内维持于较低水平。此药 80%～90% 在体内代谢成 CO_2 和水,前者自呼吸道排出,其余在 4～5 h 内随尿排泄。一般认为其代谢过程与脂肪酸一样,经 β 位氧化分解成乙酸和乙醛。亦有认为先转化为氨丁酸,然后脱胺成丁丙酸,再进入三羧酸循环代谢,最后转化成 CO_2 和水。

二、药效学

静脉注射后 3～5 min,患者嗜睡,约 10 min 进入睡眠,20～30 min 才能充分发挥作用,持续 60～90 min,个别可长达 4～5 min,是目前静脉麻醉药中作用时间最长者。γ-OH 抑制中枢神经活动而引起生理性睡眠,脑电图也显示生理睡眠波形,程度逐渐加深。血药浓度 0.5～1.5 mmol/L 呈浅睡眠,1.5～2.5 mmol/L 呈中度睡眠,超过 2.5 mmol/L 则呈深睡眠。此药无镇痛作用,是一种催眠性静脉麻醉辅助药。

此药主要作用于大脑皮质的灰质、海马回和边缘系统,抑制神经中枢和末梢突触的冲动传导通路。由于高位控制的减弱,网状激活系统的活动可能增强或处于兴奋状态。麻醉后副交感神经系统功能亢进,可出现心动过缓,唾液分泌增多等反应。本药不影响脑血流量,不增加颅内压。

静脉注射 γ-OH 后血压常升高,老年人和高血压患者更为明显。麻醉后,若无外界刺激,血压稍下降,心率明显减慢,脉搏有力,心排血量无改变或略减少。麻醉浅时心率增快,血压明显升高,心排血量亦增多。此药对心肌无明显影响,可改善心肌对缺氧的耐受力。给药后心律失常不常见。外周血管扩张,毛细血管充盈良好,肤色红润。

对呼吸系统无明显影响,麻醉后呼吸频率略减慢,但呼吸加深,潮气量稍增加,故每分通气量不变或略增多。中枢神经系统对 CO_2 的敏感性不变,故很少发生呼吸抑制。但如注药太快,剂量较大,也可产生呼吸抑制。因咽反射抑制,下颌较松弛,表面麻醉后即能顺利施行气管内插管,且能较好地耐受气管内导管。γ-OH 能抑制肺泡压力感受器,麻醉中患者突然苏醒时,呼吸可能不同时恢复。

γ-OH 对肝、肾功能无影响,即使黄疸患者也可使用。麻醉中血清钾降低,心电图有时 T 波低平、倒置或出现 U 波。此种改变是一过性的,注药后 10～20 min 血清钾开始下降,

20～40 min 降到最低值,但一般仍在正常范围内,60 min 后基本恢复正常。血清钾的降低与药量关系不大,而与注药速度关系密切,慢速注射较快速注射的下降幅度大。血清钾下降时,尿钾排出量并不增多,提示 γ-OH 代谢时促使钾离子进入细胞内是其主要原因。一般患者此种改变并不明显,心电图亦无显著变化,但低血钾的患者或大量、重复给药时可诱发心律失常,应酌情补钾。

γ-OH 的毒性甚低,小鼠的 LD_{50} 口服为 5100 mg/kg,静脉注射为 1855 mg/kg,腹腔内注射为 1940 mg/kg。临床用量若按 60 mg/kg 计算,仅为 LD_{50} 的 3％,故安全界限很大。

第三节 临 床 应 用

γ-OH 毒性很低,对呼吸、循环很少影响,主要用于麻醉诱导和维持,是静脉复合麻醉的用药之一,但苏醒期较长。严重高血压患者禁用。由于其诱导缓慢,并有锥体外系不良反应,又因其无镇痛作用,只能作为全麻的辅助药,故近年来临床应用已显著减少。

一、用法用量

全麻诱导:临床剂量 50～80 mg/kg,小儿最多 100 mg/kg。成人诱导量约 2～5 g,25％溶液单次静脉注射或静脉点滴。手术时间长者每隔 1～2 h 可追加 1～2 g。

全麻维持:静脉注射 一次按体重 12～80 mg/kg。

基础麻醉:成人用量为按体重 50～60 mg/kg,小儿为按体重 60～80 mg/kg。

二、孕妇及哺乳期妇女用药

FDA 妊娠安全性分级为 B 级。产科麻醉使用本药,新生儿循环系统及呼吸系统较稳定,但比较嗜睡,所以可能造成 Apgar 评分轻微下降。静注本药后 20 min 宫缩频率下降。本药可迅速通过胎盘,但脐静脉中的药物浓度不超过原浓度的 25％。分娩后 30 min 胎儿血中即检测不到 γ-OH。出生 2 d 的新生儿与 15 岁的患者,γ-OH 的消除曲线相近。

γ-OH 是否通过母乳分泌尚不清楚。因为大多数药物可经母乳分泌,所以哺乳期妇女使用本药仍应谨慎。

三、不良反应和禁忌证

(一)不良反应

麻醉诱导和苏醒期可出现锥体外系症状,手、肩、臂、面部肌肉不自主地颤动,有时出现阵挛现象,尤其是在快速注药或大剂量时明显。多数均可自行消失,术前宜给巴比妥类或哌替啶等药预防。用药后呼吸道分泌物增加。麻醉后有时恶心、呕吐,偶有躁狂、幻觉、兴奋、激动等,可用地西泮处理。

（二）禁忌证

有癫痫病史、完全性房室传导阻滞、支气管哮喘的患者,不宜选用此药。对低钾血症者,也以慎用为宜。

四、药物相互作用

1. 与阿托品并用可减少本品对副交感神经兴奋作用,防止心率减慢发生。

2. 与肌松药并用时,可增强肌松作用。

3. 与巴比妥类及安定类药物并用时可减少锥体外系症状。

（权　翔）

参 考 文 献

1　庄心良,曾因明,陈伯銮,主编. 现代麻醉学. 第三版. 北京:人民卫生出版社,2003.492－494.

2　杭燕南,庄心良,蒋豪,主编. 当代麻醉学. 第一版. 上海:上海科学技术出版社,2002.258－270.

3　Kleinschmidt S, Grundmann U, Janneck U, et al. Total intravenous anaesthesia using propofol, gamma-hydroxybutyrate or midazolam in combination with sufentanil for patients undergoing coronary artery bypass surgery. *Eur J Anaesthesiol*, 1997, 14：590－599.

4　Kleinschmidt S, Schellhase C, Mertzlufft F. Continuous sedation during spinal anaesthesia：gamma-hydroxybutyrate vs. propofol. *Eur J Anaesthesiol*, 1999, 16：23－30.

5　Kam PC, Yoong FF. Gamma-hydroxybutyric acid：an emerging recreational drug. *Anaesthesia*, 1998, 53：1195－1198.

6　Detsch O, Erkens U, Schneck H, et al. Cerebral blood flow velocity and carbon dioxide vasoreactivity during gamma-hydroxybutyrate/fentanyl anaesthesia in non-neurosurgical patients. *Eur J Anaesthesiol*, 1999, 16：195－200.

7　Kleinschmidt S, Grundmann U, Knocke T, et al. Total intravenous anaesthesia with gamma-hydroxybutyrate (GHB) and sufentanil in patients undergoing coronary artery bypass graft surgery：a comparison in patients with unimpaired and impaired left ventricular function. *Eur J Anaesthesiol*, 1998, 15：559－564.

第12章 依托咪酯

依托咪酯(etomidate)又名甲苄咪酯,于1964年合成成功,并于1972年进入临床。此药为咪唑类衍生物,系催眠性静脉麻醉药,其催眠效应为硫喷妥钠的12倍。依托咪酯对循环、呼吸系统抑制轻,有一定的脑保护作用,连续输注无明显蓄积,停药后可迅速恢复。此药安全剂量范围大,动物实验发现其LD_{50}/ED_{50}为26,而硫喷妥钠仅为4.6,且无致畸作用。增加注药速度,依托咪酯作用强度和毒性轻度增加,但对安全范围无影响。

20世纪80年代初不断有关于使用依托咪酯后对患者肾上腺皮质功能产生抑制的报道,使其应用一度呈减少趋式。但之后大量研究证明,使用诱导剂量的依托咪酯或短暂输注不会对肾上腺皮质功能产生具有临床意义的抑制作用。目前依托咪酯主要用于全身麻醉诱导和短小手术的麻醉维持。

第一节　理化性质和作用机制

一、理化性质

依托咪酯为咪唑类的羟化盐,其化学名称为R-(+)-乙基-1(1-甲基苄基)-H-咪唑-5-羧化盐,分子量为342.36 KD(化学结构式见图12-1)。依托咪酯有两种同分异构体,只

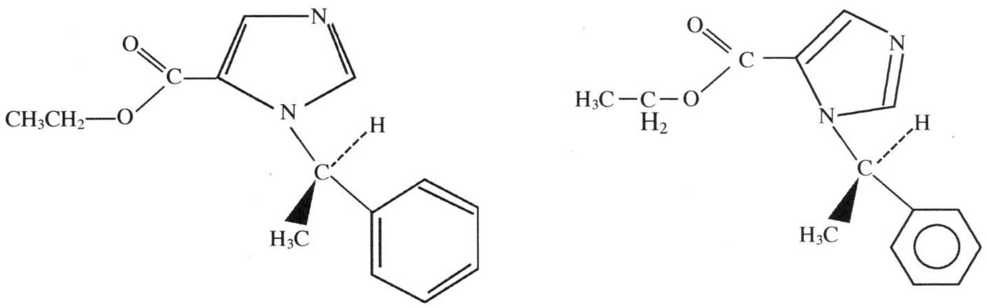

图12-1 依托咪酯的化学结构式

有右旋异构体才具有催眠效应。此药系白色结晶粉末，其盐易溶于水，但不稳定，仅在 24 h 内可安全使用。其水溶液每毫升含依托咪酯 1.5 mg，pH 3.3。此药商品制剂主要供麻醉诱导，溶于 35％丙二醇中，每安瓿含 0.2％依托咪酯 10 ml，即 2 mg/mL，在室温下可保存两年，pH 6.9。此配方的目的除药物稳定外，还可减少注射部位疼痛的发生率。

二、作用机制

与巴比妥类相似，依托咪酯的催眠作用也是通过作用于 GABA 受体阻滞突触间的传递。依托咪酯可抑制网状激活系统，对脊髓神经原有易化也有抑制作用，而对进入丘脑的传入神经纤维或脑干神经元的自发活动只有轻微作用。

第二节 药 代 学

一、分布与清除

静脉注射后，很快进入脑和其他血流灌注丰富的器官，其次是肌肉内，脂肪摄取较慢。注药后 1 min 脑内浓度达峰值，患者便进入睡眠状态，然后很快从脑向其他组织转移。脑内药物浓度下降后，患者迅速苏醒。两种光学异构体[R（＋）]与[S（－）]在血、脑和肝中的分布基本上无差别，但[S（－）]几乎没有催眠作用，表明脑组织中存在立体特异性受体。

依托咪酯与血浆蛋白结合达 76.5％（几乎全是白蛋白），血浆白蛋白减少，游离部分增多，药效增强。依托咪酯的稳态分布容积（Vdss）为 2.2～4.5 L/kg。初期分布半衰期为 2.7 min，再分布半衰期为 29 min。清除半衰期为 2.9～5.3 h。此药肝脏清除率很高，达 18～25 ml/（kg·min），其摄取率为 0.5～0.9。因此，影响肝血流的药物会改变依托咪酯的消除半衰期。此药在体内的再分布是影响时效的重要因素，肝功能异常的患者催眠作用的时间无明显变化，但肝硬变的患者分布容积加倍，而清除率无改变，所以消除半衰期相应延长。随着年龄的增加，初期分布容积减少，清除率降低。消除半衰期相对短，而清除相对快，使此药既适合单次注射或重复给药，也适宜连续静脉输注。

二、代谢与排泄

依托咪酯在肝脏和血浆内迅速水解成[R（＋）-1-（1-甲基苄基）-1H-咪唑-5 羟基酸]而失去作用，其主要代谢产物为羧酸，肝微粒体酶和血浆酯酶参与水解过程。有的文献报告，注药后 7 min 代谢产物即可在血浆内达峰值。依托咪酯在体内代谢的速度很快，其时效短，不仅与药物在体内再分布有关，而主要是迅速水解代谢的缘故。除 2％～3％以原型随尿排泄以外，85％的代谢产物随尿排出，仅 13％的代谢产物经胆系排泄。此外，还有少量依托咪酯经氧化脱烃基作用,代谢为苯乙醇酸和苯甲酸由泌尿系排出。

第三节 药 效 学

一、中枢神经系统

依托咪酯起效甚快,患者可在一次臂-脑循环时间内迅速入睡。按 W/W 原则相比,此药的作用强度约为硫喷妥钠的 12 倍,约为甲己炔巴比妥钠的 4～5 倍。通过对脑电的作用可以看到,依托咪酯通过抑制大脑皮质而产生催眠作用。依托咪酯的催眠作用、相应的脑电变化与缺乏镇痛作用说明依托咪酯不影响丘脑或脑干的痛觉传导。依托咪酯主要抑制网状结构,主要作用部位可能局限于皮层。

未用术前药的成年患者,其最小麻醉剂量约为 0.25 mg/kg,但临床推荐剂量为 0.3 mg/kg。在临床剂量范围内(0.1～0.4 mg/kg),7～14 min 自然苏醒,较等效量的甲己炔巴比妥钠稍快,较硫喷妥钠的苏醒时间明显短。依托咪酯无镇痛作用。麻醉维持期间血浆药物浓度大约为 300～500 ng/mL,镇静浓度为 150～300 ng/mL,清醒时为 150～250 ng/mL。

依托咪酯在不影响平均动脉压的情况下,脑血流减少 34%,脑氧代谢率(CMRO$_2$)降低 45%。脑灌注压稳定或稍增加,有利于脑的氧供/需比值提高。颅内压升高的患者用此药麻醉至脑电波呈突发性抑制时,颅内压下降 50%。此药的优点是颅内压降低时平均动脉压并不下降,这与硫喷妥钠不同。麻醉时脑血管的反应性不消失,理论上过度通气能降低颅内压。

静脉给予依托咪酯后,可发生不自主的运动(包括肌阵挛)尤其未用术前药者,发生率超过 50%。其发生可能是皮层受到抑制,而皮层下结构活动失调所致。故在给予依托咪酯前应用抑制皮层下结构的药物,如苯二氮䓬类或芬太尼可使肌阵挛消失。

麻醉时脑电图的变化与巴比妥类相似,首先出现不规则的快波,短时间后转为复合兴奋波,其后慢波逐渐增多。随着依托咪酯对皮层的进一步抑制,慢波增多,重复的快波消失,出现"爆发性抑制"。注射依托咪酯后睡眠开始的脑电图有兴奋现象,麻醉前给予阿片类药物可削弱这种现象。一般认为依托咪酯可引起脑电图出现癫痫样波形,有癫痫病史者应禁用。但麻醉中致癫痫病灶的脑电活动增加,又有助于外科摘除病灶手术中癫痫病灶的定位。目前尚未发现对无癫痫病史的患者应用依托咪酯后诱发癫痫发作。

依托咪酯对听觉诱发电位的影响类似吸入麻醉药,潜伏期延长,初期皮层成分的振幅降低,脑干诱发电位无变化。当需要监测经颅刺激的动作诱发反应时,依托咪酯对脑电振幅的抑制轻,此点优于丙泊酚。数字化的脑电指标,如中位频率(MF)、边缘频率(SEF)与双频指数(BIS)与依托咪酯麻醉深度有良好的相关性,可作为监测指标。

二、心血管系统

依托咪酯对血流动力学和心功能影响较小,健康人静脉注射 0.3 mg/kg 依托咪酯,动脉压(14%)与末梢阻力(17%)稍下降,心排血量和心脏指数稍增加心率略减慢,dp/dt max 轻微升高,其最大效应发生在注药 3 min 时。与硫喷妥钠相比,这种改变并无重要临床意义,故认为易保持心血管系统稳定是依托咪酯的突出优点之一。在患有冠心病的患者中,静脉注射 0.3 mg/kg 依托咪酯患者心率、平均动脉压、平均肺动脉压、肺毛细血管嵌压、中心静脉压、每搏量、心脏指数、肺及体循环系统阻力无明显变化。但二尖瓣或主动脉瓣病变者使用此药后平均动脉压下降可达 20%,较无心瓣膜病变者明显。

依托咪酯对心肌耗氧量无明显影响,对冠状动脉有轻度扩张作用,使其阻力减小,血流增加使心肌氧供需平衡得到很好的维持。

依托咪酯麻醉时血流动力学稳定,与其对交感神经系统和压力感受器的功能没有影响有关。此药缺乏镇痛作用,不能消除放置喉镜与气管内插管的交感反应,故麻醉诱导与气管内插管时应并用芬太尼。

三、呼吸系统

依托咪酯对呼吸系统抑制较轻,静脉注射依托咪酯诱导后,大多数患者先呈过度通气,持续时间很短,然后转平稳,用较大剂量或注速过快时偶有呼吸暂停,个别长达 45 s。但亦有报告用一般剂量后呼吸暂停发生率高达 30%,平均持续 30s。由于紧接注射肌松药,以便气管内插管,均同时用密闭口罩加压给氧,故一般并无临床意义。必要时用手压胸壁法人工呼吸数次,或以呼吸囊辅助呼吸,便可使自主呼吸迅速恢复。

依托咪酯与巴比妥类静脉麻醉药类似,均对延髓呼吸中枢有抑制,但程度显著轻,呼吸对 CO_2 的反应和通气的驱动减弱。保留自主呼吸时,静脉注射 0.3 mg/kg 依托咪酯,可使 $PaCO_2$ 从 37.5mmHg 升高至 42mmHg,而 PaO_2 无变化。但是,不管在任何 CO_2 张力条件下,依托咪酯麻醉后的通气量均大于巴比妥,提示 CO_2 并非刺激通气的惟一原因。因此,欲保持自主呼吸时采用依托咪酯诱导有许多优点,值得选用。

四、肾上腺皮质功能

依托咪酯通过抑制胆固醇转化为皮质醇而产生剂量依赖性肾上腺皮质抑制作用,主要是通过可逆行抑制 11-β-羟化酶来实现的,而对 17-α-羟化酶的影响很小,其结果是皮质醇的前体 11-脱氧皮质醇与 17-羟孕酮,以及促肾上腺皮质激素(ACTH)增多。依托咪酯产生的对 11-β-羟化酶(主要阻断部位)和 17-α-羟化酶(阻断程度较轻)合成皮质醇和醛固酮的阻断作用,可能与依托咪酯结合细胞色素 P450 酶形成的游离咪唑基有关,从而导致人体甾体生成所需要的抗坏血酸(维生素 C)的再合成被抑制。阻断细胞色素 P450 依赖性的 11-β-羟化酶也可使盐皮质激素的生成减少及中间体 11-脱氧皮质酮增多。依托咪酯麻醉后补充维生素 C 能将皮质醇水平恢复正常。

大量临床研究表明,单次应用依托咪酯会对肾上腺皮质功能产生轻微抑制,术中、术后皮质醇水平多在正常范围的低限,且在麻醉后数小时内很快恢复。对于应激反应强烈的手术,可抵消依托咪酯对肾上腺皮质功能的抑制作用。但对于败血症、出血性休克或在 ICU 需要长期镇静等需要保护皮质激素反应的患者,不宜应用依托咪酯。

五、其他系统

依托咪酯快速降低眼内压,静脉注射 0.3 mg/kg 可使眼内压下降达 30%～60%,持续约 5 min,对内眼手术有利。

依托咪酯麻醉后未发现肝功能试验有异常改变,麻醉时肾灌注量并不减少。

依托咪酯不促进释放组胺,偶有麻醉后头、颈和躯干上部出现红疹,认为是类过敏反应。但与其他任何药物一样,重复给药仍有发生真正过敏反应的可能。

六、相互作用

依托咪酯是一种假性胆碱酯酶抑制剂,理论上可增加去极化肌松药的作用。血浆胆碱酯酶活性低的患者,在依托咪酯诱导后再给琥珀胆碱,后者的作用会明显延长。

七、不良反应

麻醉诱导时,10%～65.5%的患者在上肢等部位出现肌阵挛,严重者类似抽搐,有时肌张力显著增强,肌阵挛明显的患者血清钾略升高,其因果关系尚待进一步研究。术前给氟哌利多和芬太尼可减少其发生,严重者需用其他全麻药控制。

注射部位疼痛的发生率为 10%～50%,在手背部或腕部的小静脉穿刺,以及慢速注射时疼痛的发生率高,故认为静脉壁接触药物的时间是影响疼痛发生的重要因素。经肘部较大的静脉注射,术前给芬太尼或在注药前自同一静脉先注利多卡因可使疼痛减轻。静脉注射麻醉后数日并发血栓性静脉炎者较多,其发生率与用药剂量有关,0.3 mg/kg 的发生率为 13%,剂量超过 0.9 mg/kg 则高达 37%,甚至麻醉后 14 d 仍有 24%发生,而硫喷妥钠麻醉后血栓性静脉炎的发生率显著低。

麻醉后恶心呕吐时有发生,甚至高达 30%～40%,加用芬太尼使其发生率增多,对于有恶心呕吐倾向的患者,最好避用依托咪酯。

据研究依托咪酯可能有潜在性卟啉生成作用,故对此种患者应禁用。

第四节　临 床 应 用

依托咪酯属于快速作用的静脉麻醉药。因缺乏镇痛作用，故单独应用受限，主要用于麻醉诱导。此药麻醉时循环稳定、呼吸抑制轻微，安全界限较大，所以依托咪酯适合于心血管疾病、呼吸系疾病、颅内高压等疾病，以及不宜采用其他药物的患者施行麻醉诱导。

依托咪酯诱导剂量为 $0.2 \sim 0.6$ mg/kg，一般剂量为 0.3 mg/kg，起效甚快，持续时间与剂量相关，0.1 mg/kg 睡眠约持续 100 s。儿童直肠给药诱导 6.5 mg/kg，4 min 可进入睡眠。作为麻醉维持，依托咪酯连续静脉输注 $10\mu g/(kg \cdot min)$，需与 N_2O 及阿片类药物复合。

依托咪酯用于镇静，剂量按 $5 \sim 8\mu g/(kg \cdot min)$，但仅限于短时间的操作，例如心律转复术。长时间的用药，因其对肾上腺皮质功能的抑制，应视为禁忌。

（薛　杨）

参 考 文 献

1　Miller RD. Anesthesia, 5th edition. Churchill Livingstone, 2000. 245 - 249.

2　庄心良，曾因明，陈伯銮，主编. 现代麻醉学. 第三版. 北京：人民卫生出版社，2004. 487 - 492.

3　陈伯銮，主编. 临床麻醉药理学. 第一版. 北京：人民卫生出版社，2000. 305 - 308.

4　赵俊，主编. 新编麻醉学. 第一版. 北京：人民卫生出版社，2002. 297 - 298.

5　杭燕南，庄心良，蒋豪，等. 当代麻醉学. 上海：上海科学技术出版社，2002. 272 - 276.

第*13*章 丙 泊 酚

丙泊酚(propofol,disoprofol,diprivan)又称丙泊酚,是一种较新的静脉麻醉药,最初是在 20 世纪 70 年代苯酚衍生物的研究中发现其催眠作用的。1977 年 Kay 和 Rolly 最先报道了丙泊酚可作为麻醉诱导药物,此后随研究的逐渐深入,丙泊酚广泛应用于临床。

由于丙泊酚不溶于水,最初的临床制剂为聚氧乙基蓖麻油溶液(cremophor EL),但由于过敏反应与这种溶媒有关,制剂遂改为乳剂。

丙泊酚起效迅速,作用时间短,长时间持续输注后无明显蓄积,苏醒迅速完全,与吸入麻醉药物相比又有抗呕吐和无环境污染等优点,丙泊酚已普遍用于麻醉诱导与维持,也常用于术中、术后及 ICU 的镇静。

第一节 药 理 学

一、理化性质

丙泊酚(图 13-1)化学名为 2,6-双异丙基酚(2,6-di-isoprophyl phenol),是烷基酚一族的成员。烷基酚在室温下为油状,不溶于水,但具有高度的脂溶性。目前的临床制剂为乳剂,含 1%(w/v)丙泊酚,10%(w/v)大豆油,2.25%(w/v)甘油,以及 1.2%(w/v)纯化卵磷脂,部分制剂中还含有 0.005%(w/v)依地酸二钠(disodium edentate),用以抑制细菌的生长。制剂为白色乳状液体,pH 7.0,稍有黏性,在室温下稳定,对光不敏感。市场上制剂的主要规格为含 1%丙泊酚的 20 ml 玻璃安瓿,以及 50 ml 的预充注射器,另外还有 50 ml 及 100 ml 的瓶装制剂。安瓿以氮气密封,使用前应振荡混匀。如需使用低浓度的丙泊酚,可用 5%的葡萄糖溶液稀释。

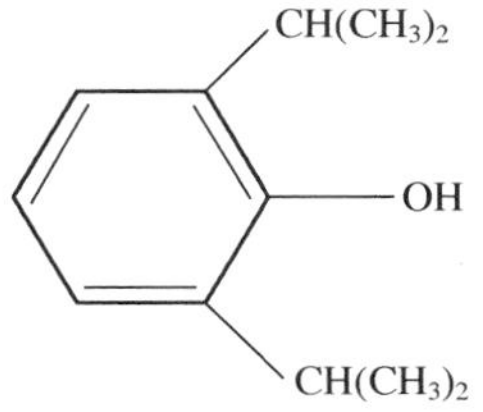

图 13-1 丙泊酚的化学结构式

二、代谢

丙泊酚在肝脏通过与葡萄糖醛酸及硫酸盐结合迅速代谢,产生的水溶性代谢产物经肾脏排泄。不到1%的丙泊酚以原形通过尿液排出,经粪便排出者仅2%。其代谢产物被认为没有药理活性。丙泊酚的清除率超过肝脏血流,因此认为存在肝外代谢和肾外排泄,肝移植手术无肝期的研究证实了存在肝外代谢。肺在肝外代谢中可能占有重要地位,单次给药后,将近30%的摄取和首过清除由肺脏完成;在人体实验中,持续输注的丙泊酚通过肺脏后,血药浓度会下降20%~30%,使循环动脉中测得的丙泊酚代谢产物2,6-二异丙基-1,4-对苯二酚,其血药浓度也会升高。丙泊酚的其他代谢场所也有类似情况。体外实验发现人肾脏和小肠组织中的微粒体可以形成丙泊酚葡萄糖苷酸。丙泊酚本身可以浓度依赖性地抑制细胞色素P450,因此会影响依赖这一酶系统的药物的代谢,如阿片类药物。

三、药代动力学

丙泊酚亲脂性很强,注入体内后迅速而广泛地从血液分布到全身各器官及各部位组织中。开始为快速分布相,继而为快速中间相,最后缓慢消除。在分布后的时相,丙泊酚血药浓度下降很快,平均$t_{1/2\beta}$为35~45 min。所有患者均出现缓慢终止相,此相反映丙泊酚从血流灌注缺乏区如脂肪组织向血液回流再排出体外的过程。当丙泊酚血药浓度在0.1~20 μg/mL范围内时,其蛋白结合率为95%。

很多学者研究了不同剂量范围及持续输注后丙泊酚的药代动力学,并曾按二室或三室模型评价之。单次给药后,因再分布和消除的共同作用,其全血浓度迅速下降,初期分布半衰期为2~8 min。在二室模型的研究中,消除半衰期为1~3 h不等。有些研究认为丙泊酚更适合按三室模型研究,得出的初期与慢相分布半衰期分别为1~8 min和30~70 min,消除半衰期则为4~23.5 h;此较长的消除半衰期提示存在一个灌注有限的深部房室,从而导致丙泊酚缓慢返回中央室;由于丙泊酚经中央室迅速清除,因此药物从深部房室的缓慢返回不会影响最初血药浓度的快速下降。

丙泊酚中央室的分布容积为20~40 L,稳态分布容积150~700 L。丙泊酚的清除率很高,为1.5~2.2 L/min;如前所述,此清除率超过肝血流,因此存在肝外代谢。脑电图(EEG)抑制情况与意识消失的相关性很好,根据其所得出的丙泊酚平衡常数(k_{e0})大约为3 min,血药浓度与EEG效应的平衡半衰期为2.5 min,达到峰效应的时间为90~100 s,故起效很快。丙泊酚EEG效应的发生似乎与年龄无关,但比其对收缩压影响的发生则要慢许多,并随年龄的增高而加快。若以EEG及血流动力学效应作为观察终点,老年人显示出浓度依赖性的高敏感。

输注即时半衰期(context-sensitive half-time)是近年来提出的新概念,它是指静脉输注维持血浆药物浓度恒定时,任一时间停止输注,血浆药物浓度下降50％所需的时间。持续输注8 h后,丙泊酚的输注即时半衰期仍小于40 min,因为丙泊酚麻醉或镇静后苏醒所需的血药浓度下降总的来说小于50％,所以即便是长时间的输注,恢复依然迅速。

表 13－1　常用静脉麻醉药的药代动力学参数比较

药 物	消除半衰期 (h)	清除率 ml/(kg·min)	稳态表观分布容积 Vdss (L/kg)
地西泮	20～50	0.2～0.5	0.7～1.7
氟哌利多	1.7～2.2	14	2.0
依托咪酯	2.9～5.3	18～25	2.5～4.5
氟马西尼	0.7～1.3	5～20	0.6～1.6
氯胺酮	2.5～2.8	12～17	3.1
劳拉西泮	11～22	0.8～1.8	0.8～1.3
甲己炔巴比妥	2～6	10～15	1.5～3
咪达唑仑	1.7～2.6	6.4～11	1.1～1.7
丙泊酚	4～7	20～30	2～10
硫喷妥钠	7～17	3～4	1.5～3
右旋美托咪啶	2～3	10～30	2～3

丙泊酚的药代动力学会受不同因素的影响,如性别、年龄、体重、存在的疾病、服用的药物等。丙泊酚会通过降低肝血流而降低其自身的清除率。另外丙泊酚会改变心排血量,因此可能影响其房室间的清除,这一点会显著影响其临床效应。心排血量的增加会导致丙泊酚血药浓度的下降,反之亦然。在缺血性休克模型中,到无法代偿的休克发生前,丙泊酚的血药浓度可升高20％,此后丙泊酚的血药浓度则会进一步显著升高。女性的分布容积与清除率高于男性,但消除半衰期与男性相似。老年人清除率降低,但中央室容积较小。儿童中央室容积大(50％),而清除率较高(25％)。3岁以上儿童分布容积和清除率须按体重调整。3岁以下儿童也显示出与体重成比例的药代动力学参数,但中央室容积和清除率高于成人和较大儿童,此发现解释了为何此年龄段儿童需要较大剂量。另外接收冠脉搭桥手术患者的药代动力学参数与其他成人不同,患者接受体外循环后,中央室容积和初始清除率会增高,因此初始丙泊酚输注速率须升高以维持同样的血药浓度。肝脏疾病患者稳态分布容积及中央室容积增大,清除率没有变化,但消除半衰期略有延长。肾脏疾病不改变丙泊酚的药代动力学。肝肾功能不全不影响其清除率,这提示肝脏代谢此药的能力很强,另外还存在肝外代谢。阿片类药物对丙泊酚药物的影响尚存争议。有些研究表明,芬太尼可能降低房室间和全身清除率,同样也会降低其分布容积。当丙泊酚与阿芬太尼以相似速率输注时,测得的丙泊酚血药浓度比单独输注时增高了22％。另一研究则发现单次给予芬太尼和丙泊酚后,前者并不改变后者的药代动力学。动物实验可能解释导致这些研究结果存在

差异的原因:注射芬太尼后立即给予丙泊酚,肺对丙泊酚的摄取会降低30%,但若在注射芬太尼3 min后再给予丙泊酚则不会产生这种变化。另外,人类肝细胞的体外试验显示,丙泊酚会抑制酶对舒芬太尼和阿芬太尼的降解,这种抑制呈现剂量依赖性的特征。

四、药效学

(一)对中枢神经系统的影响

丙泊酚对中枢神经系统的作用主要是催眠、镇静和遗忘,其确切机制尚不完全清楚。一些证据显示,其催眠作用的机制很大程度上由增强 γ-氨基丁酸(GABA)诱导的氯离子电流所介导,此作用是通过与 $GABA_A$ 受体的 β 亚基结合而产生的。跨膜结构阈上 β_1(M286)、β_2(M 286)、β_3(N265)亚基上的电位可能对丙泊酚的催眠作用至关重要;α 和 γ_2 亚型可能对丙泊酚 GABA 受体效应有调节作用。丙泊酚通过对海马 $GABA_A$ 受体的作用,抑制海马和前额皮质的乙酰胆碱释放,此机制可能对丙泊酚的镇静作用很重要。α_2 肾上腺素能受体系统似乎也对丙泊酚的镇静作用有间接的影响。丙泊酚可通过调节钠离子门控通道,产生广泛的谷氨酸受体 N-甲基-D-天冬氨酸(NMDA)亚型的抑制,这可能也是中枢神经系统产生效应的机制之一。部分研究显示,丙泊酚可直接抑制脊髓的神经元。在急性解离的脊髓背角神经元中,丙泊酚同时作用于 $GABA_A$ 及甘氨酸受体。丙泊酚的催眠效应是可逆的,它符合全身麻醉药物作用强度与辛醇/水分配系数的相关性。与巴比妥类药物不同,丙泊酚没有抗镇痛作用。在亚催眠剂量下,丙泊酚不会增强躯体对疼痛的敏感性,因此可帮助诊断及治疗中枢性疼痛,但对神经病理性疼痛没有作用。

丙泊酚另外有两个效应,就是镇吐和给药后的欣快感。丙泊酚可以增加大脑伏隔核中的多巴胺浓度,此效应也可见于药物滥用及寻求欣快感的行为中。另外,丙泊酚可能通过对 GABA 受体的作用,降低延髓最后区的 5-羟色胺浓度,从而产生镇吐效应。

丙泊酚起效迅速,经过平稳,无咳嗽、呃逆等不良反应,作用持续时间短,苏醒迅速完全,是较理想的催眠性静脉全身麻醉药。单次注射 2.5 mg/kg 的丙泊酚后,起效非常迅速,仅为一个臂脑循环的时间,达到峰效应的时间为 90~100 s。单次给药意识消失的半数有效剂量(ED_{50})为 1~1.5 mg/kg。催眠作用持续时间的长短是剂量依赖性的,一般单次注射 2~2.5 mg/kg 丙泊酚,催眠作用可持续 5~10 min。年龄对诱导剂量有显著影响,2 岁以下 95% 有效诱导量(ED_{95})最高,为 2.88 mg/kg,此后随年龄的增高,ED_{95} 逐渐减小。60 岁以下者诱导量平均为 2 mg/kg,年轻者为 2.25 mg/kg,60 岁以上 1.6 mg/kg 便足够。在亚催眠剂量下,丙泊酚可产生镇静与遗忘的作用。至少 2 mg/(kg·h)的输注速率可在不受刺激的受试者身上产生遗忘的作用;但有使用更高剂量丙泊酚仍在外科手术中出现知晓的报道。因此在外科手术中,若单独使用丙泊酚,可能需要很高的输注速率才能预防知晓的发生。丙泊酚可改变短小外科手术后患者的情绪,但其程度不如硫喷妥钠。丙泊酚也趋向于产生整体舒适的感觉。另外有报道给予丙泊酚后,患者产生幻觉、性幻想及角弓反张等。肌阵挛现象较硫喷妥钠麻醉后多,但较依托咪酯或甲己炔巴比妥钠少。

丙泊酚麻醉后脑电图的变化与其他静脉麻醉药类似。单次注射 2.5 mg/kg 丙泊酚,继之持续输注,脑电图最初的变化为 α 节律增加,然后为 γ 和 θ 节律,快速输注可产生爆发抑制。EEG 功率分析显示诱导后波幅增加,但此后在血药浓度 3~8 μg/mL 时无变化,当浓度高于 8 μg/mL 时,波幅显著降低,伴随爆发抑制。丙泊酚可以浓度依赖性地降低脑电双频指数(BIS)。50% 及 95% 的患者对言语命令无反应的 BIS 值分别为 63 和 51;50% 的患者对言语命令无反应的丙泊酚血药浓度为 2.35 μg/mL。BIS 值 77 时有 95% 的患者丧失回忆。丙泊酚可降低体感诱发电位早期成分的波幅,也会轻微延长 P_{40} 和 N_{50} 成分的潜伏期。与其他静脉麻醉药类似,丙泊酚不改变脑干听觉诱发电位,但可剂量依赖性地延长皮质中潜伏期听觉电位的潜伏期,并降低其波幅。在清醒与无反应的患者之间,听觉诱发电位指数可出现突然的变化,BIS 与之不同,给予丙泊酚后,随镇静的增强,意识逐渐丧失,BIS 值随之逐渐下降,其变化曲线与异氟醚、咪达唑仑的曲线类似。其他脑电来源的麻醉深度监测指数,如熵指数、Narcotrend EEG 指数等与丙泊酚镇静程度关系曲线与 BIS 的曲线类似。

丙泊酚对致癫痫脑电活动的影响尚存争议。最初对小鼠的动物实验提示它既不产生惊厥也无抗惊厥活性。但一些近期的研究显示,丙泊酚在不同模型上都可产生直接的抗惊厥作用,此作用为剂量依赖性的;已有报道显示丙泊酚可用于治疗癫痫发作。另外,与甲己炔巴比妥相比,丙泊酚可缩短电休克治疗后的癫痫发作和 EEG 的癫痫活动。一个有趣的现象是,丙泊酚与癫痫大发作相关,并被用于皮质癫痫灶的定位。在一项研究中,17 位难治性癫痫的患者接受皮质病灶切除,2 mg/kg 的丙泊酚可显著降低或消除癫痫活动。另一研究显示,给予 14 位复杂性癫痫患者镇静剂量的丙泊酚,癫痫活动没有改变。另有一报道发现,丙泊酚麻醉数天(6 d)后患者出现惊厥,但这些患者大部分都有惊厥史,仅少数人没有。这一不良反应的发生率很低,约为 1/50000。

有部分报道显示,在反复使用丙泊酚麻醉或长期(数天)输注丙泊酚后,可能产生耐药;另外也有成瘾的报道。近期丙泊酚也被用于治疗慢性难治性头痛,剂量为每 3~4 min 20~30 mg,最大剂量 400 mg。

对颅内压(ICP)正常或升高者,丙泊酚均可降低颅内压。颅压正常者,丙泊酚可通过降低大脑灌注压 10% 而降低颅内压 30%。给予患者小剂量芬太尼及适量丙泊酚可消除气管插管所导致的颅内压升高。对于颅内压升高的患者,丙泊酚可显著降低脑灌注压,因而可降低颅内压 30%~50%,但因脑血流的减少,可能对患者不利。另外,丙泊酚可迅速降低眼压 30%~40%,此作用强于硫喷妥钠;再次给予小剂量丙泊酚可有效预防琥珀胆碱及气管插管所导致的眼压升高。丙泊酚输注期间,大脑可保持正常的对二氧化碳的反应和自主调节能力。另外,丙泊酚可降低脑氧代谢率($CMRO_2$)36%;吸入 0.5% 安氟醚的基础上,丙泊

酚仍可降低 $CMRO_2$ 18％，但乳酸和葡萄糖的代谢没有变化。根据测量脑动静脉氧含量差，丙泊酚导致爆发抑制时脑代谢的自主调节依然维持正常。但因其对循环和呼吸的影响，丙泊酚用于循环骤停后的脑复苏治疗尚存顾虑。

丙泊酚的脑保护作用仍有争议。在大鼠不完全缺血模型的实验中，相对于芬太尼，注射丙泊酚至爆发抑制可获得更好的神经学后果，脑组织损伤更少。在急性缺血损伤后丙泊酚亦可提供与氟烷或硫喷妥钠相同程度的脑保护作用。与输注英脱利匹特（intralipid）的清醒对照相比，缺血性损伤后立即或 1 h 后再输注镇静剂量的丙泊酚均可显著减少梗死面积。但采用丙泊酚预处理不能对局灶性缺血损伤产生保护作用。在脊髓缺血模型中，丙泊酚可降低脂肪的过氧化反应，但不改善 1 h 后的超微结构，而硫喷妥钠两者都可改善。丙泊酚神经元保护作用的机制可能是减弱低氧损伤导致的三磷酸腺苷（ATP）、钙离子、钠离子和钾离子的变化，而且它可抑制脂肪过氧化而产生抗氧化作用。对儿童使用丙泊酚长期输注镇静可能会导致不良神经学后果。而有趣的是，在新生大鼠皮质的分离培养中，丙泊酚处理 3 d 可导致胶质细胞和 GABA 能细胞的死亡，但丙泊酚处理 7 d 的完整海马切片则没有出现损伤。

单独给予丙泊酚，对言语指令丧失反应的稳态血浆浓度（Cp_{50}）为 2.3～3.5 $\mu g/mL$，防止切皮体动的 Cp_{50}（动脉全血浓度）为 16 $\mu g/mL$，增加阿片类药物的浓度可显著降低此数值。术前给予苯二氮䓬类（劳拉西泮 1～2 mg）并复合吸入 66％氧化亚氮，丙泊酚切皮的 Cp_{50} 为 2.5 $\mu g/mL$（静脉浓度），若不使用劳拉西泮，而是使用吗啡（0.15 mg/kg）作为术前药，此数值降为 1.7 $\mu g/mL$。复合吸入 66％氧化亚氮，短小手术所需的丙泊酚浓度为 1.5～4.5 $\mu g/mL$，大手术为 2.5～6 $\mu g/mL$。当丙泊酚浓度降低时，通常苏醒发生于浓度低于 1.6 $\mu g/mL$，定向力恢复须低于 1.2 $\mu g/mL$。但当允许血浆和效应室浓度平衡时，清醒浓度则为 2.2 $\mu g/mL$，接近丧失言语命令反应的浓度。年龄会影响麻醉所需的丙泊酚浓度，随年龄增加，所需浓度下降。

（二）对呼吸系统的影响

丙泊酚对呼吸系统的影响与硫喷妥钠类似，注射后先有短时的呼吸急促，然后轻度抑制，呼吸减浅、变慢，潮气量、分钟通气量和血氧饱和度均稍下降，但持续时间很短便可恢复正常。给予诱导剂量的丙泊酚会出现呼吸暂停，其发生几率和持续时间依赖于剂量、注射速度和术前用药。一般注射诱导剂量丙泊酚，20％～30％的患者会发生呼吸暂停，持续时间可长至 30 s，术前或诱导前给予阿片类药物会增加长时间（大于 30 s）呼吸抑制的几率，而且丙泊酚比其他静脉麻醉药更常出现这种情况。因此即使是短小手术的麻醉，也应备有人工呼吸用具。呼吸抑制发生前通常先出现潮气量的明显降低和呼吸急促。注射 2.5 mg/kg 的丙泊酚后，呼吸频率可显著下降 2 min，分钟通气量可显著下降 4 min，显示丙泊酚对潮气量的影响长于对呼吸频率的影响。

以 100 mg/（kg·min）的速率持续输注丙泊酚，潮气量会降低 40％，呼吸频率则增加

20%,分钟通气量的变化无法估计。提高输注速率至 200 mg/(kg·min),会进一步降低潮气量(455 ml 到 380 ml),但呼吸频率不变。丙泊酚持续输注时通气对二氧化碳的反应性也会下降,输注 100 μg/(kg·min)的丙泊酚,二氧化碳反应曲线斜度下降 58%,与 1MAC 氟烷及短暂输注 3 mg/(kg·min)的硫喷妥钠所产生的斜度下降 50%的效应类似。增加丙泊酚输注速率一倍只会轻微进一步降低反应性,而 2MAC 氟烷会使对二氧化碳的反应性继续下降一半。1.5~2.5 mg/kg 的丙泊酚会使 $PaCO_2$ 迅速上升 13%~20%,伴随 pH 值下降,而 PaO_2 无显著变化,此反应类似于诱导剂量硫喷妥钠所产生的反应。持续输注 54 μg/(kg·min)的丙泊酚,$PaCO_2$ 从 39 升至 52 mmHg,增加输注速率一倍,$PaCO_2$ 不会进一步上升。输注 50~120 μg/(kg·min)的丙泊酚亦会降低通气对低氧的反应性。

对于患慢性阻塞性肺部疾病的患者,丙泊酚会产生支气管扩张的效应,但不如氟烷有效。低浓度和高浓度的丙泊酚分别减弱迷走反射和乙酰甲胆碱诱导的支气管痉挛,而且似乎对毒蕈碱受体有直接的作用。它可通过产生磷酸肌醇和抑制钙离子动员,抑制受体介导的信号转导通路。丙泊酚制剂中的防腐剂可能在支气管扩张效应上起重要作用。含偏亚硫酸氢盐的制剂与不含的相比,不抑制迷走反射或乙酰甲胆碱介导的支气管痉挛。

丙泊酚可能对成人呼吸窘迫综合征的肺部病理生理变化也有所影响。在内毒素血症的动物模型中,输注 10 mg/(kg·h)的丙泊酚显著减少自由基介导、环氧化酶催化的脂肪过氧化反应,同时,PaO_2 和血流动力学维持在与基线接近的水平,但这一益处尚未在人类身上得到证实。在治疗浓度下,丙泊酚防止小鼠巨噬细胞一氧化氮诱导的细胞凋亡及死亡。

丙泊酚不改变实验狗肺基底部血管张力或流速,但当血管收缩张力上升时,它的确会增强血管的收缩,但用药物降低血管收缩张力时,丙泊酚对其效应没有影响。此类效应的机制可能是,通过一氧化氮和细胞色素 P450 代谢产物抑制乙酰胆碱诱导的肺血管扩张,这种细胞色素 P450 代谢产物可能是血管内皮源性超极化因子(EDHF)。

(三)对心血管系统的影响

丙泊酚对循环最大的影响是在诱导时降低动脉血压,其几率与程度不亚于硫喷妥钠(表 13-2)。无论是否存在心血管疾病,2~2.5 mg/kg 的丙泊酚均会使收缩压下降 25%~40%,平均压及舒张压也发生类似变化。动脉压的下降与心排量、心脏指数,每搏指数及全身血管阻力的降低有密切关系,心排量及心脏指数下降约 15%,每搏指数下降约 20%,全身血管阻力下降 15%~25%,而左室每搏做功指数降低约 30%。丙泊酚也会显著降低右室收缩末期压力-容量曲线的斜度。对于患心脏瓣膜疾病的患者,肺动脉压和肺毛细血管楔压也会降低,研究提示这种压力的下降是前负荷和后负荷同时降低所导致的。诱导后体循环血压下降可能是血管扩张及心肌抑制所导致的。丙泊酚的直接心肌抑制效应尚存争议。大多数体外实验显示,治疗浓度的丙泊酚对心肌无负性肌力作用,新生猪心脏的实验也证实了这一结论,这可能提示在这一年龄段,相对于挥发性麻醉药,丙泊酚可能存在一定临床优势。另一个可能造成心输出量下降的机制可能是丙泊酚对驱动心脏的交感系统的影响。高浓度（10 μg/mL）丙泊酚抑制 α 而不是 β-肾上腺素能受体对肌力的影响，并增强 β-肾上腺素能受体的松弛效应。临床上，心肌抑制和血管扩张同时依赖于剂量和血药浓度。丙泊酚导致血管扩张的机制可能包括：交感活性的下降，对平滑肌细胞内钙离子动员的影响，对内皮细胞前列环素合成的抑制，血管紧张素Ⅱ引导的钙离子内流的减少，K^+-ATP 通道的活化，以及一氧化氮的刺激。英脱利匹特而非丙泊酚更可能调节一氧化氮的刺激。

表 13 - 2 非巴比妥类药麻醉诱导后血流动力学变化比较

	地西泮（%）	氟哌利多（%）	依托咪酯 * （%）	氯胺酮（%）	劳拉西泮（%）	咪达唑仑（%）	丙泊酚（%）
心率	−9～13	无变化	−5～10	0～59	无变化	−14～12	−10～10
平均压	0～19	0～10	0～17	0～40	−7～20	−12～26	−10～40
体循环血管阻力	−22～13	−5～15	−10～14	0～33	−10～35	0～20	−15～25
肺动脉压	0～10	无变化	−9～8	44～47	—	无变化	0～10
肺血管阻力	0～19	无变化	−18～6	0～33	无变化	无变化	0～10
肺嵌压	无变化	25～50	无变化	无变化	—	0～25	无变化
右房压	无变化	无变化	无变化	15～33	无变化	无变化	0～10
心指数	无变化	无变化	−20～14	0～42	0～16	0～25	−10～30
每搏输出量	0～8	0～10	0～20	0～21	无变化	0～18	−10～25
左室每搏做功指数	0～36	无变化	0～33	0～27	—	−28～42	−10～20
dP/dt	无变化	—	0～18	无变化	—	0～12	无变化

* 瓣膜疾病患者差异更大。

丙泊酚诱导后心率不发生显著变化。有人认为丙泊酚会重设或抑制压力反射，因此降低低血压的心动过速反应。丙泊酚也会与其镇静程度成正比地降低心脏副交感张力，对窦房结功能、正常房室及附属传导均无直接作用。丙泊酚可剂量依赖性地减弱心脏对阿托品的反应，输注 10 mg/(kg·h) 的丙泊酚，累计 30 μg/kg 的阿托品仅在 20% 的患者提升心率超过 20 次/min，若无丙泊酚，100% 患者会出现此反应。另外，丙泊酚还可抑制房性（室上性）心动过速，在进行电生理研究时，应避免使用丙泊酚。

丙泊酚持续输注的麻醉维持阶段，收缩压仍低于基础水平 20%～30% 的水平。吸入室内空气，并接受 100 μg/(kg·min) 丙泊酚输注的患者，体循环血管阻力显著降低 30%，但心指数及每搏指数不变；与之相比，术前使用麻醉性镇痛药、术中吸入氧化亚氮并接受丙泊酚 54～108 μg/(kg·min) 持续输注的患者，体循环血管阻力无明显变化，而心排量及每搏输出量降低。这可能是丙泊酚剂量依赖性地抑制交感神经活性，从而减弱对低血压的压力反射的缘故。在高碳酸血症时，交感神经反射较易维持。将丙泊酚输注速率从 54 增至

108 μg/(kg·min)(血药浓度从 2.1～4.2 μg/mL)动脉压仅进一步下降 10%。单次给药后的峰浓度高于持续输注,因为血管扩张和心肌抑制的作用是浓度依赖性的,所以持续输注期的血压下降程度明显低于诱导后。用于冠脉搭桥术后的镇静,与咪达唑仑相比,丙泊酚心动过速的发生率低 17%,高血压发生率低 28%,而低血压发生率高 17%,但两组间缺血发生的次数及严重程度无显著差别。

采用丙泊酚维持麻醉,心率可能增加、降低或不变。持续输注丙泊酚可显著降低心肌血流,但同时降低心肌氧耗,结果整体心肌氧供-需比保持不变。近期对大鼠离体心脏的研究显示,丙泊酚对心肌缺血再灌注有保护作用。它可减轻心脏机械性功能不全,减少组织学损伤,改善冠脉血流,并减少代谢紊乱。

丙泊酚对心血管系统的抑制作用受年龄和注药速度的影响。同样剂量下老年人更容易发生严重低血压。缓慢注射时血压下降较快速推注缓和,但麻醉效果减弱。老年人诱导前可先给予适量阿片类药物,以减少丙泊酚的诱导剂量,虽有呼吸抑制的作用,但对心血管的抑制减轻,是可取的方法。

（四）对肝肾功能的影响

丙泊酚对肝肾功能无明显影响。麻醉后天门冬氨酸转氨酶、谷丙氨酸转氨酶及碱性磷酸酶均无明显变化。除钠离子排泄稍有减少外,对肾功能无显著影响,而硫喷妥钠会抑制钠离子及氯离子的排泄。

（五）对肾上腺皮质功能的影响

单次注射或长期输注丙泊酚不影响皮质激素的合成,也不改变肾上腺对促肾上腺皮质激素(ACTH)刺激的反应。

（六）对血液系统的影响

丙泊酚乳剂不影响肝、血液系统及纤溶功能。但乳剂本身减少体外实验中血小板的聚集。

（七）抗呕吐作用

丙泊酚在低剂量(亚催眠剂量)就可产生显著的抗呕吐效应。单次注射 10 mg 曾被成功地应用于治疗术后恶心。它也曾经被很好地用于治疗难治性术后恶心呕吐。产生抗呕吐效应的半数有效浓度为 343 ng/mL,注射 10～20 mg 的负荷剂量继之以 10 μg/(kg·min)的速率输注就可达到此浓度。在乳腺手术中,采用丙泊酚维持麻醉比预防性地应用 4 mg 恩丹西酮更加有效;在同一研究中,持续使用丙泊酚比在手术结束前换用丙泊酚(三明治法)效果也更好,两者的差别在于三明治法后丙泊酚血药浓度很快降至治疗浓度以下,而持续输注后虽然血药浓度迅速降低至苏醒浓度,但进一步的下降却显著减慢,丙泊酚浓度可持续数小时维持在治疗浓度之上。在癌症化疗之后,丙泊酚以 1 mg/(kg·h)即17 μg/(kg·min)的速率输注也可提供很好的镇吐效应。丙泊酚抗呕吐作用的机制并非是对多巴

胺 DA_2 受体的作用。

（八）其他作用

在亚催眠剂量下，丙泊酚可缓解胆汁所造成的瘙痒，与纳洛酮治疗椎管内阿片类药物所致瘙痒的作用相当，但并不是所有研究都肯定丙泊酚这一作用。

丙泊酚可以剂量依赖性地降低产生血管收缩的体温调节阈值，但对发汗的阈值没有影响。

（九）与感染的关系

丙泊酚降低分叶核白细胞的趋化作用，但不影响其黏附、吞噬及杀伤功能。而硫喷妥钠抑制所有这些趋化反应。但丙泊酚会抑制对金黄色葡萄球菌及大肠埃希氏菌的吞噬及杀伤。这些现象与丙泊酚相关的致命全身感染有很大关系，在发生这些感染的医院中，丙泊酚开放的容器中也培养出相关致病菌。作为溶剂的英脱利匹特是很好的细菌培养基，因此依地酸二钠和偏亚硫酸氢盐被加入制剂中以延缓细菌生长，但仍然要严格无菌操作。

（十）过敏反应

有报道丙泊酚目前制剂存在过敏反应。至少在一部分患者中，免疫反应是由丙泊酚而非乳剂引起。对丙泊酚产生过敏反应的患者中很大一部分有过敏反应的病史。对多种药物过敏的患者，丙泊酚应慎用。英脱利匹特中的丙泊酚本身并不促进组胺释放。

（十一）丙泊酚的其他影响

丙泊酚可通过调节 Rho A 抑制肿瘤细胞的侵袭，但尚无确切的临床证据。丙泊酚的使用可能也与胰腺炎的发生有关，但动物实验并未发现此现象。丙泊酚不会诱发恶性高热，对这一类患者，丙泊酚是上佳的选择。

（十二）与其他药物的相互作用

丙泊酚与咪达唑仑在催眠方面的协同作用已被临床所证实（见表 13-3），它们的协同作用强于硫喷妥钠与咪达唑仑，但在抑制伤害性刺激产生的体动方面两者间并无协同作用。诱导时两者合用不但可减弱循环及呼吸功能的变化，也可明显减弱丙泊酚的注射痛。两者间的相互作用与 GABA 受体有关，两者分别结合于该受体的不同部位，使受体空间结构改变，不但增加受体对内源性配基的亲和力，还能增强彼此与受体的结合，从而产生催眠方面的协同作用。丙泊酚与咪达唑仑的相互作用也与内源性递质 GABA 在受体部位的浓度有关，当浓度为 $0.3\sim1.0\mu mol/L$ 时，两者间产生协同作用，若浓度高于 $3\mu mol/L$，两者间则表现为相加作用。

表 13-3　咪达唑仑与丙泊酚联合诱导的协同作用

意识消失	丙泊酚诱导用量（mg/kg）			
	盐水	咪达唑仑	变化	
ED_{50}	1.07	0.74	+45%	$P<0.01$
ED_{90}	1.88	1.03	+82%	$P<0.01$

阿片类药物催眠作用很弱,但大剂量也可使患者入睡,它与丙泊酚之间也存在显著的协同作用。有研究显示,它们两者间的协同作用与刺激强度关系密切,刺激强度越大,两者的协同作用越明显,两者的协同作用上,催眠作用<抑制切皮的体动反应<抑制腹腔内手术操作的体动反应。阿片类药物可增强丙泊酚的催眠及麻醉效能,芬太尼浓度 $0\sim3$ ng/mL 时,可使丙泊酚抑制切皮体动的血浆半数有效浓度(EC_{50INC})从 16 μg/mL 降至 2.5 μg/mL,但当芬太尼浓度高于 3 ng/mL 则出现封顶效应。阿片类药物也可影响丙泊酚的苏醒浓度,增强丙泊酚的循环抑制作用,引起严重的低血压和心动过缓。另外,丙泊酚也可增强阿片类药物的镇痛及呼吸抑制作用,减弱其催吐作用。临床上伍用两类药物时应根据不同要求选用适当的组合方式。高浓度丙泊酚伍用低浓度阿片类药物适用于保留自主呼吸的手术,而高浓度阿片类药物伍用低浓度丙泊酚则有利于麻醉的平稳,减少手术刺激的反应,但苏醒时间延长,并须通气支持。中等浓度($2\sim3$ μg/mL)的丙泊酚合用阿片类药物也会造成呼吸抑制,需机械通气,但术后患者意识及反射均恢复迅速。不同阿片类药物具有不同的药理学特征,应根据麻醉要求选择不同种类的阿片类药物。

丙泊酚与硫喷妥钠间催眠效应的协同作用较弱,伍用时可使丙泊酚的 ED_{50} 值从 1.17 mg/mL 降至 0.46 mg/mL,硫喷妥钠的 ED_{50} 值从 1.90 mg/kg 降至 0.86 mg/kg。另外,丙泊酚与氯胺酮间在催眠、麻醉方面则表现为相加作用。

与硫喷妥钠类似,丙泊酚不增强去极化及非去极化肌松药的神经肌肉阻滞作用,对肌电图和肌颤搐张力无影响,但也有报道显示单独注射丙泊酚也可提供良好的气管插管条件。

五、不良反应

采用丙泊酚麻醉诱导存在几种不良反应,最主要是循环、呼吸抑制,另外还包括注射痛、肌阵挛,少数情况可出现注射静脉的血栓性静脉炎。

体循环血压下降可能是丙泊酚最为显著的不良反应。麻醉诱导前应用阿片类药物可能会增加血压的降幅。若术前充分扩容,并小剂量缓慢推注丙泊酚可能会减轻血压下降。但相对于硫喷妥钠,采用丙泊酚诱导,患者对放置喉镜及气管插管的反应较小,平均动脉压、心率及体循环血管阻力的上升也不明显。丙泊酚诱导后的呼吸暂停比较常见,其发生几率类似于硫喷妥钠和甲己炔巴比妥钠,但产生长于 30 s 的呼吸暂停的几率高于后两者。联合应用阿片类药物增加呼吸暂停的发生率,尤其是长时间的呼吸暂停。

现用的丙泊酚乳剂注射痛已明显弱于过去含乙醇的制剂,但发生率仍较高,其发生率与依托咪酯、甲己炔巴比妥钠相当,但高于硫喷妥钠。若避开手背、手腕部静脉,采用前臂及肘窝处的大静脉,注射痛可以减轻;在丙泊酚中加入利多卡因 $20\sim40$ mg,或提前静脉注射利多卡因,均可有效预防注射痛。丙泊酚注射后肌阵挛的持续时间一般很短,无需处理,其发生率高于硫喷妥钠,但低于依托咪酯和甲己炔巴比妥钠。与硫喷妥钠不同,丙泊酚误入动脉或血管外不会造成肢体的坏死或组织损伤。

丙泊酚输注综合征是一种少见但致命的临床综合征,与输注 5 mg/(kg·h)长于 48 h 有关,最初被认为仅发生于儿童,但现在认为也可发生于病情危重的成年人。其临床症状包括心肌病伴急性心功能衰竭、代谢性酸中毒、骨骼肌病、高钾血症、肝脏肿大及脂血症。有证据显示,此综合征的发生机制可能是抑制了自由脂肪酸进入线粒体,线粒体呼吸链功能失常,从而导致自由脂肪酸代谢紊乱。

另外,如前所述,丙泊酚可能会增加全身性感染的发生率,须严格无菌操作。

第二节　临床应用

一、丙泊酚用于麻醉的诱导与维持

丙泊酚起效迅速,在体内消除快,作用时间短,苏醒快速完全,长时间使用无明显蓄积,适合各类手术的麻醉诱导与维持,在短小手术及门诊手术中更有优势,也被批准用于心脏及神经外科手术的麻醉。

诱导剂量从 1～2.5 mg/kg 不等,未用术前药的成年人 ED_{95} 为 2.25～2.5 mg/kg。决定诱导剂量的主要生理因素有年龄、瘦体重指数(lean body mass)和循环血容量,年龄大及血容量不足的患者诱导量应酌减。术前应用阿片类药物、苯二氮䓬类药物可显著降低丙泊酚的诱导剂量。对于超过 60 岁的老年人,推荐的诱导剂量为:无术前药者 1.75 mg/kg,给术前药者 1 mg/kg。因儿童的药代动力学与成人有别,其诱导剂量应增加,ED_{95} 为 2～3 mg/kg。为防止危重患者及接受心脏手术的患者诱导后血压显著下降,诱导前需补充容量,且丙泊酚应间断小剂量递增(10～30 mg)或持续输注给药直至患者意识消失,为了降低剂量但同时保留最快的起效时间,以 80 mg/(kg·h)的速率持续输注是最恰当的。稀释丙泊酚一倍可进一步减轻诱导时的血流动力学变化。无论术中维持采用何种麻醉药,作为短小手术的麻醉诱导药物,丙泊酚与硫喷妥钠及甲己炔巴比妥钠相比,苏醒更快,精神运动功能恢复也更为迅速。与其他静脉诱导药物相比,采用丙泊酚作为麻醉诱导药,术后恶心呕吐的发生率也显著降低。

表 13-4　丙泊酚麻醉的剂量

用　　途	剂　　量
全麻诱导	1～2.5 mg/kg 静脉注射;随年龄增高剂量逐渐减少
全麻维持	50～150 μg/(kg·min)静脉持续输注,联合应用氧化亚氮或阿片类药物
镇静	25～75 μg/(kg·min)静脉持续输注
抗呕吐	10～20 mg 静脉注射;可每 5～10 min 重复注射,或继之以 10 μg/(kg·min)持续输注

丙泊酚作为麻醉维持药物,可以间断单次注射、连续静脉滴注,但通常采用微量泵持续输注,近些年还出现了计算机靶控输注(TCI)。在充足的诱导剂量之后,麻醉维持通常需要每分钟单次给 $10\sim40$ mg 的丙泊酚,但因给药过于频繁,维持阶段还是更适合采用持续输注的方式。在诱导剂量以后,通常需要以 $100\sim200$ $\mu g/(kg \cdot min)$ 的速率持续输注以维持麻醉,输注速率须根据个体需求、手术刺激、合并用药等调整。联合应用咪达唑仑、吗啡、芬太尼、舒芬太尼、阿芬太尼、瑞芬太尼及氧化亚氮等,所需输注速率及血药浓度均下降。因为阿片类药物会改变充分麻醉所需的丙泊酚血药浓度,因此两者的相对剂量会显著影响苏醒及恢复时间。为达最快的恢复时间,两者剂量的最佳组合为:丙泊酚诱导剂量 $1\sim1.5$ mg/kg,继之以 140 $\mu g/(kg \cdot min)$ 持续输注;阿芬太尼负荷剂量 30 $\mu g/kg$,继之以 0.25 $\mu g/(kg \cdot min)$ 持续输注;或芬太尼 3 $\mu g/kg$ 继之以 0.02 $\mu g/(kg \cdot min)$ 持续输注。丙泊酚也可与阿芬太尼配成合剂(丙泊酚 400 mg/40mL 中加入阿芬太尼 1 mg/2mL),当此合剂的输注速率采用丙泊酚常用的输注速率时,如 166 $\mu g/(kg \cdot min)$ 持续输注 10 min,然后再 133 $\mu g/(kg \cdot min)$ 继续输注 10 min,此后 100 $\mu g/(kg \cdot min)$,其临床效果与单独输注两种药物相当。随年龄的增加,所需丙泊酚的输注速率降低,而婴儿及儿童所需输注速率较高。

表 13-5　不同剂量咪达唑仑与丙泊酚联合诱导

咪达唑仑剂量 (mg/kg)	意识消失		丙泊酚用量(mg/kg) BIS_{50}	
0	1.51 ± 0.32		3.09 ± 0.45	
0.02	0.67 ± 0.17	↓58%	1.90 ± 0.31	↓39%
0.04	0.53 ± 0.12	↓65%	1.53 ± 0.31	↓50%
0.06	0.29 ± 0.12	↓81%	1.48 ± 0.28	↓52%

表 13-6　不同静脉麻醉药物的输注方案

药物	麻醉		镇静或镇痛	
	负荷量 $\mu g/kg$	维持输注 $\mu g/(kg \cdot min)$	负荷量 $\mu g/kg$	维持输注 $\mu g/(kg \cdot min)$
阿芬太尼	$25\sim100$	$0.5\sim3$	$5\sim15$	$0.25\sim1$
芬太尼	$5\sim15$	$0.03\sim0.1$	$0.5\sim1$	$0.01\sim0.03$
舒芬太尼	$1\sim5$	$0.01\sim0.05$	$0.1\sim0.5$	$0.005\sim0.01$
瑞芬太尼	$0.5\sim1.0$	$0.1\sim0.4$		$0.025\sim0.1$
氯胺酮	$1500\sim2500$	$25\sim75$	$500\sim1000$	$10\sim20$
丙泊酚	$1000\sim2000$	$50\sim150$	$250\sim1000$	$10\sim50$
咪达唑仑	$50\sim150$	$0.25\sim1.5$	$25\sim100$	$0.25\sim1$
甲己炔巴比妥钠	$1500\sim2500$	$50\sim150$	$250\sim1000$	$10\sim50$

＊ 负荷剂量之后,因为存在再分布,最初需要较高的输注速率,然后降低速率至维持充分麻醉或镇静效应的最低输注速率。对于镇痛或镇静,瑞芬太尼不需负荷剂量。

单独使用丙泊酚,意识消失所需的血药浓度为 $2.5\sim4.5~\mu g/mL$;而复合吸入氧化亚氮时,外科手术所需的血药浓度为 $2.5\sim8~\mu g/mL$;当采用全静脉麻醉联合使用阿片类药物时,所需丙泊酚血药浓度与之类似。以下给药方案可维持丙泊酚血药浓度在 $3\sim4~mg/mL$:最初 20 s 内注射 1 mg/kg 丙泊酚,接下来的 10 min 以 $10~mg/(kg \cdot h)$ 的速率持续输注,再接下来以 $8~mg/(kg \cdot h)$ 的速率再输注 10 min,以后输注速率降为 $6~mg/(kg \cdot h)$。对这些血药浓度及丙泊酚药代动力学特性的了解,使得药代动力学模型驱动的输注系统成为可能。本章将在后面详细探讨丙泊酚的靶控输注。

由于丙泊酚药代动力学上的优势,使其作为麻醉维持药物时恢复快于巴比妥类药物,其恢复速度与安氟醚及异氟醚相当,地氟醚麻醉的恢复稍快于丙泊酚。对于短于 1 h 的浅表手术,使用丙泊酚麻醉,恢复迅速及减少术后恶心呕吐的优点是十分显著的。但若丙泊酚仅用于长时间或大手术的诱导,其恢复时间及术后恶心呕吐的发生率则与硫喷妥钠/异氟醚麻醉相当。与异氟醚麻醉相比,使用丙泊酚及一种阿片类药物的全静脉麻醉恢复状况与之类似,但术后 72 h 内的恶心呕吐发生率则下降 15%～20%。一项荟萃分析比较了采用丙泊酚或新型吸入麻醉药进行麻醉维持的情况,发现两者恢复状况相当,但丙泊酚术后恶心呕吐的发生率仍显著低于新型吸入麻醉药。

许多研究都探讨了丙泊酚作为心脏手术麻醉维持药的使用,与安氟醚/阿片类药物麻醉或以阿片类药物为基础的麻醉相比,诱导时降低并根据情况调整丙泊酚用量,术中调整丙泊酚输注速率在 $50\sim200~\mu g/(kg \cdot min)$,可以很好地控制术中的血流动力学。

二、丙泊酚用于镇静

丙泊酚可用于术中镇静及 ICU 内机械通气患者的镇静。持续输注丙泊酚便于调控镇静程度,无论输注时间多长,输注终止后患者可立即恢复。在一项研究中,持续 4 d 输注丙泊酚的患者,停药 10 min 内便苏醒。持续输注 24 或 96 h,停药后恢复速度与血药浓度下降的速度都类似,而且镇静与苏醒所需的血药浓度也类似,因此认为丙泊酚不存在耐药现象,但一些近期研究报道了丙泊酚的耐药病例。总体来说,丙泊酚输注速率高于 $30~\mu g/(kg \cdot min)$ 就会产生遗忘作用。区域麻醉所需镇静的丙泊酚输注速率约为全身麻醉所需的一半,为 $30\sim60~\mu g/(kg \cdot min)$。对于老年人及危重患者则应根据情况调整用量,以达所需的镇静程度。

与咪达唑仑镇静相比,丙泊酚可控性及恢复速度更佳。对于机械通气的患者,早恢复就意味着早拔管。快通道心脏手术后采用丙泊酚镇静,患者均可早期拔管。冠脉搭桥术后的患者无论采用丙泊酚或咪达唑仑镇静,其有害心血管系统变化及缺血事件的发生率均相似。丙泊酚也被成功地用于患者自控镇静,其效果比使用咪达唑仑好,可能是因为丙泊酚起效更为迅速,作用时间更短,苏醒更迅速。

1992 年最初报道了几例儿童上呼吸道感染后机械通气,采用丙泊酚镇静后死亡的病例,认为与丙泊酚的使用有关,后来发现成人也可出现这种情况,即丙泊酚输注综合征,应引起重视。但丙泊酚用于 ICU 镇静有一个潜在的好处,就是具有抗氧化作用。

第三节　丙泊酚与靶控输注

一、靶控输注技术

靶控输注(target-controlled infusion,TCI)法是以药代动力学和药效学为基础,用药物学参数编程,将计算机与输注泵相连,设定目标浓度(靶浓度)或目标效应后,由计算机控制输注泵,不断改变药物输注速率以维持稳定的血浆或效应室浓度。它使得静脉麻醉药的使用由速度向浓度转化,是静脉麻醉技术向"蒸发器"概念的迈进。1981 年 Schwilden、Helmut 等首先研制并使用了药代学模型驱动的开环(open-loop)输注系统,这使得 1996 年 Zeneca 公司开发了第一个商业性靶控输注系统及装置,即靶控输注丙泊酚的"Diprifusor"系统,此系统采用的是 Marsh 等的群体药代动力学参数。

目前 TCI 系统多是以效应模型为基础。效应室是经典模型中除中央室及外周室外的另外一个假想房室。显然麻醉药的效应室应位于脑组织内的某个区域,但并不全然如此。麻醉药物的效应取决于效应室浓度而非血浆浓度,而效应室浓度与血浆浓度间有滞后现象。效应室消除速率常数 k_{e0} 是药物从效应室转运至体外的一级速率常数,但现在常用于表示药物从效应室转运至中央室的速率常数,它反映了药物在中央室及效应室之间的平衡速度。效应室消除半衰期 $t_{1/2k_{e0}}$ 也是维持稳态血药浓度时,效应室浓度达到血浆浓度的 50% 所需的时间,与 k_{e0} 的关系是 $t_{1/2k_{e0}} = \ln2 / k_{e0}$。

表 13-7　不同药物药代动力学参数比较

药　　物	达到峰效应所需时间(min)	$t_{1/2}k_{e0}$(min)
芬太尼	3.6	4.7
阿芬太尼	1.4	0.9
舒芬太尼	5.6	3.0
瑞芬太尼	1.6	1.3
丙泊酚	2.2	2.4
硫喷妥钠	1.6	1.5
咪达唑仑	2.8	4.0
依托咪酯	2.0	1.5

完整的 TCI 系统主要由以下部分组成:① 药代动力学参数;② 计算机药物输注速度的控制单位;③ 控制单位和输注泵连接的设备;④ 用于患者数据和靶浓度输入的用户界面。

TCI系统的准确性主要与计算机使用的药代动力学参数与患者药代动力学参数匹配的程度有关，但即便匹配良好，TCI系统仍受药代动力学模型固有局限性的影响，主要是因为：① 假想药物在房室内迅速均匀分布是不可能的；② 预测浓度和实际浓度的差异受生物变异性的影响；③ 生理状态的变化可能改变药代动力学参数，降低模型浓度预测的准确性。有研究显示，目前使用的丙泊酚TCI系统，实际与预测血药浓度间约有20%～30%的误差。

现今的TCI系统多为开环输注，即药代动力学参数预测的当前浓度是惟一的泵输注速度控制信号，而不考虑患者的信息反馈，麻醉医生须根据患者的反应调整靶浓度；而闭环（close-loop）系统则根据患者的反馈信息，如心率、血压、肌松、脑电变化等，自行调整输注速率。

在临床应用TCI系统时，可以选择靶控血浆或效应室浓度。选择血浆浓度作为靶浓度时，血药浓度较为稳定，但药物的作用部位并非血浆，因此靶控血浆浓度时常有效应滞后现象，这是因为效应室与血浆之间需要一定的平衡时间，其快慢取决于 k_{e0}。而选择靶控效应室浓度则可以较快达到临床所需的效应水平。停止靶控后，患者的苏醒速度则取决于输注即时半衰期，而非药物的终末半衰期。

目前TCI系统不能满足个体间药代动力学的差异，在不同的患者群体间药代动力学参数也有较大差异，药效学上的差异可能更大，现在很多研究都在致力于解决这一问题。但事实上，临床上并不要求绝对精确的靶浓度，系统误差在±10%，精确度在±30%左右就可以了。开环系统的TCI不能自主地适应手术刺激等引起的麻醉期间的生理波动，解决方法是将其设计成闭环系统，但闭环系统也有很多问题，比如说感受到伤害性刺激并对伤害性刺激作出反应，进而加深麻醉都需要一定时间，在伤害性刺激已经引起机体反应后再用药，其效果、用量、反应与在刺激发生前给药都有很大差别。

TCI系统虽仍不完善，但由于其使用十分方便，并能估算实际无法测量的药物效应室浓度，现已广泛应用于临床与研究。

二、丙泊酚的靶控输注

丙泊酚起效迅速、作用时间短、停药后恢复迅速，是适合用于靶控输注的药物。已有研究显示，与传统的手工输注相比，靶控输注丙泊酚可获得平稳的血流动力学，减少用药剂量，加快患者的苏醒与恢复，减少不良反应的发生率。

丙泊酚用于外科手术麻醉及镇静所需的靶浓度见表13-8和表13-9。

表13-8 外科手术所需静脉麻醉药物的血浆浓度

	切 皮	大手术	小手术	自主呼吸	清 醒	镇痛或镇静
阿芬太尼（ng/mL）	200～300	250～450	100～300	<200～250	—	50～100
芬太尼（ng/mL）	3～6	4～8	2～5	<1～2	—	1～2
舒芬太尼（ng/mL）	1～3	2～5	1～3	<0.2	—	0.02～0.2

（续　表）

	切　皮	大手术	小手术	自主呼吸	清　醒	镇痛或镇静
瑞芬太尼(ng/mL)	4～8	4～8	2～4	<1～3	—	1～2
丙泊酚　(μg/mL)	2～6	2.5～7.5	2～6	—	0.8～1.8	1.0～3.0

表 13－9　丙泊酚 TCI 与芬太尼类药物持续输注剂量推荐

	阿芬太尼 EC_{50} (90～130 ng/mL)	芬太尼 EC_{50} (1.1～1.6 ng/mL)	舒芬太尼 EC_{50} (0.14～0.2 ng/mL)	瑞芬太尼 EC_{50} (4.7～8 ng/mL)
诱导(30 s 内)	25～35 μg/kg	3 μg/kg	0.15～0.25 μg/kg	1.5～2 μg/kg
诱导后 30 min	50～72 μg/(kg·h)	1.5～2.5 μg/(kg·h)	0.15～0.22 μg/(kg·h)	13～22 μg/(kg·h)
30～150 min	30～42 μg/(kg·h)	1.3～2 μg/(kg·h)		12～19 μg/(kg·h)
之后		0.7～1.4 μg/(kg·h)		
丙泊酚 TCI	3.2～4.4 μg/mL	3.4～5.4 μg/mL	3.3～4.5 μg/mL	2.5～2.8 μg/mL
恢复时间	12～37 min	13～56 min	13～35 min	7～11 min

　　目前已有很多研究将丙泊酚 TCI 设计成闭环系统,最主要是将患者的 BIS 值作为系统的反馈控制信号,调整丙泊酚的靶浓度。这种闭环系统已经初步应用于临床,已有研究显示其具有可行性与可靠性,但许多问题尚存争议,还需进一步大量的临床研究。

（郝绒绒）

参 考 文 献

1　Miller RD. Anesthesia. 5th edition. Churchill Livingstone, 2000, 249 - 256.

2　庄心良,曾因明,陈伯銮,主编. 现代麻醉学. 第三版. 北京:人民卫生出版社,2003. 281 - 281.

3　Coetzee J. F, Glen JB, Bosh off L. Pharmacokinetic model selection for target controlled infusion of propofol. *Anesthesiology*, 1995, 82:1328 - 1345.

4　Gepts E. Pharmacokinetic concepts for TCI anaesthesia. *Anaesthesia*, 1998, 53 (6):614.

5　Vuyk J. Pharmacokinetic and pharmacodynamic interactions between opioids and propofol. *J Clin Anesth*, 1997, 9(6 Suppl):23S - 26S.

6　Kang TM. Propofol infusion syndrome in critically ill patients. *Ann Pharmacother*, 2002, 36(9):1453 - 1456.

第*14*章 甾体静脉麻醉药

1927 年 Cashin 和 Moravek 使用胆固醇悬液完成对实验猫的诱导。1955 年 Laubach 等报告一组水溶性甾类,其中羟孕酮的麻醉性能较强,却无内分泌作用。这些甾类药物的治疗指数高于硫喷妥钠,不良反应却没有增加。此药曾一度用于临床麻醉,后因其诱导时间长,血栓性静脉炎发生率较高。20 世纪 70 年代由另一种较新的甾类静脉全麻药安泰酮所代替。目前临床上基本不用甾体静脉麻醉药,本章仅供参考。

第一节 羟 孕 酮

羟孕酮又名羟二酮(hydroxydione sodium succinate,商品名 Viadril, Presuren)化学名为 21 -羟孕烷- 3,20 -双酮半琥珀酸钠盐,化学结构见图 14 - 1。

此药是白色结晶固体,水溶液的 pH 值为 7.8～10.2。

一、药理

羟孕酮对中枢神经呈进行性抑制,静脉注射 1％羟孕酮 25ml,5 min 左右发挥作用,先为嗜睡,然后神志消失,进入麻醉状态。根据用药剂量不同,麻醉时间自数分钟至半小时不等。此药无明显镇痛作用,对疼痛刺激仍有反应。对呼吸的影响轻微,麻醉过程中潮气量略减少,呼吸频率稍增快,因此每分钟通气量不变或轻度减少。深麻醉时呼吸抑制,但呼吸暂停并不常见。对循环系统很少影响,麻醉后血压可下降 10～20 mmHg,收缩压下降较舒张压明显,因而脉压减少。羟孕酮麻醉时,肌肉不松弛,对肝功能影响轻微,肾功能有轻度暂时性抑制。此药在肝内经酶作用而失效。大部分由肝脏排泄,少部分无改变地随尿排出。

二、临床应用

可用于麻醉诱导、复合麻醉以及其他检查性操作。成人用量 0.5～1 g,也有多达 1.5～

2 g 者。可单次静脉注射或用 0.5％～1％溶液连续静脉滴注。溶液呈强碱性,对静脉刺激性较大,术后静脉炎或血栓性静脉炎的发生率高达 75％,因而限制了其应用。

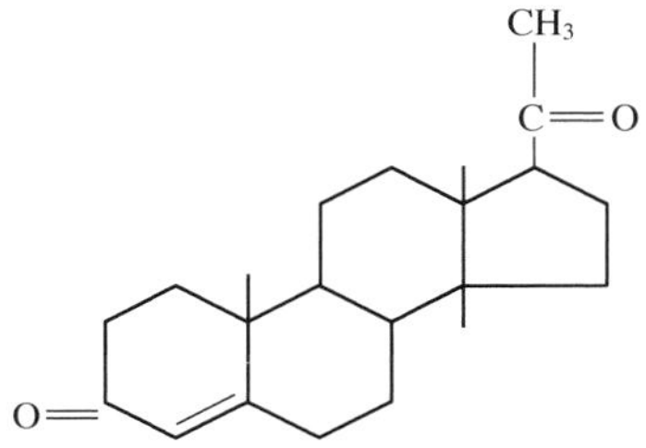

孕酮（progesterone）

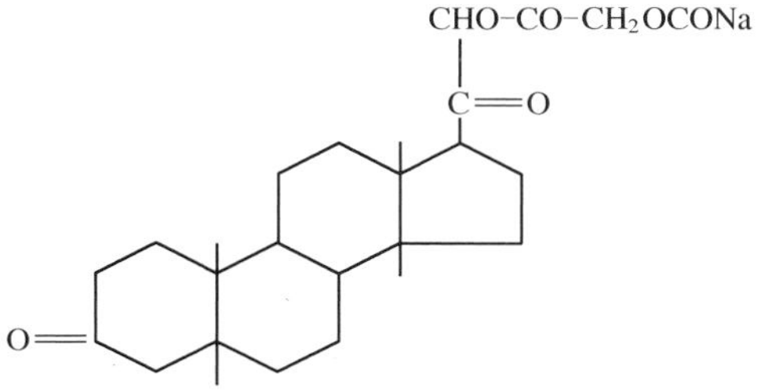

羟孕酮（hydroxydione）

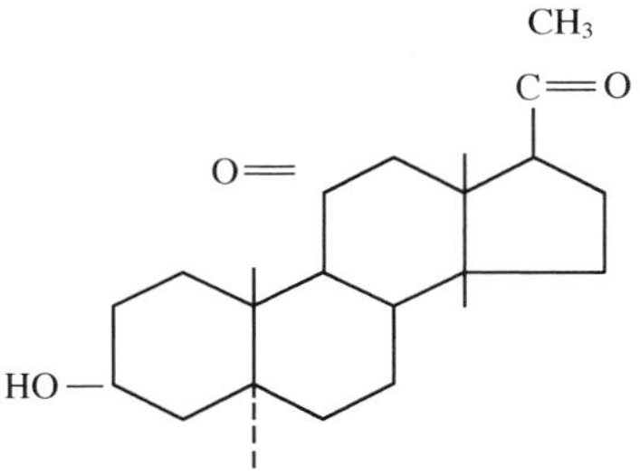

阿法沙龙（alphaxalone）

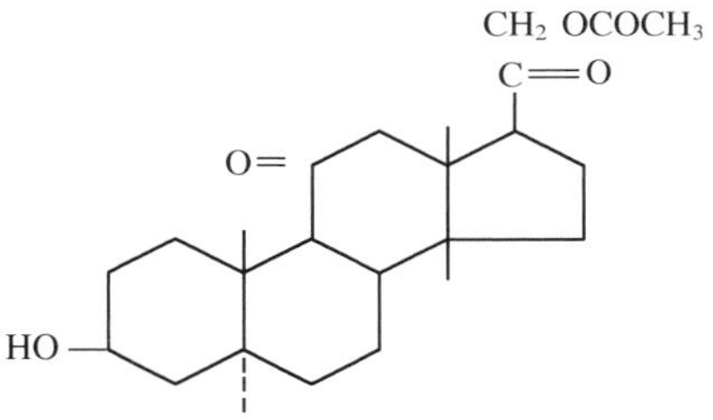

阿法多龙（alphadalone）

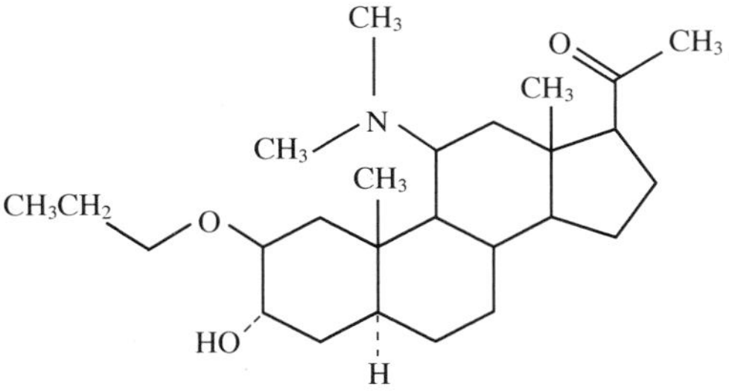

明醇酮(minaxolone)

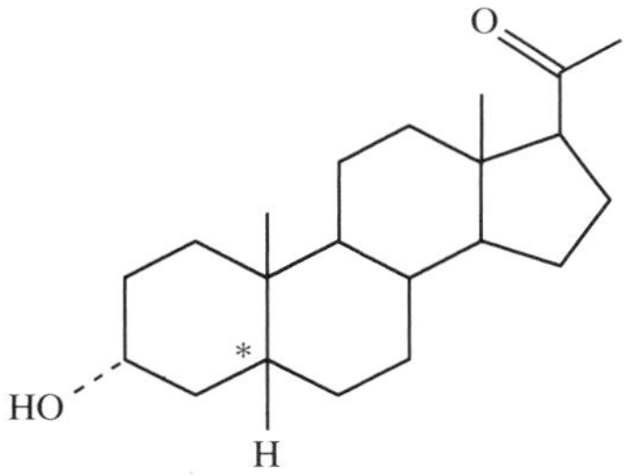

依地诺龙(eltanolone)

图 14-1　不同甾体类药物的化学结构式

第二节　安　泰　酮

安泰酮(althesin,alfathesin,alphadione)是两种孕烷二酮,阿法沙龙(alphaxalone)和阿法多龙(alphadolone)按 3∶1 混合而成的合剂,先溶于聚氧乙基化蓖麻油(cremoph or El,polyxyethylated castoroil)内再稀释于水,可供静脉注射。其中阿法沙龙是主药,每毫升含 9 mg；阿法多龙的全麻作用较弱，仅为前者的一半，它能增加阿法沙龙的溶解度，每毫升含 3 mg。1984 年停止临床使用，但兽医还在使用。

一、理化性质

化学结构见图 14－1。

此药是一种无色透明，pH 中性的等渗溶液，可稀释于水或任何等渗溶液内。商品制剂每毫升含 12 mg，配方为：阿法沙龙（3α－羟－5α－孕烷－11，20－双酮）0.9％（W/V）；阿法多龙（21－乙酰氧基－3α－羟－5α－孕烷－11，20－双酮）0.3％（W/V）；聚氧乙基化蓖麻油 20％（W/V）；氯化钠 0.25％（W/V）；注射用水。

二、药代学

Sear 和 Sanders 研究了人类安泰酮的药代学，阿法沙龙的消除半衰期是 30 min，清除率是 20ml/(kg·min)，稳态表观分布容积是 0.79 L/kg。乙酸阿法多龙在人类的药代学与阿法沙龙相同。阿法沙龙和阿法多龙的血浆结合蛋白主要是白蛋白，也可以与 β 脂蛋白结合。Visser 等的研究表明结合型阿法沙龙约为 97％。

单次推注和持续输注安泰酮后，通过气相色谱分析可以检测血浆中药物原形及其代谢物 20α－氢氧化阿法沙龙的浓度。血浆中 20α－氢氧化阿法沙龙浓度较低，说明清除率较高。绝大部分阿法沙龙（90％～95％）以与葡萄糖醛酸结合形式经尿排泄。

安泰酮可通过胎盘，但与其他静脉全麻药不同，对鼠仔有高度毒性。临床观察与此矛盾，剖宫产用安泰酮麻醉的新生儿较用硫喷妥钠麻醉者一般情况好。但有报告说，胎儿呈明显酸中毒现象。此药蓄积作用轻微，其程度约介于普尔安与硫喷妥钠之间。麻醉后数小时驾车能力受损，提示其某种代谢产物可能具有药理活性。

三、药效学

静脉注射安泰酮后 30～60 s 发挥作用。溶液黏稠，注速较慢，故起效时间略慢于硫喷妥钠，临床效应与硫喷妥钠类似，但恢复更快。静脉注射 0.05 ml/kg，睡眠持续 7～8 min；静脉注射 0.075 ml/kg。睡眠 11～12 min，其中仅一半时间可达外科麻醉期。强烈疼痛刺激时仍会有轻微反应。麻醉中瞳孔略散大，有时有眼球震颤现象。苏醒迅速、平稳，有轻度愉快感，并能产生一定程度的逆行性记忆消失。神志完全恢复较硫喷妥钠快，但不如普尔安，完全清醒约需 30 min。术后恶心呕吐极少，常处于茫然状态，可听从指挥。偶有情绪激动和苏醒期延长的现象，精神错乱者极少见。

安泰酮虽为甾体，但除有弱抗雌激素作用外，并无激素效应。麻醉时血浆中皮质醇也没有改变。

用药后中枢神经系统产生镇静和催眠作用。$60\sim80\mu l/kg$ 的效能与硫喷妥钠 $4\ mg/kg$ 或甲己炔巴比妥钠 $1.2\ mg/kg$ 相等。此药几无镇痛作用。安泰酮能抑制脑代谢,降低脑耗氧量,减少脑血流和增加脑血管阻力,因而使脑血容量和颅内压下降。对于颅脑手术有利,头部外伤患者宜用此药诱导。

给药后先有短暂的过度通气,呼吸轻度增快,随后可能轻度呼吸抑制。用量过大或注药过快时可出现呼吸暂停,但较硫喷妥钠抑制呼吸轻,持续时间短。浅麻醉时可有咳嗽或呃逆,严重者并发喉痉挛和支气管痉挛,不过很少见。麻醉时肺血管阻力增加,对肺动脉高压的患者不利。这种现象可能与聚氧乙基化蓖麻油引起的组胺释放有关。

对循环系统,此药可使周围血管扩张,中心静脉压降低,因而动脉压下降 $10\%\sim25\%$,全身血管阻力减少 30%。由于心率增加 $10\%\sim20\%$,心排血量一般保持不变,但对心功能不全的患者仍以慎用为好。

此药对肝功能无明显影响,肝胆疾病的患者麻醉后肝功能无明显恶化。此药在肝脏内分解代谢,但肝功能受损的患者,时效并不显著延长。为慎重起见,此种患者还是尽量不用或少用。神经肌肉接点不受影响。与去极化和非去极化肌松药无交互作用。安泰酮虽使肌肉轻度松弛,气管内插管还需用肌松药辅助。

四、不良反应

诱导的主要不良反应是剂量相关的呃逆、咳嗽、喉痉挛和不自主的肌肉运动。优点包括术后恶心呕吐和静脉后遗症发生率低。对静脉无刺激性,静脉并发症与 2.5% 硫喷妥钠和 1% 甲己炔巴比妥钠无明显差别,较 5% 普尔安为少,血栓性静脉炎发生率极低。肌震颤发生率约 $2\%\sim3\%$,麻醉初期有时肌肉不自主运动,可能系浅麻醉时的疼痛反应,术前给镇痛药可减轻。

安泰酮的主要不良反应是过敏反应,发生率为 $1/1000\sim1/18000$。首次接触药物即发生过敏的机制包括,对肥大细胞的直接非免疫效应,造成组胺释放,或通过旁路补体激活途径。反复接触安泰酮后的反应由经典补体激活途径介导,即抗原/抗体反应。后者的症状更为严重,在患者体内并不能检测到 IgE 抗体,但可以发现抗- Cremophor EL 的 IgG 抗体。过敏反应的主要表现为皮疹、低血压和支气管哮喘。多在注药后 $1\ min$ 左右发生。红色斑疹常伴有风团或水肿。支气管痉挛前有时咳嗽,然后呈现典型的症状,由此可造成缺氧甚至心搏骤停。有的患者以低血压为主,呈心血管虚脱症状。一般对症治疗如给氧、皮下注射肾上腺素、抗组织胺药和皮质激素多能奏效,有低血压时应扩充血容量治疗。

五、临床应用

安泰酮具有较高的清除率和较短的作用时间,适用于持续输注。安泰酮治疗指数高

(TI>30),安全界限大,危重患者亦能耐受。但因缺乏镇痛作用,故仅能供麻醉诱导或辅助麻醉。多用于短小手术以及诊断性检查,尤其适于门诊患者。阿法沙龙输注速度为 $15\sim$ 30 $\mu g/(kg\cdot min)$,可以与其他方法或药物合用,如阿片类药物、硬膜外阻滞或氧化亚氮。在机械通气、吸入 67%N_2O 的患者,麻醉维持时将安泰酮的输入速度增加 8 倍,心血管系统仍然具有较好的稳定性。在自主呼吸的患者,麻醉维持的输入速度增加 4 倍,仅造成动脉血 CO_2 的轻度增加。

商品制剂处方复杂,故通常是以 $\mu l/kg$ 计量,或以阿法沙龙剂量计算。诱导量一般为 $50\sim100$ $\mu l/kg$。短小手术可单用此药麻醉,时间稍长者可追加首次量的半量或每次追加 100 μl。

单次注射和持续输注安泰酮,并与氧化亚氮合用于短小手术时,安泰酮的恢复快于硫喷妥钠,与甲己炔巴比妥类似。用于麻醉诱导时,安泰酮与丙泊酚的心血管效应类似,但丙泊酚的恢复更快。

第三节　　明　醇　酮

明醇酮(minaxolone)又名羟胺孕烷,因不需聚氧乙基化蓖麻油做溶酶,过敏反应很少。此药诱导极快,催眠作用强,并发症少。

一、理化性质

明醇酮 CCI12923,化学名为二甲胺乙氧羟基孕酮枸橼酸盐,化学结构见图 14-1,与安泰酮相仿。制剂每毫升含 5 mg,溶于枸橼酸钠和氯化钠的水溶液中,pH 值 4.0。

二、药理作用

明醇酮起效十分迅速,动物实验表明,静脉注射后 $10\sim15$ s 内神志消失。临床上快速静脉注射时,诱导时间平均为 11 s。据报道,前臂反应性充血后,用 0.5 mg/kg 注入较大的静脉内,$8\sim13$ s(平均 10.25 ± 0.53 s)内入睡,一般均不超出臂-脑循环时间,表明此药较硫喷妥钠和安泰酮发挥作用快。若缓慢注射,则诱导时间可长至 $60\sim420$ s,平均 135 s。麻醉维持时间平均 15 min($6\sim84$ min)。苏醒时间以睁眼示意和正确回答问话为判定指标,分别平均为 14 min 和 20 min;曾追加本药者,分别延长到 21 min 和 27 min。苏醒时间与等效量的安泰酮相同。此药蓄积现象不显著,重复用药时的蓄积作用仅与安泰酮类似,而明显小于硫喷妥钠。苏醒期平稳、迅速,较硫喷妥钠快,偶有烦躁不安现象。恶心、呕吐、流泪和欣快感很少见。

此药麻醉效能强,动物实验表明其作用强度为安泰酮的 $2\sim3$ 倍,为硫喷妥钠的 8 倍。

小剂量时无镇痛作用,但有抗惊厥作用。此药可与麻醉期间常用的其他药物复合。麻醉性镇痛药能增强其效果,但可能产生呼吸抑制。此药能显著增强琥珀酰胆碱的作用。但有报道,用明醇酮或硫喷妥钠麻醉诱导后给同量琥珀酰胆碱,其呼吸暂停时间相似,较普尔安麻醉后再给琥珀胆碱的呼吸暂停时间短。明醇酮无激素作用。

此药对呼吸无显著抑制作用,呼吸频率无明显改变;增大剂量,呼吸可能轻度抑制。在诱导期的兴奋阶段,呼吸有时紊乱,例如咳嗽或呃逆。对循环系统的影响轻微,心律先稍增快,随后减慢,甚至可慢于麻醉前;动脉压稍升高后,再降低,约较麻醉前低 20%,通常即稳定在此水平。麻醉后肝功能未异常改变。动物实验时,长期或大量应用明醇酮无中毒现象。体外试验发现此药对肠管有轻度的解痉作用。临床剂量与浓度对空肠的张力和运动无影响。

麻醉中常有兴奋现象,例如肌张力增强,肌肉不自主运动和肌肉震颤。诱导量大于 0.5 mg/kg 时,发生率可高达 61%。一般很轻微,其程度与甲己炔巴比妥钠引起的相似,较乙咪酯轻得多,对手术操作和麻醉过程无影响。术前应用安定或麻醉性镇痛药可减少其发生。此药对静脉无刺激性,注药局部无疼痛,未发现静脉血栓形成或血栓性静脉炎。误注动脉的不良影响极少,不会造成组织坏死。过敏反应的发生率报道不一,约为 1∶900~27000。

药物分布半衰期是 2.1 min,消除半衰期是 47 min,血浆清除率是 1.55L/min,在体内代谢后随胆汁和尿排泄。给动物每日重复注射,未发现蓄积作用和酶诱导现象,血浆浓度亦无明显改变。此药能通过胎盘,迅速分布于胎儿体内。

三、临床应用

曾用于麻醉诱导和短小手术,维持麻醉需与其他全麻药复合。麻醉诱导量一般为 0.5 mg/kg,最大量为 1 mg/kg。手术时间超过 3~4 min 时需追加 2.5~15 mg,总量可达 1.5 mg/kg。目前的临床报告多系妇科、外科或泌尿科小手术。主要不良反应是诱导时兴奋反应,肌肉张力增加,恢复过程中的不自主运动。因为不良反应发生率较高,且给大鼠注射高剂量后出现毒性反应,已停止该药在临床上的应用。

第四节　其他甾体静脉麻醉药

一、依他诺龙

依他诺龙(eltanolone),即 5β-孕烷醇酮(pregnanolone)是一种具有麻醉性能的 5β 孕烷甾体,治疗指数高(TI＞40)。与安泰酮相同,依地诺龙不溶于水,故制成脂肪乳剂。

依地诺龙、依托咪酯和丙泊酚达到催眠状态的血浆浓度分别为 0.46、0.32 和 2.3 μg/mL。依地诺龙的血/脑平衡时间是 6～8 min，明显长于硫喷妥钠(1.5 min)和丙泊酚(3 min)，所以依地诺龙用于滴定起效较为困难。结果是，逐渐增加剂量或持续输注会造成药物过量，延长恢复时间。

依地诺龙不再用于临床，因为具有明显的不良反应(如皮疹、荨麻疹，尤其常见于儿童，并出现四例惊厥患者)，而且与现有药物相比，没有任何优势。

二、ORG21465

ORG21465 和 ORG20599 是两种水溶性的氨基甾体。ORG21465 在小鼠的治疗指数是 13.8，而丙泊酚或硫喷妥钠在小鼠的治疗指数是 4～5。在灵长类动物发现，ORG21465 可以产生快速起效的催眠，与丙泊酚相比，睡眠时间和恢复时间较长。在人类试验中，兴奋性不良反应发生率较高(70%)，但是没有发现相伴的 EEG 波峰变化。尽管甾体类药物不会产生心血管和呼吸抑制，在人类并没有进行更加深入的研究。

（赵　红）

参 考 文 献

1 Dunn GL，Morison DH，McChesney J，et al. The pharmacokinetics and pharmacodynamics of minaxolone. *Clin Pharmacol*，1982，22(7)：316-320.

2 Weir CJ. The interaction of anaesthetic steroids with recombinant glycine and GABA$_A$ receptors. *Br J Anaesth*，2004，92(5)：704-711.

3 Sear JW，Prys-Roberts C. Alphadione and minaxolone pharmacokinetics. *Ann Anesthesiol Fr*，1981，22(2)：142-148.

4 Towler CM，Garrett RT，Sear JW. Althesin infusions for maintenance of anaesthesia. *Anaesthesia*，1982，37(4)：428-439.

5 Mertons MJ，Vuyk J，Engbers FHM et al：Pharmacodynamic interaction of eltanolone and alfentanil during lower abdominal surgery in female patients. *Br J Anaesth*，1999，83(2)：250-252.

第 *15* 章 静脉用阿片类镇痛药

阿片(opiate)及合成的各种阿片类活性碱(opioids)泛指能与不同阿片受体或受体亚型结合,并能表现出一种或多种内源性阿片肽某些特性的药物,这些天然或合成的阿片类生物碱用于镇痛镇静已有数百年历史,除用于术中止痛外,还作为术前用药和术后镇痛药使用。从 1803 年由 Serturner 从罂粟生物碱提取出吗啡晶体物质后,吗啡及类吗啡生物碱一直是此类药物的典型代表。吗啡于 1833 年用于临床,但吗啡不是一个理想的镇痛药,大剂量应用有严重的不良反应。因此寻找成瘾性小、不良反应少的药物一直是研究开发新镇痛药的目标。20 世纪初,由于短效巴比妥类静脉药的出现及"平衡麻醉"概念的推出,阿片类药物与其他各类药联合使用,获得了完善的麻醉和术后苏醒,避免了心血管及其他器官的抑制,明显减少了手术合并症。近年来,芬太尼族相继投入临床使用,显示出各自临床应用的优势。随着对各类阿片类药物药代动力学和药效学的进一步认识及各种用药技术的发展,拓展了阿片类药物的应用范围,使得麻醉医生对阿片类药物的应用更具有灵活性。

第一节　阿片类药物的分类

阿片类药物可根据其来源及制作过程分为天然生物碱、半合成、合成药物三类,其中合成药物中又可分四种,分别为吗啡喃类(morphinan series)、二苯甲烷类(diphenylmethanes series)、苯丙吗啡类(benzomor - phinan series)、苯基哌啶类(phenylpiperidineseries),其中苯基哌啶类包括哌替啶(meperidine)、芬太尼(fentanyl)、舒芬太尼(sufentanil)、阿芬太尼(alfentanil)、瑞芬太尼(remifentanil)等,占据麻醉和镇痛的主导地位(表 15 - 1)。

根据镇痛药及其拮抗药与受体的作用类型,又可将这类药分为四类,分别是纯受体激动药,如吗啡、哌替啶、苯哌利啶及芬太尼族等;部分激动药,如丁丙诺啡(buprenorphine);混合型激动 - 拮抗药,如纳布啡(nalbuphine);纯拮抗药,如纳洛酮(naloxon)、纳屈酮(naltrexone)。临床上这种分类更接近药理特性,多采用此种分类(表 15 - 2)。

表 15 - 1　阿片类药物分类（按药物来源）

天然阿片生物碱	半合成类	合 成 类
吗啡（morphine）	海洛因（heroin）	吗啡喃类（morphinan series）
可待因（codeine）	二氢吗啡酮	羟甲左吗喃（levorphanol）
罂粟碱（papaverine）	（dihydromor phone）	丁啡喃（butorphanol）
二甲基吗啡（thebaine）	二甲基吗啡衍生物	二苯甲烷类（diphenylmethanes series）
	（叔丁啡 buprenorphine）	美沙酮（methadone）
		苯丙吗啡类（benzomor-phinan series）
		镇痛新（pentazocine）
		苯基哌啶类（phenylpiperidineseries）
		哌替啶（meperidine）、芬太尼族

表 15 - 2　阿片类药物分类（按与阿片受体关系）

分　　类	药 物 代 表
阿片受体激动药	吗啡、哌替啶、芬太尼族
阿片受体激动－拮抗药	
以激动为主	喷他佐辛、丁丙诺啡、纳布啡
以拮抗为主	烯丙吗啡
阿片受体拮抗药	纳洛酮、纳曲酮、纳美芬

在阿片类镇痛药中，吗啡是典型代表，与其他阿片生物碱的基本结构共同点是具有Ⅰ、Ⅱ、Ⅲ个环形成的氢化菲核（phenanthrene），分子结构呈现为 T 形（图 15 - 1）。吗啡与许多合成镇痛药都具有镇痛作用的共同结构，是 γ-苯基-N 甲基哌啶。随着某些镇痛药的分子结构改变，其药性也发生变化。例如吗啡环Ⅰ上 3 位羟基被甲基取代时就变成可待因，环Ⅰ3 位及环Ⅲ 6 位上的羟基均被甲基取代时则变为二甲基吗啡；如取消环Ⅰ及环Ⅲ之间的氧桥，则变为阿扑吗啡，成为催吐剂；吗啡结构中氮原子上的甲基被烯丙基置换后则成为烯丙吗啡，氧吗啡酮结构中氮原子上的甲基被烯丙基置换后则成为纳洛酮，完全变为拮抗药。

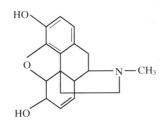

图 15 - 1　吗啡的化学结构

第二节　阿 片 受 体

1973 年，通过吗啡、酮唑辛和 SKF - 10047 等一组激动药所产生不同药理活性，确定了三种阿片类药物综合征，分别命名为 μ、κ 和 δ 原型，由此发现了 μ、κ 和 δ 三种阿片受体。后来发现与 SKF - 10047 相关的 δ 型综合征不能被普通阿片拮抗剂纳洛酮（naloxone）所阻断，因此 δ 型受体不再被认为是阿片受体家族的成员。1977 年由 Lord 小组在研究内源性阿片肽效应时发现鼠输精管内存在与脑啡肽具有高亲和力的结构位点，将其命名为 δ 受体。

经过近 30 年的实验室研究,对 μ、κ 和 δ 型受体的认识已较清楚,其基因编码已被克隆,这三种受体称为"经典型阿片受体"。最近 cDNA 编码一种称之为"孤立阿片"受体,经鉴定与经典阿片受体有高度同源性,它的结构基团是阿片受体,因此称其为阿片样受体(opioid receptor-like,ORL_1)。

一、经典阿片受体

三种经典 μ、κ 和 δ 阿片受体被确认后,发现在脑内分布广泛但不均匀。这些受体集中分布在导水管周围灰质、内侧丘脑、杏仁核和脊髓胶质区。例如 μ 受体在脊髓以上水平,μ_1 主要作用是镇痛镇静和使心率减慢;μ_2 受体则与呼吸抑制、欣快感和生理依赖性相关;κ 受体位于脊髓水平和大脑皮层,有轻度镇痛、镇静作用,可产生呼吸抑制;δ 受体也具有轻度镇痛和呼吸抑制作用。几种受体中,μ_1 与阿片类药物亲和力最高,而 μ_2 和 δ 亲和力最低。阿片类药物受体占据比例与其镇痛、麻醉作用关系极为密切。当受体被占据 $25\%\sim30\%$ 时,即产生麻醉作用,但两者并非线性关系。值得注意的是,药物与受体的关系就像钥匙和锁一样,但阿片受体激动药和部分激动剂及拮抗剂在与受体结合时所起的作用不同,只有激动药才可产生上述激活作用,而拮抗药只与受体结合,不产生相应的生物学效应,部分激动药只是激活部分受体,如丁丙诺啡只激活部分 μ 受体,混合型激动-拮抗药纳布啡是激活了 κ 受体,而拮抗了 μ 受体。

阿片受体的内源性配体为脑啡肽、内啡肽和强啡肽,三者均可与一种以上的阿片受体结合。其中脑啡肽对 δ 型受体有较强的选择性,被认为是其内源性配体。强啡肽对 κ 型受体选择性较强,是其内源性配体。μ 型受体的内源性配体称为内啡肽或内源性吗啡(endomorphine)。内源性吗啡在中枢神经系统与 μ-阿片受体呈镜像分布,对 μ 受体的结合力比对 δ 和 κ 受体的结合力高 100 倍(表 15 - 3)。

表 15 - 3　阿片受体特性

受　体	μ	δ	κ
生物测定组织	豚鼠回肠	鼠输精管	兔输精管
内源性配体	内啡肽、脑啡肽 β-脑啡肽	脑啡肽	强啡肽
外源性激动剂	吗啡 哌替啶 DAMGO,DAGO	DPDPE, DPDLE1 苯基哌啶	U50,488 布托啡诺
拮抗剂	纳洛酮 纳曲酮	纳洛酮 IC1154,126	纳洛酮 MR2266
主要作用	镇痛、镇静、呼吸抑制、心动过缓、恶心呕吐、瞳孔缩小、抑制胃肠蠕动	脊髓以上水平镇痛呼吸抑制	脊髓水平镇痛呼吸抑制(轻)、焦虑、尿潴留

　　三种典型的阿片类受体 μ、δ 和 κ 均已克隆并确定了其核苷酸序列。阿片受体属于 G 蛋白耦联受体大类,该类受体具有相同的基本结构:一个细胞外氨基端区域,七个跨膜域以及一个细胞内羧基端尾区(图 15-3)。克隆得到的阿片类受体有高度同源性,65% 的氨基酸序列是相似的。最大的不同在于细胞外环、氨基端和羧基端区域。μ 受体和 δ 受体的第一个细胞外环只有 7 个氨基酸不同,两者最主要的区别在于 108 位点的一个氨基酸差异。此外,μ 受体又分为 μ_1 和 μ_2 两个亚型,κ-受体与 δ-受体也均有亚型存在。

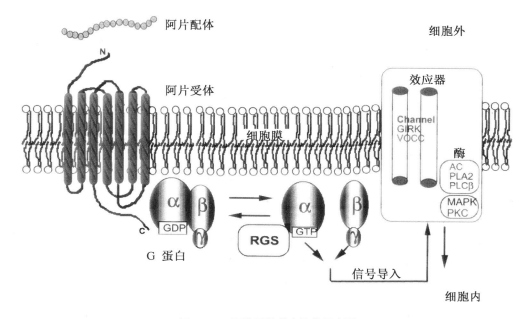

图 15-2　阿片受体基本结构示意图

二、阿片样受体(ORL₁)

　　阿片受体被克隆后不久,又分离出一种具有 G-蛋白-耦联受体典型结构的蛋白,这种蛋白与经典阿片受体的结构具有同源性,被接受为阿片受体家族的成员,称为阿片样受体(ORL₁)。其内源性配体为伤害感受素(nociceptin),其序列的起始端和结束端氨基酸分别为苯丙氨酸(F)和谷氨酰胺(Q),又称之为 FQ 孤啡肽。

三、外周阿片受体

　　阿片受体不仅分布于中枢神经系统,外周也存在阿片受体。解剖学、分子学和电生理学研究显示三种经典阿片受体(μ、δ、κ)在感觉神经元、背根神经节细胞和初级传入神经元末均有分布。在 Meissner 小体内的传入纤维和无髓鞘感觉神经的末梢可找到阿片受体,但在交感节后神经元上无分布。外周阿片受体介导的镇痛作用对动物和人的炎性疼痛尤其显著。

此外，免疫细胞如单核-巨噬细胞、中性粒细胞、内皮细胞、鼠的肝脏 Kupffer 细胞、胸腺细胞等均有阿片受体发现，这些细胞上的阿片受体密度不仅高于神经系统中阿片受体，在结构、结合位点、药理学特性及生物学效应方面均与神经系统阿片受体完全不同，Stefano 将其命名为 μ_3 受体。μ_3 受体对配体的识别与传统的阿片受体不同，表现为对吗啡有很高的亲和力，对吗啡的代谢产物——6 葡糖苷酸也具有识别能力，但对其他内源性阿片肽（如内啡肽、脑啡肽）等在高浓度下亲和力却很小或几乎无亲和力。这也解释了不同阿片类药物的不同免疫学效应可能与对 μ_3 受体识别与否有关。

四、阿片类药物镇痛机制

阿片类药物的镇痛作用主要通过中枢神经系统的阿片受体介导，选择性地抑制某些兴奋性神经冲动传递，解除机体对疼痛的感受和伴随的心理行为反应。当激动剂与阿片受体结合后，激活 G 蛋白耦联受体（GPCR）Gi 蛋白，使 G 蛋白的 β、γ 亚基与 α 亚基解离。β、γ 亚基与 α 亚基分别介导了胞内多条信号通路的激活，最终关闭 N 型电压控制型钙通道，开放钙依赖性内控型钾通道，由此导致超极化和神经元兴奋性下降，使神经末梢释放乙酰胆碱，而肾上腺素、多巴胺及 P 物质等神经递质释放减少，抑制腺苷酸环化酶，使 cAMP 含量降低。但阿片类药物如何抑制痛觉冲动传递目前尚无定论。

第三节　　阿片类药物的耐药和戒断现象

阿片类药物成瘾及依赖与机体内源性阿片物质的存在密切相关。内源性阿片物质是阿片受体的配基，广泛存在于脑、脊髓、周围神经节、自主神经系统、肾上腺髓质、胃肠道及血浆。在机体连续接受外源性阿片物质达到一定程度时，阿片受体发生"超载"，机体通过负反馈使内源性阿片类物质释放减少或停止，结果是需使用更多的阿片药物才能维持原有的镇痛作用，这就是临床上的耐药现象，表现为用药量增加，药物作用时间缩短。而戒断症状是在此情况下突然停止麻醉性镇痛药出现一系列的生理功能紊乱，如烦躁、肌颤、呕吐、流涎、失眠、出汗、腹痛、散瞳等。这是因为短期内体内的内源性阿片物质释放功能未能恢复的缘故。还有学者认为与长期应用阿片类药物后出现的"阿片受体上调"及抗阿片类物质释放到脑脊液有关。但产生耐受性和依赖性大多是由于"滥用"阿片类药物的结果。事实上，临床围术期中正常使用麻醉性镇痛药，包括术后患者自控镇痛（patients controlled analgesia，PCA）技术的开展，均是在短期、少量使用的范畴。即使用于癌性疼痛治疗时，只要在医生指导下规范用药，很少发生精神依赖及成瘾。

第四节 阿片受体纯激动药

一、吗啡

吗啡(morphine)是阿片受体典型的纯激动药,在阿片中的含量约为10%。

（一）化学结构

吗啡的分子结构主要是一个含有四个双键的氢化菲核,由Ⅰ、Ⅱ、Ⅲ三个环构成,由四部分组成:① 保留四个双键的氢化菲核(环Ⅰ、Ⅱ、Ⅲ);② 与菲核环B相稠合的N-甲基哌啶环;③ 连接环Ⅰ与环Ⅲ的氧桥;④ 环Ⅰ上的一个酚羟基与环Ⅲ上的醇羟基(见图15-1)。

（二）理化性质

药用吗啡从阿片中提取制备,具有左旋光性,临床用其盐酸盐或硫酸盐。盐酸吗啡为白色有丝光的结晶或结晶性粉末,无臭味苦,在水中溶解。吗啡分子结构中含有酚羟基,在光的催化下,可被空气中的氧分子氧化,稳定性与溶液的 pH 有关,在酸性条件下较稳定(pH 4 时最稳定),在中性或碱性条件下易被氧化,紫外线、重金属离子可催化此反应。

（三）药代动力学特征及体内代谢

吗啡的体内过程符合二室开放模型。吗啡清除半衰期是 1.7～4.5 h,清除率为 15～30 mL/(kg·min)。老年人清除率下降,应酌情减量。吗啡血浆 $t_{1/2}$ 为 2～3 h,吗啡-6-葡萄糖苷酸的 $t_{1/2}$ 稍长于吗啡。国人与白种人有明显的种族差异。静注吗啡国人的血药浓度明显低于白种人,对吗啡及其代谢物吗啡-3-葡糖苷酸(morphine-3-glucuronide)、吗啡-6-葡糖苷酸(morphine-6-glucuronide)的清除率均高于白种人。

吗啡口服后易吸收,但首过消除效应强,生物利用度仅为 25%。肌内注射吗啡后 15～30min起效,45～90 min 达到高峰,约维持 4h。静脉注射后 20 min 达到峰值,与血浆蛋白结合率为 30%,小部分通过血脑屏障与阿片受体结合产生镇痛效应。它能通过胎盘屏障,影响胎儿。吗啡在肝内进行生物转化,主要代谢物吗啡-6-葡糖苷酸的生物活性比吗啡强,最近研究表明 6-糖苷酸有"完全的镇痛作用"。5%～10%脱甲基后形成去甲基吗啡经尿排出,15%～20%原形随尿排出,7%～10%从胆汁排出,少量经胃液、乳汁、汗腺排出(图15-3)。

（四）药理作用

1. 对中枢神经系统的作用 吗啡通过作用脊髓、延髓、中脑和丘脑等痛觉传导区的阿片受体而提高痛阈,注射 10 mg 吗啡后可使痛阈提高 50%,作用特点为抑制伤害性刺激所致的疼痛感觉的传入,对躯体和内脏的疼痛均能有效抑制,抑制持续性钝痛大于间断性锐痛,而且在疼痛出现前用药效果更好,并能消除由疼痛所引起的焦虑、紧张、恐惧等情绪反应,因而显著提高对疼痛的耐受力。随着疼痛的缓解以及对情绪的影响,可出现欣快感

（euphoria），如外界安静，则可使患者入睡。吗啡有强大选择性镇痛作用，皮下注射 5～10 mg 即能明显减轻或消除疼痛，但意识及其他感觉不受影响。吗啡还有明显镇静作用，大剂量（15～20 mg）时镇痛镇静作用更明显。对脑电图（EEG）的影响具有封顶效应。

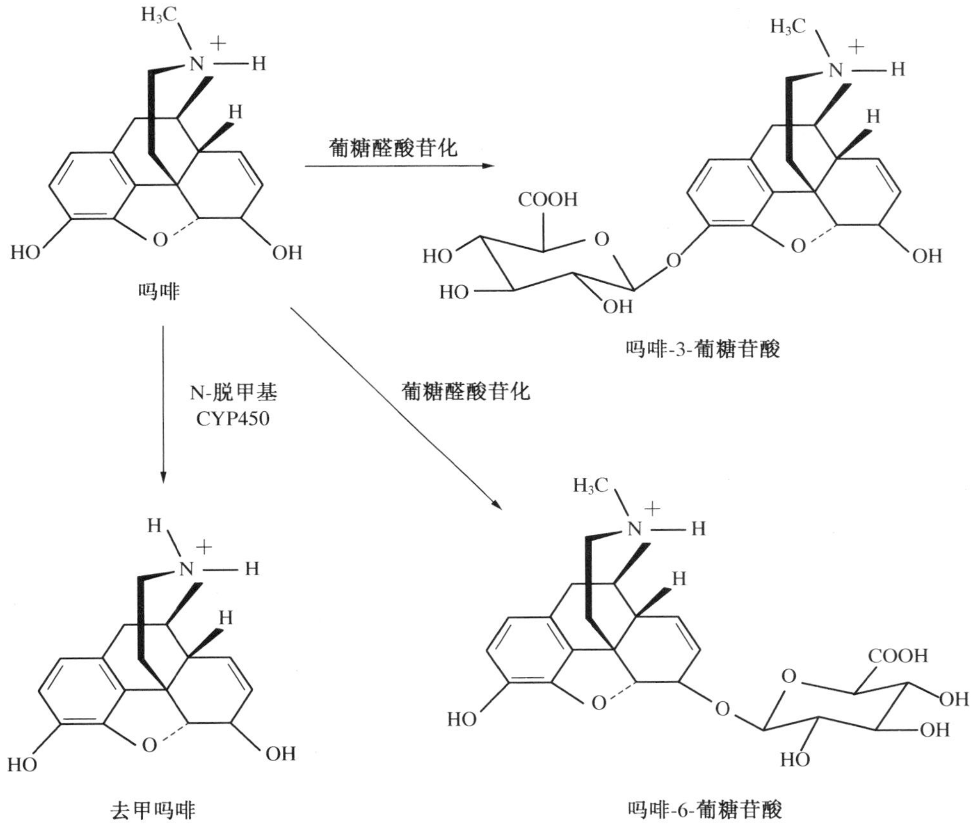

图 15 - 3　吗啡的代谢

吗啡作用于延髓孤束核阿片受体时可抑制咳嗽。作用于极后区催吐化学感受器，则引起恶心、呕吐。由于吗啡刺激动眼神经核中植物神经成分，表现有缩瞳作用，急性中毒时具有针尖样瞳孔的临床体征。

2. 对循环系统的作用　吗啡有抑制交感活性，增强迷走张力的作用，可引起低血压。在单次、快速给药时，即使小剂量（5～10 mg 静脉注射）也可能发生。麻醉剂量时（1～4 mg/kg 静脉注射）低血压机会更多，注射速度低于 5 mg/min 时可减少其发生。这些变化是由于其对血管平滑肌的直接作用和释放组胺的间接作用引起外周血管扩张的缘故，并非对心肌直接抑制的结果，纳洛酮不能逆转此作用。小动脉扩张期短于小静脉扩张期，静脉扩张与吗啡用量相关，大剂量用药，尤其与氟烷共用时要注意补充血容量，小剂量（＜ 0.5 mg/kg）时相对安全，组胺 H_1、H_2 受体拮抗剂可明显减低吗啡导致的心血管反应。

阿片类药物可导致心动过缓,多与中枢神经介导有关,但吗啡还有对窦房结和房室传导的直接抑制作用,有用阿片类药物导致严重心动过缓甚至心搏骤停的报道,阿托品、异丙肾上腺素可有效对抗。诱发因素包括术前应用 β-受体阻滞剂或钙通道阻滞剂、气管插管时喉镜刺激、琥珀酰胆碱的应用及阿片类药物输注过快等。

此外,大剂量吗啡麻醉下的心脏手术时有发生高血压者,因吗啡有增加应激激素的作用,与内源性儿茶酚胺的增高有关,而且血浆和尿中儿茶酚胺增高的程度与吗啡的用量相关,同时大剂量吗啡还可激活肾素-血管紧张素系统。吗啡的这种作用在对术前有心脑血管疾患者尤应引起重视。

3. 对呼吸系统的作用 所有阿片类 μ 受体激动药均可抑制脑干呼吸中枢的活动,吗啡可产生明显的呼吸抑制作用,治疗量吗啡即可抑制呼吸,使呼吸频率减慢、潮气量降低,分钟通气量下降。呼吸抑制程度与用药剂量相关。急性中毒时呼吸频率可减慢至 3~4 次/min。老年患者(> 60 岁)对吗啡的敏感性较高。通常因吗啡的低脂溶性限制了它对血脑屏障的穿透能力,但因幼婴儿血脑屏障尚未健全,对吗啡耐受性较低。合并中枢性抑制疾病、吸入麻醉药、酒精、巴比妥类等镇静药物均可增加吗啡的呼吸抑制效应。

吗啡对呼吸的抑制主要在于延髓呼吸中枢对 CO_2 反应性降低;其次为脑桥呼吸调整中枢受到抑制后导致呼气延迟,呼吸间歇延长。此外,吗啡还降低颈动脉体和主动脉体化学感受器对缺氧的反应性,大剂量吗啡还可抑制小支气管的纤毛活动。镇痛剂量的吗啡对呼吸抑制的高峰期比芬太尼发生慢,部分原因是吗啡的低脂溶性。

吗啡的组胺释放作用及对平滑肌的直接作用可引起支气管收缩,对支气管哮喘患者可有诱发哮喘之虞。

阿片类药物使用过程中的呼吸抑制延迟和再发问题已有许多报道并引起注意,但机制尚不清楚,可能与以下因素有关:用药剂量、呼吸性和/或代谢性碱中毒、肝脏清除率下降、药物再摄取(肌肉、肺组织、脂肪和肠道的蓄积)导致血药浓度的第二次高峰等。

4. 对内分泌系统的影响 大剂量阿片类药物可降低应激引起的内分泌及代谢反应,但机制尚不清楚。与减少伤害感受(nociception)的传入及影响中枢神经内分泌反应有关,吗啡对手术创伤引起的内分泌反应的调节与剂量有关,即使小剂量也能抑制 ACTH 的释放及部分阻断垂体-肾上腺轴对应激的反应。腹部大手术中按 1 mg/kg 给药可抑制可的松浓度升高。心脏手术中(4 mg/kg)体外循环前可的松和生长激素均无升高。

吗啡还使儿茶酚胺水平增高,可能和组胺释放、肾上腺髓质释放机制、交感神经兴奋有关。吗啡诱导后肾上腺素浓度的变化与术前浓度有关。动物实验证实吗啡通过刺激下丘脑-垂体系统释放抗利尿激素(ADH),减少尿量,但在人体实验中,没有疼痛刺激时无此现象。

5. 对消化和泌尿系统平滑肌的作用 吗啡通过兴奋中枢的迷走神经,外周肠肌丛内的阿片受体及胆碱能神经,改变胃肠道平滑肌及括约肌张力,使胃肠道排空延迟,由此引起食物残渣在大肠内水分过量吸收导致便秘。吗啡可增加胆管平滑肌及奥狄氏括约肌的收缩,增加胆管压力,很少引起上腹部剧烈疼痛,但可能与胆囊炎或心肌缺血症状相混淆。也可使胰管平滑肌收缩,可能导致血浆淀粉酶升高。吗啡也增加膀胱括约肌张力,使其处于收缩状态,引起尿潴留。

6. 免疫系统　吗啡对免疫系统的作用主要表现为免疫抑制,包括抑制淋巴细胞增殖,减少细胞因子的分泌,减弱自然杀伤细胞(NKC)的细胞毒作用。此外,抑制人类免疫缺陷病毒(HIV)蛋白诱导的免疫反应,这可能是吗啡吸食者易感 HIV 病毒的重要原因。

（五）临床应用

1. 麻醉前用药　使患者镇静,减少麻醉药需要量,并使麻醉诱导平稳,成人剂量为5~10mg,主张皮下或肌内注射,生物利用度可达 100%。休克患者由于循环障碍应经静脉给药,但需酌情减量。虽然有人认为,除急性疼痛患者外,不必要作为常规术前用药,但在心脏手术患者的麻醉前用药中仍为首选,可联合应用东莨菪碱和非那根。

2. 术后镇痛　随着对阿片受体研究的进展及对疼痛治疗的深入理解,临床上将吗啡应用于以多种途径如经椎管、静脉、皮下,以不同方式如分次给药、连续给药及术后 PCA 或癌痛的治疗中。PCA 吗啡的最小有效浓度(MEC)为 20~40 ng/mL。

3. 全凭静脉麻醉或静吸复合麻醉　大多用于心脏手术患者中,其剂量为 1 mg/kg 左右。但由于麻醉深度不足、组胺释放作用、遗忘作用较差、抑制应激反应不充分等,近年来已被芬太尼族取代。

4. 其他　吗啡可用于治疗左心衰竭引起的肺水肿,除应用强心苷、氨茶碱及吸入氧气外,静脉注射吗啡常可产生良好效果。其作用机制是吗啡扩张外周血管,降低外周阻力,减少回心血流,降低心脏负荷。同时其镇静作用有利于消除患者的焦虑恐惧情绪,还可降低呼吸中枢对 CO_2 敏感性,使急促浅表的呼吸得以缓解,减轻呼吸困难,促进肺水肿消失。

（六）不良反应及注意事项

常见不良反应是皮肤瘙痒、恶心呕吐、尿潴留、呼吸抑制等。大剂量急性中毒时表现严重的呼吸抑制、紫绀、昏迷、血压降低、心率减慢及针尖样瞳孔。应吸氧并采用机械通气,同时可用纳洛酮或其他拮抗药拮抗。还应注意连续反复多次应用吗啡易产生耐受性及成瘾。

以下情况中不宜使用吗啡:① 分娩止痛及哺乳期妇女:吗啡能通过胎盘进入胎儿体内以及对抗缩宫素(oxytocin)对子宫的兴奋作用而延长产程,还可经乳汁分泌;② 支气管哮喘;③ 上呼吸道梗阻及肺心病;④ 颅内高压如颅内占位病变或颅脑外伤等;⑤ 严重肝功能障碍;⑥ 新生儿和 1 岁以内幼儿。

二、哌替啶

（一）化学结构

又称美吡利啶（meperidine），商品名是度冷丁（Dolantin），化学名1-甲基-4-苯基哌啶-4-羧基乙酯，是苯基哌啶（Phenylperidine）的衍生物，1938年由Eisleb等在研究阿托品（Atropine）的类似物时意外发现的，化学结构可以看作吗啡的A、D环类似物（图15-4）。

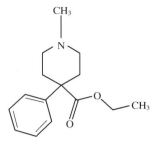

图15-4　哌替啶的化学结构

（二）理化性质

哌替啶为酯类药物，由于4-苯基的空间位阻效应，水溶液短时间煮沸不被水解，盐酸哌替啶为白色结晶性粉末，易溶于水或醇，可溶于氯仿，几乎不溶于醚。味微苦，易吸潮，遇光易变黄。熔点30～31℃。pKa为8.5，pH7.4时非离子化比<10%，油水分配系数为39。

（三）药代动力学特征及体内过程

哌替啶肌内注射后血浆浓度达峰值的时间为5～15 min，与血浆蛋白结合率为65%，其余则分布到各脏器及肌肉组织中，分布容积达3～5 L/kg，血浆清除率为10.4～15.1 ml/(kg·min)，清除半衰期为2.4～4.4 h。口服易吸收，口服生物利用度40%～60%，皮下或肌注吸收更迅速，起效更快，体内哌替啶约90%在肝脏经过生物转化后，酯酶水解代谢为哌替啶酸及去甲哌替啶，然后随尿排出，在肾衰患者中可蓄积，少量以原形从尿中排出，其排出量与尿的酸碱度有关，在正常pH值范围内原形自尿排出不到5%，但当pH值在5以下时从尿中排出可增加至20%～30%。去甲哌替啶有中枢兴奋作用，反复大量使用哌替啶引起肌肉震颤、抽搐甚至惊厥可能与此有关。哌替啶可通过胎盘屏障，脐动脉血药浓度高于母体血药浓度，影响胎儿。

（四）药理作用

1. 对中枢神经系统的作用　哌替啶与吗啡的作用相似，镇痛效价约为吗啡的1/7～1/10，除镇痛作用外，还有镇静安眠及解除平滑肌痉挛的作用。用药后的欣快感和反复使用后的成瘾及药物依赖均比吗啡要低。作用时间较吗啡短，对各种疼痛都有效，尤其是对内脏痛的效果更好。肌内注射哌替啶50 mg，痛阈可提高50%，如注射75 mg，使痛阈提高75%，与注射15 mg吗啡的效应相同。

2. 对循环系统的作用　与绝大多数阿片类药物相比，哌替啶抑制心肌收缩的作用更强，哌替啶有奎尼丁样作用，降低心肌的应激性。哌替啶配伍笑气的麻醉较吗啡配伍笑气的麻醉更易产生心血管抑制。即使在小剂量（2～2.5 mg/kg）哌替啶麻醉下，也可引起血压、外周阻力及心排血量下降。动物实验中证实使用10 mg/kg的剂量时，除明显的心排血量下降外，还可发生心搏骤停。因其组胺释放作用比吗啡强，又因结构与阿托品相似及代谢产物去甲哌替啶的作用,在给药后常有心率增快,心动过缓少见,也有人解释心率过快是由于中枢毒性作用的结果。其组胺释放作用在女性中比男性剧烈,相对血压下降的幅度较大。

3. 对呼吸系统的作用 哌替啶与其他阿片类 μ 受体激动药一样,对呼吸系统有明显的抑制作用,主要表现为潮气量减少,抑制程度与剂量相关。对老年及小儿影响更大,使用过程中也可能有呼吸抑制延迟和再发现象。相同剂量时呼吸抑制作用比芬太尼稍弱。

4. 其他作用 哌替啶由于结构类似阿托品,使用中具有类阿托品样作用,无缩瞳作用,反而引起瞳孔散大,并有抑制涎腺分泌作用。对消化系统平滑肌的作用类似吗啡,如抑制胃肠蠕动、使胃肠道排空减慢、增加胆管内压力等,但因作用时间短,较少引起便秘和尿潴留。大剂量哌替啶也可引起支气管平滑肌收缩。本品有轻微兴奋子宫作用,但对妊娠末期子宫正常收缩无影响,也不对抗催产素的作用,故不延缓产程。哌替啶与吗啡药理作用比较见表 15-4。

表 15-4 哌替啶与吗啡药理作用比较

	吗 啡	哌 替 啶
镇痛强度	1	1/7~1/10
镇静	+	+
便秘	+	—
对抗催产素	+	—
作用持续时间(小时)	4~6	2~4
成瘾	+	+

(五)临床应用

与吗啡基本类似,哌替啶常作为麻醉前用药,主要目的是使患者镇静,减少麻醉药需要量。成人剂量为 1 mg/kg,肌内注射。在临床麻醉中常作为各类阻滞麻醉时的辅助用药,一般按 0.5~1 mg/kg 经静脉给予,可同时给予其他镇静药以加强效应,老年、小儿及危重患者注意酌情减量。也可与联合应用东莨菪碱和非那根用作儿科的特殊检查和介入治疗的术前用药。由于哌替啶对循环系统的负性效应,如组胺释放、心肌收缩力的抑制作用及增高心率等限制了它的临床使用范围,不宜以大剂量作为全麻的主要用药。

(六)不良反应及注意事项

治疗剂量的哌替啶有时引起轻度不良反应,如眩晕、出汗、恶心、呕吐等,而严重反应偶见,可发生血压下降或虚脱。大剂量中毒时表现为中枢神经系统兴奋症状,如谵妄、抽搐、瞳孔散大等,肾功能障碍者发生率较高,可能与代谢产物去甲哌替啶大量蓄积有关。应注意接受单胺氧化酶抑制药(如异丙烟肼、苯乙肼等)的患者再使用哌替啶时可产生严重反应,出现严重高血压、抽搐、呼吸抑制、大汗、昏迷、甚至死亡。原因可能为体内单胺氧化酶遭到抑制后，致使 5 - HT、去甲肾上腺素代谢不能正常进行而在体内蓄积之缘故，同时也可能与哌替啶降解过程受阻引起毒性反应有关。

三、芬太尼家族

芬太尼是 20 世纪 60 年代中期被应用于临床的第一个强效苯胺哌啶类药物。继芬太尼之后，芬太尼家族又相继合成了舒芬太尼(sufentanil)、阿芬太尼(alfentanil)和瑞芬太尼(remifentanil)等一系列新型镇痛药。临床麻醉中常用的芬太尼类包括芬太尼、舒芬太尼、阿芬太尼和瑞芬太尼，其效价比为 1 mg/mL 芬太尼：0.1 mg/mL 舒芬太尼：70 mg/mL 阿芬太尼：2 mg/mL 瑞芬太尼，发生不良反应的程度也与效价比相似(表 15 - 5)。

表 15 - 5　不同刺激所需的血浆浓度范围(复合 66%N_2O)(ng/mL)

	切皮	大手术	小手术	自主通气	镇痛 / 镇静
芬太尼	3～6	4～8	2～5	<1～2	1～2
阿芬太尼	200～300	250～450	100～300	<200～250	50～100
舒芬太尼	1～3	2～5	1～3	<0.2	0.02～0.2
瑞芬太尼	4～8	4～8	2～4	<1～3	1～2

（一）　芬太尼

1. 化学结构　芬太尼为苯基哌啶衍生物，化学名为 N -苯基- N -[1 -(2 -苯乙基)- 4 -哌啶基]丙酰胺枸橼酸盐(N - Phenyl - N -[1 -(2 - phenylethyl)- 4 - piperidinyl]propanamide citrate)，为合成镇痛药。

化学结构可分成三部分，即苯乙基部分、哌啶基部分和苯胺基部分(图 15 - 5)。

2. 药代动力学特点及体内过程　芬太尼的药代动力学模式符合三室模型，静脉注射芬太尼后，约有 75% 被肺脏快速摄取，血浆浓度迅速下降，此为一相分布，半衰期

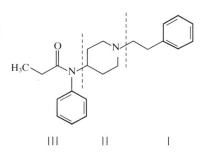

图 15 - 5　芬太尼的化学结构

$t_{1/2}$约为1～2 min；随后芬太尼又被从肺脏释放出来，进入第二相分布阶段，半衰期 $t_{1/2}$ 为10～30 min。芬太尼脂溶性高，蛋白结合率高，约为 80%，故稳态分布容积大，为 3～6 L/kg。组织/血分配系数大，因此组织摄取与贮存芬太尼快，临床起效时间短。芬太尼脑内浓度与血浆浓度平行，但滞后约 5 min。其清除半衰期是 4.2 h，清除率为 11.6～13.3 ml/(kg・min)。

芬太尼属脂溶性药物，易透过血脑屏障，也易从脑再分布到其他组织，特别是脂肪及肌肉组织。因其分布特性，单次注射时作用期短，而反复注射则可产生蓄积作用，延长作用时间。芬太尼主要在肝脏代谢、清除，由尿及胆汁排出体外。消半衰期与给药方法和给药间隔关系极大。临床中使用剂量、体液酸碱度、年龄、肝血流及肝功能、体外循环机的转流、肾

功能和肥胖等均可影响芬太尼的代谢及排除。

芬太尼的组织摄取率高,组织存留量大,肺脏和胃壁是储存芬太尼的重要场所,静脉注射后 20 min,胃壁内含量约为脑内的 2 倍,其释出至肠道碱性环境中可再被吸收入血循环。而且存留在组织中的芬太尼必须入血后方可被代谢清除,因此停止给药后会出现第二次血药浓度高峰,大多出现在单次给药后 3~4 h。体外循环下手术时储存在肺内的芬太尼待自体循环恢复后,因肺通气灌流比例改善也可被释放入血,形成二次高峰值。

常用阿片类药物的理化特性及药代动力学参数见表 15 - 6。

表 15 - 6　常用阿片类药物的理化特性及药代动力学参数

参　　　数	哌替啶	芬太尼	舒芬太尼	阿芬太尼	瑞芬太尼
pKa	8.5	8.4	8.0	6.5	7.1
pH7.4 时非离子化比(%)	<10	<10	20	90	67
油水分配系数	39	813	1,778	129	18
与血浆蛋白结合比(%)	70	84	93	92	70
$t_{1/2}\beta$(h)	3~5	2~4	2~3	1~2	0.1~0.6
Vdcc(L/kg)	1~2	0.5~1.0	0.2	0.1~0.3	0.1~0.2
Vdss(L/kg)	3~5	3~5	2.5~3.0	0.4~1.0	0.3~0.4
清除率[ml/(min·kg)]	10.4~15.1	11.6~13.3	10~15	4~9	40~60
肝摄取率	0.7~0.9	0.8~1.0	0.7~0.9	0.3~0.5	—
$t_{1/2ke0}$(min)	—	4~5	3~4	0.6~1.1	1.0~1.5
脂溶性	++	++++	++++	+++	++
抑制切皮反应 Cp50(ng/mL)	—	4—6	0.3~0.4	200~300	4~6

Cp50:使 50%患者对切皮、气管插管等伤害性刺激没有体动反应的血浆浓度。

3. 药理作用

(1) 对神经系统的作用:芬太尼与 μ_1 受体亲和力极高,效价为吗啡的 100 倍,哌替啶的 550~1000 倍,在产生同等镇痛效果时,芬太尼用量较吗啡小得多。对 μ_2 等受体占据少,不良反应产生相应减少。静脉注射后起效较快,作用持续时间约 30 min。3 $\mu g/kg$ 芬太尼基本不引起脑电图变化,而在大剂量 30~70 $\mu g/kg$ 时就会使患者获得稳定的麻醉状态,脑电图表现有大而慢的 δ 波。芬太尼对脑电图的影响具有封顶效应。产生镇痛和麻醉作用的血清芬太尼浓度为 0.5~20 ng/mL。

芬太尼能降低安氟醚的 MAC 值,其 MAC 下降最大至 65%~67%后呈现平台,具封顶效应,对异氟醚的 MAC 降低达 82%而出现封顶效应。从临床研究中得知,在血浆芬太尼浓度达 3 ng/mL 时,异氟醚 MAC 下降最多,芬太尼 3 $\mu g/kg$ 静注后持续输入 1 $\mu g/(kg·h)$ 使血浆浓度达 1 ng/mL,可减少异氟醚需量的 40%~60%。静注芬太尼 3~6 $\mu g/kg$,地氟醚的 MAC 呈剂量依赖性降低。同样芬太尼能大幅度降低七氟醚的 MAC,并也表现封顶效应。

(2) 对循环系统的作用:临床上镇痛剂量(2~10 $\mu g/kg$)或麻醉剂量(30~100 $\mu g/kg$)的芬太尼都很少引起低血压,左室功能较差者也很少出现低血压,有人认为主要是其没有组胺释放作用的影响。另外,多数人认为芬太尼不引起或很少引起心肌收缩力的变化。临床应用剂量的芬太尼对血流动力学参数几乎无影响,但可引起心动过缓,阿托品可对抗。芬太尼麻醉时也有突然血压升高的情况,尤其在气管插管或强的手术刺激时发生较多,而且在冠心病搭桥术中,左心功能好的患者更易有高血压,常和浅麻醉、或剂量低出现觉醒有关。动物实验证实大剂量芬太尼可增加交感神经末梢去甲肾上腺素的释放,但在临床应用中,24~75 $\mu g/kg$ 芬太尼可明显降低血浆儿茶酚胺和可的松的浓度。大剂量时($>50\ \mu g/kg$)明显抑制应激反应时的激素水平,降低交感神经张力,提高迷走或副交感神经张力,使心率、心脏前后负荷、血管张力、冠脉张力等较少受手术影响,尤其适用于左心室功能差的患者。

(3) 对呼吸系统的作用:芬太尼对呼吸驱动力、时间及呼吸肌活动上均有影响,芬太尼产生呼吸抑制的血药浓度与镇痛相当,为 1.5~3.0 ng/mL,且呼吸抑制较镇痛作用时间长(前者可达 1h,而后者约 20~30 min)。呼吸中枢对 CO_2 反应的敏感性下降。低碳酸血症往往延长使用芬太尼(10~25 $\mu g/kg$)后引起的呼吸抑制时间。芬太尼抑制呼吸的时间比等效吗啡或哌替啶要短,恢复的时间也快。麻醉诱导剂量 4~8 $\mu g/kg$ 的芬太尼不会产生明显的术后呼吸抑制,但也有报道呼吸抑制曾达 5 h 以上者。如剂量达 20~50 $\mu g/kg$时,术后必须做机械通气的准备。大剂量应用(50~100 $\mu g/kg$)后,辅助呼吸常需 12 h 或更长。

芬太尼导致的呼吸抑制与用药总剂量、脑通透性增加、机体消除速度下降、二次峰值期、高龄、代谢性碱中毒、中枢抑制性药物的应用均有关。还要注意芬太尼延迟性二次呼吸抑制。

(4) 对内分泌系统的影响:芬太尼及其衍生物在降低手术应激引起的内分泌及代谢反应方面比吗啡强,并且具有剂量依赖性。在冠脉搭桥手术中,50 $\mu g/kg$ 的芬太尼能很好地抑制气管插管期儿茶酚胺的释放。但在体外循环期则略显不足,要达到高剂量(100 $\mu g/kg$)时,才能抑制血糖、血浆 ADH、可的松和 GH 的增高。芬太尼还可刺激心房利钠肽(ANP)的分泌。

4. 临床应用　芬太尼小剂量应用具有镇痛作用,大剂量为麻醉作用,两者作用机制不尽相同。其麻醉作用除受体介导之外,更与药物的脂溶性相关。芬太尼不同剂量作用不同,加之有特异性拮抗药(纳洛酮),使得该药在临床上有广泛的用途。大手术麻醉芬太尼的临床作用浓度为 4~8 ng/mL,小手术麻醉 2~5 ng/mL,镇静/镇痛 1~2 ng/mL。

（1）神经安定镇痛/麻醉：眼科手术、脑立体定向手术、神经阻滞、椎管内麻醉等，在完善的局部麻醉下静脉给予 1/2 单位的氟芬合剂（Innovor），可达到充分的神经安定镇静作用。但由于氟哌利多的心脏传导阻滞、Q-T 间期延长等严重的不良作用，现多以 0.04 mg/kg 咪唑安定取代氟哌利多，但仍应注意呼吸抑制，保证有效供氧和呼吸监测。

（2）静脉复合/静吸复合麻醉：在与镇静药、肌松药联合应用的全凭静脉麻醉或与镇静药、肌松药和吸入麻醉药联合应用的静吸复合麻醉中，芬太尼仍具有一定的应用价值和广泛的应用前景。与中时效的镇静药咪唑安定、肌松药维库溴铵等配合使用较为合理。为非心脏手术全身麻醉的主要用药。应用范围为 3～10 μg/kg，不影响术后拔管。

芬太尼常用麻醉诱导剂量为芬太尼 3～7 μg/kg，辅以少量硫喷妥钠、乙咪酯、咪唑安定或丙泊酚等静脉麻醉药以及肌肉松弛药。一般芬太尼起效峰值时间为 5 min，故应在插管前 5 min 给予，术中酌情追加。注意避免注射速度过快或单次剂量过大出现心率的减慢和血压下降。同时镇静要足够，防止血压升高。

（3）大剂量芬太尼应用于心血管手术麻醉：1977 年，Stanly 应用大剂量芬太尼取代吗啡用于心脏手术麻醉成功，芬大尼几乎成为心血管麻醉的同义词，所谓"大剂量"是指芬太尼用量超过 50 μg/kg。研究发现，当芬太尼总剂量＞75 μg/kg 时，其镇痛和心血管稳定性达到最大，再增大剂量上述作用并不随之增加，即出现所谓"封顶效应"。芬太尼由于其强烈的镇痛作用、心血管系统抑制较弱、显著抑制应激反应及无组织胺释放作用等优点，迄今芬太尼仍然是心外科麻醉中气管插管、切皮、劈胸骨及体外循环最主要的用药。到了 20 世纪 90 年代和本世纪初，对心功能良好、手术方式较简单的心血管手术，为了缩短术后保留气管导管时间，芬太尼应用剂量趋向于中、小剂量（＜50 μg/kg），实现"快通道"心血管麻醉。

（4）门诊/日间手术麻醉：1～2 μg/kg 芬太尼与丙泊酚联合应用，用于内窥镜（腹腔镜、膀胱镜、胃肠镜）检查、无痛人流等各种诊断及治疗的非住院手术麻醉。芬太尼 1 μg/kg 不延长苏醒时间。

（5）疼痛治疗：芬太尼与吗啡相比，不但起效快、镇痛作用强而持续时间较短，而且药物配伍灵活，不良反应小，是目前较为理想的术后镇痛用药。

芬太尼用于术后镇痛的方法包括 PCA：患者自控硬膜外镇痛（PCEA）、患者自控静脉（PCIA）及皮下（PCSA）镇痛等。有研究表明，芬太尼硬膜外镇痛有节段性，故穿刺置管位置应选择相应的手术切口神经分布区域。但对于芬太尼椎管内用药是吸收后发挥的全身作用还是椎管作用机制，尚无定论。此外，局麻药中加入芬太尼可用于硬膜外分娩镇痛。推荐用法：① PCEA 0.0005%～0.001%芬太尼＋0.0625%～0.125%布比卡因/罗哌卡因；负荷剂量 5～10ml；背景剂量 0～5 ml/h；单次剂量 2～4 ml/次；锁定时间 20 min。② PCIA 0.001%芬太尼负荷剂量 5 ml；背景剂量 0～0.5 ml/h；单次剂量 0.5～1 ml/次；锁定时间 5～10 min。也可静脉或皮下持续用药 0.001%芬太尼 2 ml/h。③ 硬膜外分娩镇痛 0.15~0.2%罗哌卡因＋芬太尼2 μg/mL；单次剂量4~6 ml/次，锁定时间15 min；12 h限定量为40~48 ml。

5. 不良反应及注意事项

（1）呼吸抑制及延迟性呼吸抑制（如前）。

（2）呛咳：芬太尼可诱发呛咳，其机制可能与引起支气管平滑肌收缩，兴奋相邻部位的肺部牵张感受器（RARs）有关。枸橼酸芬太尼中的枸橼酸可能触发外周组织中的初级神经元末梢释放速激肽，引起神经源性炎症反应，造成支气管收缩，引发呛咳。对于颅内压增加、开放性眼外伤、主动脉瘤、气胸和反应性气道疾病的患者，呛咳会导致血流动力学的剧烈波动，产生严重的心脑血管并发症，甚至危及生命。

呛咳发生率与芬太尼剂量有关，通过中心静脉给药比外周静脉途径给药更容易诱发呛咳，给药速度与芬太尼诱发呛咳明显相关，与年龄呈负相关，机体本身病变如哮喘、慢性阻塞性肺部疾病（COPD）、气道高反应性等对芬太尼麻醉时诱发呛咳也产生一定的影响，应引起高度重视。

（3）肌僵：应用芬太尼过程中会出现肌僵，影响正常呼吸及辅助通气，增加中心静脉压、肺动脉压和肺血管阻力，增加氧耗，尤其对心功能欠佳者极为不利。其机制不清，可能与 μ-受体及体内GABA浓度增高有关。多见于麻醉诱导刚失去知觉者，肌肉组织无破坏。注射速度过快，剂量过大可加重肌僵，高龄、用 N_2O 可增加其发生率。预防此反应可在给芬太尼前预防性注射小量非去极化肌松药（约为诱导剂量的1/10）或在肌松药起效后再给予芬太尼，也应避免快速大剂量一次给予。

（4）恶心、呕吐及便秘：此反应是芬太尼作用于化学感受器催吐中枢及植物神经所致，治疗剂量芬太尼此不良反应较吗啡少。

（5）耐受性：对于镇痛作用可产生快速耐药。效价越强的药物，产生同样镇痛效果所需受体较少，故产生耐药时间越长。因此，芬太尼耐药出现时间较吗啡晚得多。

（6）心率减慢：诱导时常出现，与高交感活性、注射速度快有关，阿托品可对抗。

（7）术中知晓：大剂量芬太尼时因血流动力学稳定，对麻醉深浅判定不准确，易产生知晓。

（二）舒芬太尼

1. 化学结构　舒芬太尼于1970年合成，是芬太尼家族一个新的衍生物。舒芬太尼是芬太尼N-4位取代的衍生物，其化学结构见图15-6。

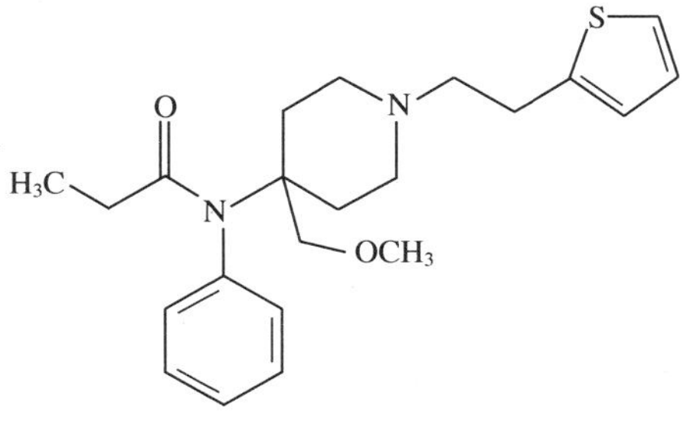

2. 药代动力学特征及体内过程　舒芬太尼的亲脂性约为芬太尼的2倍，易透过细胞膜和血脑屏障。静脉给药后几分钟内就能发挥最大的药效，持

图15-6　舒芬太尼的化学结构

续时间约为芬太尼的 2 倍。无论全身给药或脊髓给药,均能产生强有力的镇痛效能。其作用强度为吗啡的 2000～4000 倍。静脉用药的效价比是芬太尼的 5～10 倍,椎管内用药的效价比是芬太尼的 4～6 倍。关于舒芬太尼的量效与浓度-效应关系的研究较少。有报道切皮时的 Cp_{50} 为 0.3～0.4 ng/mL,最低有效镇痛浓度 Cp_{50} 为 0.025～0.5 ng/mL。与血浆蛋白结合率为 92.5%,高于芬太尼。其清除半衰期是 2.5 h,清除率为 10～15 ml/(kg·min),分布容积是 1.7 L/kg。

舒芬太尼在组织中无明显蓄积现象,在脂肪和肌肉组织易清除。在脑中只有微量的非特异性结合,所以易于消除,没有持续的镇静作用。因此,长时间应用舒芬太尼镇痛不会有延长药效作用时间,240 min 输注后时-量相关半衰期(context sensitive half time,CSHF)仅为 33.9 min, $t_{1/2k_{e0}}$(0.693/k_{e0})为 3～4 min,非常适合持续用药。

舒芬太尼的生物转化主要在肝和小肠内进行。有 92.5% 的舒芬太尼与血浆蛋白结合。其 pKa 为 8.0,生理 pH 下只有一小部分(1.6%)以非离子化形式存在。舒芬太尼与 μ 受体的结合远较芬太尼紧密,非特异性的脑组织结合数量有限。舒芬太尼在肝内进行生物转化形成 N-去烃基和 O-去甲基的代谢产物,从尿液和胆汁中排出。去甲舒芬太尼的药理活性为舒芬太尼的 10%。以原形由尿液中排除不到 1%。

3. **药理作用** 舒芬太尼的作用与芬太尼基本相同,只是舒芬太尼的作用更强,小剂量舒芬太尼即有镇静作用,舒芬太尼能降低安氟醚 MAC 达 78%。降低异氟醚的 MAC 达 88.6%;降低异氟醚 MAC 达 50% 的血浆药物浓度为 0.145 μg/mL,外科麻醉剂量与引起心血管系统严重不良反应的剂量之比即安全范围较大为 800(芬太尼为 160,吗啡为 33)。对心血管系统影响轻,但注射速度快可引起心动过缓。无组胺释放作用。

4. **临床应用**

(1) 舒芬太尼在临床麻醉中的应用:目前舒芬太尼广泛应用于心胸外科、神经外科、腹部外科等复杂大手术等的麻醉诱导、麻醉维持用药及手术后镇痛,大剂量舒芬太尼(8～20 μg/kg)静脉麻醉,在抑制血压增高和心跳加快方面的作用优于芬太尼,心血管及血流动力学变化更稳定,因此可降低氧耗,缩短术后呼吸抑制的时间,有逐渐取代芬太尼在心胸外科等复杂大手术麻醉中的地位。舒芬太尼也是用于冠脉搭桥手术快通道麻醉的适合药物,最常用的诱导剂量是:1.0～2.0 μg/kg;维持剂量:1.0 μg/(kg·h),术中血流动力学平稳。在平衡麻醉中气管插管前 3～4 min 给予舒芬尼 0.25～2 μg/kg,维持输注速率低于 1.0 μg/(kg·h)可以有效维持术后通气和镇痛;血药浓度低于 0.2 ng/mL 时可以恢复自主呼吸;在手术结束前 45 min 停止输注。中等剂量(2～8 μg/kg)用于较复杂的普通外科手术的麻醉;低剂量(0.1～2 μg/kg)用于需气管插管、机械通气的普通外科手术麻醉,其中小剂量(小于1 μg/kg)可用于手术前用药或门诊手术的麻醉诱导。临床常见不良反应与芬太尼相似,呼吸抑制作用较芬太尼为低。

（2）ICU 镇痛和镇静：机械通气时舒芬太尼的用药量 $0.75\sim1.0\ \mu g/(kg\cdot h)$；拔管时 $0.25\sim0.35\ \mu g/(kg\cdot h)$。

（3）舒芬太尼在术后镇痛中的应用：① 术后硬膜外镇痛：在术后硬膜外镇痛中，舒芬太尼有硬膜外单次注射、持续硬膜外输注、PCEA 多种使用方法，其中 PCEA 更具优点，通常 $0.5\ \mu g/mL$ 舒芬太尼＋$0.1\%\sim0.2\%$罗哌卡因/0.125%布比卡因是临床上最常用到的术后硬膜外镇痛配伍方法，输注速度为 $5\ ml/h$。② 静脉与皮下镇痛：0.0001%舒芬太尼 $2\ ml/h$。在国内，舒芬太尼应用于临床的时间不长，在术后硬膜外镇痛的使用剂量及效果方面需要进一步的临床试验观察及论证。

5. 不良反应及注意事项　不良反应有呼吸抑制、骨骼肌强直（胸肌强直）、低血压、心动过缓、恶心、呕吐和眩晕、缩瞳和尿潴留。偶可出现术后恢复期的呼吸再抑制。缓慢静脉注射可预防肌肉僵直及心动过缓。

禁忌证：① 新生儿、妊娠期和哺乳期的妇女及施剖宫产手术期间婴儿剪断脐前，因为舒芬太尼可以引起新生儿的呼吸抑制；② 禁与单氨氧化酶抑制剂同时使用，使用舒芬太尼前 14 d 内用过单氨氧化酶抑制剂者禁用本品；③ 急性肝卟啉症；④ 呼吸抑制疾病的患者；⑤ 低血容量症、低血压患者禁用；⑥ 重症肌无力患者。

（三）瑞芬太尼

瑞芬太尼是由 Feldman 等人首先合成，1996 年美国 FDA 批准该药用于临床，国内瑞芬太尼的研究与应用起步较晚，2003 年上市用于临床。

1. 化学结构　瑞芬太尼是哌啶衍生物，在苯胺哌啶的基本结构上进行了特殊的变动，在哌啶环的 N 酰基链上加上甲基酯基团的结构，使其更易被酯酶分解，因此不会发生芬太尼、阿芬太尼、舒芬太尼较长时间后产生的蓄积问题，对 μ 受体有很强的亲和力，但对于 σ 受体与 κ 受体亲和力很低，对非阿片受体无明显的结合。纳洛酮为其竞争性拮抗剂。瑞芬太尼结构式如右（图 15 - 7）。

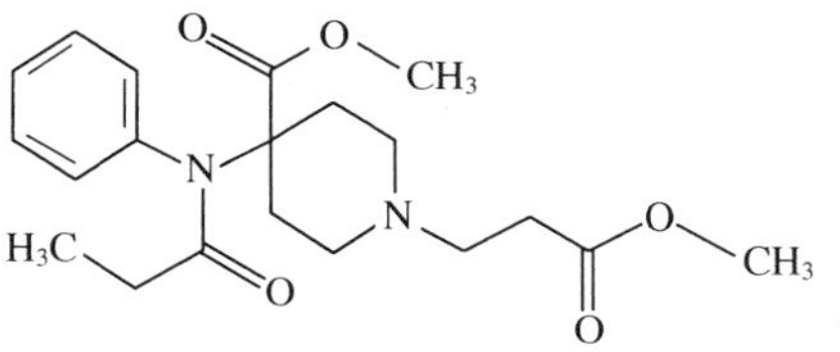

图 15 - 7　瑞芬太尼的化学结构式

2. 理化性质　瑞芬太尼的分子量 412.91，药用为其盐酸盐，白色冻干粉剂。市售制剂含有甘氨酸，药物规格有 1 mg，2 mg，5 mg，可用注射用水，5%葡萄糖注射液，生理盐水注射液等溶解。pH 为 3 左右，pKa 为 7.07，当 pH＜4 时可保持稳定 24 h。辛醇/水分配系数 pH7.4 时为 17.9，蛋白结合率为 92%。

3. 药代动力学特点及体内过程　瑞芬太尼的药代动力学属三室模型，分布半衰期（$t_{1/2}\alpha$）$0.5\sim1.5$ min，消除半衰期（$t_{1/2}\beta$）$5\sim8$ min，血浆和效应部位之间的平衡浓度半时值（$t_{1/2}k_{e0}$）平均为 1.3 min，稳态分布容积（Vdss）$0.2\sim0.3$ L/kg，血浆清除率（CL）$40\sim60$ ml/(kg·min)，持续输注半衰期（context-sensitve half time，$t_{1/2}cs$）$3\sim5$ min。血浆蛋白

结合率约为 92%。总体的药代动力学研究证明各年龄组药物的半衰期相似（3.4～5.7 min）。瑞芬太尼抑制切皮等伤害性刺激的 Cp50 为 4～6 μg/L，维持自主通气的 Cp50 为 2～3 μg/L，使异氟烷 MAC 值减少 50% 的 Cp50 时 1.37 μg/L。

瑞芬太尼是芬太尼类代谢最快的药物，$t_{1/2}k_{e0}$ 最短、清除迅速、中央室容积最小、效应室达峰时间最短。由于它是由通过组织非特异性酯酶代谢，即使持续输注数小时或数天，它仍具有最短的时-量相关半衰期。持续输注 3 h 后，测得瑞芬太尼的时-量相关半衰期为 3 min，呼吸恢复时间为 5 min，由于瑞芬太尼达到稳态浓度非常迅速，输注时间长短几乎不会影响瑞芬太尼的半衰期，被广泛应用于持续输注中。

瑞芬太尼在婴幼儿期分布半衰期最长，稳态表观分布容积（Vdss）最大，在 2～12 岁的儿童中，此药的分布已近似成人。而老年人，由于体液量的减少一般达 15% 左右，所以瑞芬太尼的分布容积较小，廓清率也低。

需要注意的是，瑞芬太尼的用药不能按照实际体重给药，应按照瘦体重（lean body mass，LBM）计算用药量，LBM 与中央室清除率、中央室与外周室分布容积密切相关。其中 LBM 由性别、体重（kg）、身高（cm）计算得出，男性 LBM=1.1×体重−128×（体重/身高）^{2}、女性 LBM=1.07×体重−148×（体重/身高）^{2}。

瑞芬太尼体内代谢首先是通过非特异性酯酶和组织酶进行脱酯，然后以羧基酸代谢产物 GR-90291 释放出来，该产物作用强度为瑞芬太尼的 1/4600，同时还有极小部分瑞芬太尼脱烷化。因为瑞芬太尼代谢与血浆胆碱酯酶活性无关，在酶缺乏的患者不需进行剂量的调整。而且代谢几乎不受肝肾功能改变的影响。瑞芬太尼易于通过胎盘（图 15-8）。

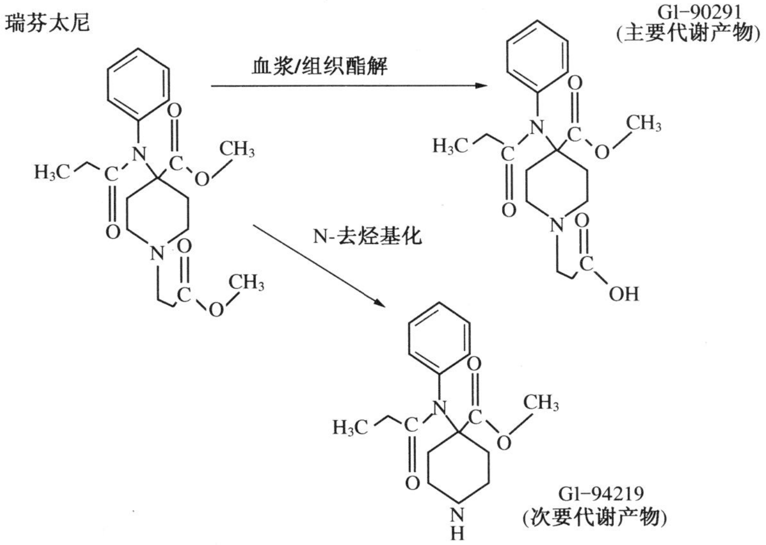

图 15-8　瑞芬太尼的体内代谢

4. 药理作用　瑞芬太尼的止痛作用是剂量依赖型的,有封顶效应(ceiling effects),当瑞芬太尼血浆浓度达到 $5\sim8\mu g/L$ 时,作用达到顶峰,相当于成人剂量 $0.2\sim1.0\ \mu g/(kg \cdot min)$。瑞芬太尼的止痛作用为阿芬太尼的 $20\sim30$ 倍、芬太尼的 1.2 倍。

(1) 对中枢神经系统的影响:瑞芬太尼对 EEG 的抑制也是剂量依赖型的。瑞芬太尼对脑血流、颅内压和脑代谢的影响类似于其他 μ -受体激动剂。能减慢脑血流速度,而不影响脑血管灌注压,可用于 ICP 轻度升高的患者。瑞芬太尼有导致惊厥的作用,原因尚不清楚,可能是癫痫灶的兴奋所致。合用咪达唑仑或减少瑞芬太尼的用量可避免癫痫的发生。

与其他阿片类镇痛药一样,瑞芬太尼引起的肌肉强直也是剂量依赖型的。因为瑞芬太尼起效快,所以其肌肉强直的发生更易观察到。当剂量 $<2\ \mu g/kg$,输注时间大于 1 min 时,尚无出现肌肉强直的报道。在诱导前 $30\sim60$ s 给予催眠药(丙泊酚或硫喷妥钠)或神经肌肉阻滞剂则可避免肌肉强直的发生。

(2) 对心血管功能的影响:瑞芬太尼对血流动力学的影响是剂量依赖型的。临床麻醉镇痛剂量的瑞芬太尼对循环交感神经末梢无影响。瑞芬太尼对局部血管紧张度的直接影响可能是造成低血压的主要原因。静注 $2\ \mu g/kg$ 使收缩压和心率有轻微的变化,当静注瑞芬太尼 $\leqslant10\ \mu g/kg$ 可使血压下降 $10\%\sim40\%$,心率轻微减慢。瑞芬太尼和其他药物合用时,可引起血压较大幅度的降低和明显的心动过缓。格隆溴铵(glycopyrronium bromide,商品名胃长宁)可以预防。瑞芬太尼 $\leqslant5\ \mu g/kg$ 时,无组胺释放。

(3) 对呼吸功能的影响:瑞芬太尼对呼吸的抑制也是剂量依赖型的。随着瑞芬太尼剂量的增加,镇痛作用相应增强,呼吸抑制的发生率也逐渐增加。呼吸抑制的发生在给药后的短暂几分钟内达到最强,6 min 恢复,15 min 左右完全恢复。采用缓慢渐进给药方式可减少呼吸抑制的发生率。

(4) 对消化功能的影响:瑞芬太尼能抑制食管的自发性活动,延迟胃排空,对肝、肾功能无影响。

5. 临床应用　瑞芬太尼和芬太尼族其他成员一样,作为复合全身麻醉的镇痛剂。与之复合应用的镇静剂、肌松剂也应选择短时效类药物,如丙泊酚和罗库溴铵。尤其对于肝肾功能不全的患者,药物消除不受肝肾功能的影响。

(1) 全身麻醉诱导:$0.5\sim2\ \mu g/kg$ 静注 1.5 min 达作用高峰;$0.2\sim0.4\ \mu g/(kg \cdot min)$,术中持续输注,可有效抑制伤害性刺激引起的血流动力学反应并且术后能很快苏醒;$0.1\sim0.2\ \mu g/(kg \cdot min)$,维持术后镇痛。老年人负荷量应减少 50%,持续输注速度应减少 2/3。

(2) 心血管"快通道"麻醉:瑞芬太尼与短时效类药物,如丙泊酚和罗库溴铵联合应用于心功能好、术式较为简单的心血管手术,如房、室缺修补术等,可实现早期气管导管的拔除。

(3) 日间/门诊手术麻醉:如腹腔镜、胃肠镜、膝关节镜检查、人工流产、乳房包块切除等。诱导:丙泊酚 1～2 mg/kg 静注;瑞芬太尼 1～2 μg/kg 静注;术中麻醉维持:持续输注瑞芬太尼 0.1～0.2 μg/(kg·min)、分次给予丙泊酚 1～2 mg/kg,面罩下供氧或气管插管/喉罩,保证呼吸道通畅、充分供氧。

（4）用于神经阻滞或区域阻滞辅助药:给药范围:0.05～0.123 μg/(kg·min)。

6. 不良反应与注意事项　瑞芬太尼最常见的不良反应有低血压、肌肉强直、呼吸抑制和恶心、呕吐。其他不良反应还包括心动过缓,以及瘙痒、焦虑、眼球震颤、头昏、嗜睡等。由于瑞芬太尼的药效作用极为迅速而短暂,停药后患者很快产生痛感,需要加强术后镇痛的措施。不宜单独使用支气管哮喘、重症肌无力及呼吸抑制的患者。由于瑞芬太尼市售制剂含有对神经组织有损伤作用的甘氨酸,不能作为椎管内给药,可采取静脉镇痛方法。

（四）阿芬太尼

1. 化学结构　阿芬太尼于 1976 年合成,其化学结构如图 15-9。

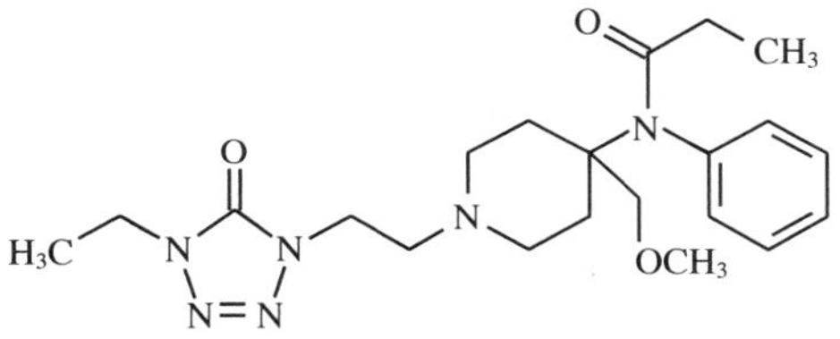

图 15-9　阿芬太尼的化学结构

2. 药代动力学特征及体内过程　阿芬太尼的脂溶性弱于芬太尼,其 pKa 为 6.8,在生理 pH 下主要以非离子化形式存在,因而透过血脑屏障的比例大。阿芬太尼在血液中有 92% 与血浆蛋白结合,但不与红细胞结合。药物在血浆中的浓度符合三室模型,它按三项指数方程下降。前两相半衰期极短($t_{1/2\pi}$ 约 2 min,$t_{1/2\alpha}$ 约 15 min)。消除半衰期 $t_{1/2\beta}$ 约 90 min。与芬太尼相比,阿芬太尼血脑浓度平衡较快,起效比芬太尼快 4 倍,作用时间为芬太尼的 1/3,而镇痛作用仅比芬太尼小 1/4,注射后 1 min 镇痛作用最大。血浆清除率为 6.4 ml/(kg·min),分布容积是 0.86 L/kg。

阿芬太尼迅速分布至组织内,但因其本身具有弱亲脂性而受到限制,因此发生迅速的再分布。分布以供血良好的肝、肾和肺的浓度最高,药物在体液中的浓度平均为药物血浆浓度的 1/9。肝脏中降解成无活性的代谢物,其中 3/4 随尿,1/4 随粪排出体外。

3. 药理作用　阿芬太尼为快速、超短时效的阿片受体激动剂,对心血管系统的抑制大于芬太尼,尤其对于老年人和心功能较差者,术中心动过缓的发生率高。阿芬太尼也可导致呼吸抑制,胸壁僵硬的发生率高达 50%。对阿芬太尼对内分泌功能影响方面的研究较少,但有人提出在心脏手术中阿芬太尼剂量达 1000 μg/kg 时,体外循环前血浆可的松、儿茶酚胺浓度未增高,体外循环期中需达 1200 μg/kg 才能抑制 ADH、GH 的增高。

4. 临床应用　与芬太尼一样,阿芬太尼作为复合全身麻醉的镇痛剂使用。阿芬太尼诱导、苏醒迅速,缩短气管导管拔管时间,适合于"快通道"麻醉。

全身麻醉诱导:50 $\mu g/kg$,静脉注射;维持:20～50 $\mu g/(kg \cdot h)$,手术结束前 15 min 停止给药。由于其镇痛作用弱、维持时间短,术中麻醉维持、术后镇痛需连续给药,或采取其他的镇痛方法。但应注意长时间应用阿芬太尼易引起作用时间延长。

阿芬太尼为麻醉时用的强效镇痛药,适用于短小手术。时间较长的手术,推注一次后可根据需要继续静脉滴注或附加注射。其用量根据手术时间确定,手术时间为 10～30 min、30～60 min 及＞60 min,推注量分别为 20～40 $\mu g/kg$、40～80 $\mu g/kg$ 和 80～150 $\mu g/kg$。推注量≥ 120 $\mu g/kg$ 可引起睡眠和痛觉消失。对 10 min 内即可完成的手术可推注阿芬太尼 7～15 $\mu g/kg$。如缓慢注入此剂量,多数患者能维持自主呼吸. 若手术超过 10 min,可每隔 10～15 min 或根据需要给药 7～15 $\mu g/kg$。

5. 不良反应及注意事项　阿芬太尼可引起呼吸抑制或窒息。呼吸抑制与剂量和推注速度有关。在诱导麻醉阶段可引起肌强直,为避免此情况,可于麻醉前应用安定或肌肉松弛药。术后可出现恶心、呕吐,但为时很短。对呼吸频率和经肺泡供氧的抑制作用一般仅持续数分钟,比芬太尼短。

四、双氢埃托啡

双氢埃托啡(dihydroetophine)是阿片受体纯激动药,简称 DHE,1967 年合成。

1. 化学结构　双氢埃托啡是罂粟碱(oripavine)的衍生物(图 15 - 10)。是迄今临床应用镇痛效应最强的药物,等效镇痛作用的剂量仅为吗啡的 1/500～1/1000。

2. 药理作用　双氢埃托啡镇痛作用比吗啡强,与 μ、δ、κ 受体均有很强的亲合力。有抑制呼吸作用,程度较轻。有缩瞳及减慢心率作用。阿片受体拮抗药可拮抗此药的镇痛、制动、呼吸抑制等作用。

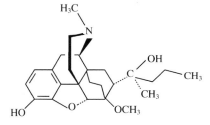

图 15 - 10　双氢埃托啡化学结构

3. 药物特征及体内代谢　双氢埃托啡舌下或肌注,5～15 min 起效,持续 1～3h。静注后 2～5 min 起效,持续 30～90 min。双氢埃托啡舌下含服吸收后很快发生作用,舌下含服的相对生物利用度是皮下注射的 29.2%。小鼠舌下滴注 2.36 $\mu g/kg$ 后峰值时间为 10.9 min,分布半衰期是 2.5 min,清除半衰期为 41.7 min,分布容积为 7.4 L/kgn,清除率 122 ml/(kg \cdot min)。

4. 临床应用　双氢埃托啡可用于创伤镇痛、术后镇痛、癌痛治疗和麻醉的组成部分。用于镇痛时,可肌内注射 10～20μg(相当于哌替啶 50～100 mg),或舌下含服 20μg(相当于肌内注射 10μg)。舌下含服较肌注 5～10 min 出现显效稍慢,但维持时间为 3～4h 比肌注维持时间 2～3h 要长。临床多用于哌替啶、吗啡等无效的慢性顽固性疼痛和晚期癌症疼痛,也用于诱导麻醉或静脉复合麻醉以及内窥镜检查术前用药。

用于麻醉时可根据需要分次给药,每次 $0.2～1.0\ \mu g/kg$,维持约 40 min,追加剂量为首剂的一半。个体差异较大,剂量不易掌握,通常对循环功能影响不大,现临床应用较少。

5. 不良反应及注意事项　此药的重要不良反应是呼吸抑制,发生率与严重程度与剂量及用药途径相关。还有其他不良反应如头晕、恶心、呕吐、出汗、尿潴留等。长期使用可产生耐药性,并有精神依赖性发生。过量中毒症状为呼吸抑制,瞳孔缩小,甚至昏迷。呼吸抑制为致死的主要原因,纳洛酮或烯丙吗啡能有效对抗。

五、其他阿片受体激动药

(一)美沙酮(methadone)

为 μ 受体激动药,是左、右旋异构体各半的消旋体(图 15-11)。

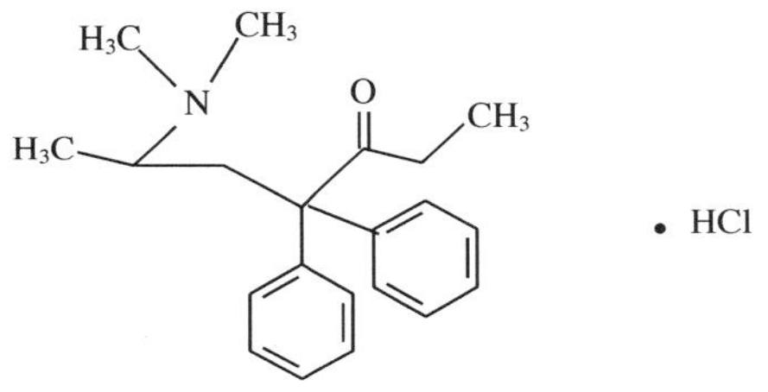

美沙酮镇痛作用强度与持续时间与吗啡相当,但镇静作用较弱。耐受性与成瘾性发生较慢,戒断症状略轻。抑制呼吸、缩瞳、引起便秘及升高胆管内压也较吗啡轻。本品口服吸收良好,30 min 后起效,4 h 达血药高峰,皮下或肌注后达峰更快,约 1～2 h。血浆蛋白结合率 90%,血浆 $t_{1/2}$ 15～40 h,主要

图 15-11　盐酸美沙酮化学结构

在肝脏代谢为去甲美沙酮,随尿、胆汁或粪便排泄。酸化尿液,可增加其排泄。美沙酮与各种组织包括脑组织中蛋白结合,反复给予美沙酮可在组织中蓄积,停药后组织中药物可缓慢释放入血。适用于创伤、手术及晚期癌症等所致剧痛。此外,还可用于海洛因成瘾脱毒治疗。

(二)可待因(codeine)

可待因是吗啡的甲基衍生物。其镇痛效价仅为吗啡的 1/6,为弱 μ 激动剂,而且镇痛效果达到一定程度后,再增加药物剂量,其镇痛效果也不增加。但镇咳作用较强,因此,临床中主要用于中枢性镇咳,而麻醉中很少使用。临床剂量引起呼吸抑制、呕吐及产生依赖性的作用均较弱。

(三)安那度(anadol,alphaprodine)

又名安依痛(nisentil),其分子结构与哌替啶相似,镇痛效价是哌替啶的 3 倍。药理特点是起效快,皮下或肌内注射后 5 min 即发生镇痛效应,但维持时间短,成人应用 3～5 mg 能维持镇痛 2～3 h。静脉注射后维持 45～60 min。用药后对呼吸有抑制作用,表现为呼吸频率下降,潮气量减少。其清除率为 10.4 ml/(kg·min),分布容积为 1.9 L/kg,在血浆中浓度相对比哌

替啶较高,清除较快,清除半衰期为 2 h 左右。目前在临床麻醉中已较少使用。

（四）喷他吗酮（pentamorphone）

化学名为 14‑β‑正戊基氨基吗啡酮。其镇痛效价相当于吗啡的 500～700 倍。静脉注射后 5～11 min 产生最大效应,作用持续约 1h。此药对循环功能的影响可能由外周血管阻力降低所致,无组胺释放作用。对呼吸功能的抑制与给药剂量相关。初步研究表明可作为复合麻醉中的镇痛药使用。

（五）美他齐诺（meptazinol）

美他齐诺在低剂量时对 μ_1 受体有选择性激动效应,当增加剂量时也可与其他受体结合。其镇痛效价约等于哌替啶。肌内注射后 10～30 min 生效,持续 2～4 h。口服吸收迅速,但生物利用度仅 8.7%,清除半衰期为 2h,与静脉或肌内注射相似。88% 经葡萄糖醛酸结合及 7% 经氧化成无药理活性物质由尿液排出。可透过胎盘,新生儿中半衰期为 3h。此药对呼吸功能影响不大,无缩瞳作用。

美他齐诺可用于手术后镇痛,但持续时间较短。由于其有负性变时效应和减低后负荷,用于心肌急性缺血或心脏手术患者术后镇痛,可改善心肌功能。也可作为全麻的辅助用药,减少其他麻醉药用量,适用于门诊手术患者,可缩短苏醒时间。

不良反应为恶心、呕吐,很少发生便秘、欣快感等,对药物耐药性及依赖性均不明显。

第五节 阿片受体部分激动药

一、布托啡诺

布托啡诺（butorphanol）又名丁啡喃。于 1973 年合成,激动 κ 受体,对 μ 受体有弱的阻断作用。其激动效价约为吗啡的 3.5～7 倍,哌替啶的 30～40 倍,镇痛新的 20 倍。但呼吸抑制程度不随剂量增加而加重。肌内注射吸收迅速、完全,10 min 起效,30～60 min 血药浓度达高峰。在血浆中与蛋白结合率 60%～90%,2 mg 可镇痛 3～4 h,持续时间和吗啡相似。经肝脏进行生物转化,变成羟布托啡诺,大部分由胆汁排出,少部分经尿液排泄。清除半衰期 2.5～3.3 h。可增加外周血管阻力和肺血管阻力,因而增加心脏做功。本品对急性疼痛的止痛效果好于慢性疼痛。临床用于缓解中、重度疼痛如术后、外伤和癌症疼痛以及肾或胆绞痛等。也可做麻醉前用药。常见不良反应有镇静、乏力、出汗,个别出现嗜睡、头痛、眩晕、飘浮感、精神错乱等。久用产生依赖性。

二、丁丙诺啡

丁丙诺啡（buprenorphine）又名叔丁啡,是以蒂巴因为原料进行半合成得到,于 1966 年合成,结构中 17 位有环丙基甲基取代,它是 μ 阿片受体强部分激动剂,是吗啡的 50 倍,从 μ 受体释出慢,加之脂溶性是吗啡的 5 倍,因此,作用时间较吗啡长,可维持 7～8h。也是 κ 受体部分激动剂和 δ 受体拮抗剂(图 15 - 12)。

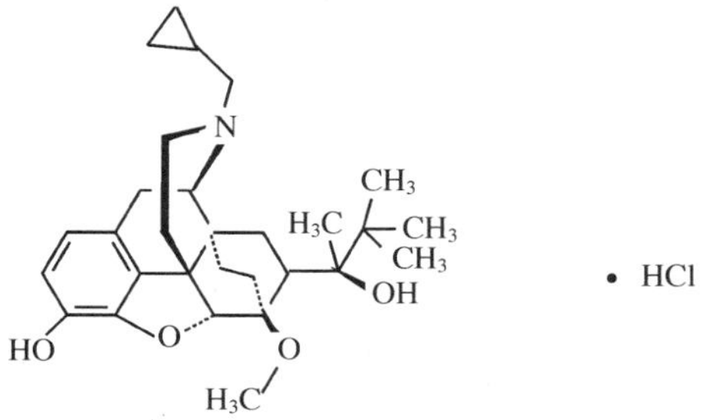

丁丙诺啡肌内注射吸收迅速,5 min 后血药浓度达静脉注射后水平。与血浆蛋白结合率为 96%。1/3 经肝脏生物转化,代谢物随尿和胆汁排出。余下的 2/3 以原形随胆汁排出体外。清除半衰期为 3h。对呼吸功能有抑制,最大抑制作用一般发生在肌注后 3h,纳洛酮只能部分拮抗其抑制呼吸作用。其对循环系统的影响与吗啡相似,可有心率下降,轻度低血压反应。

图 15 - 12　盐酸丁丙诺啡化学结构

丁丙诺啡主要用于手术后镇痛,口服效果较差,可用于含服,每次 0.4 mg 效果相当于肌注 0.2～0.3 mg。一般半小时以后起效。肌注 0.3 mg 后镇痛可持续 7h 左右。近来也有人将其用于不同形式 PCA 中。在复合全麻中使用并无突出优点。

第六节　阿片受体激动-拮抗药

阿片受体激动-拮抗药与临床上使用的 μ 受体激动剂不同,特点是结构中氮原子上有3～5个碳原子的取代基(烯丙基、环丙基甲基或环丁基甲基等)取代,呼吸抑制和成瘾性较小。

一、喷他佐辛

喷他佐辛(pentazocine)商品名为镇痛新,于 1976 年用于临床。化学结构属苯吗喃类,17 位氮原子上有 3 -甲基- 2 -丁烯基取代(图 15 - 13),具有阿片样激动/拮抗剂的结构特点,对 μ 受体为弱拮抗剂(约为纳洛酮的 1/30),对 κ 受体为激动剂(镇痛作用约为吗啡的 1/6),临床用于减轻中度至重度疼痛,成瘾性小,为非麻醉药品。喷他佐辛呼吸抑制作用为吗啡的 1/2,胃肠道平滑肌的兴奋作用比吗啡弱。对心血管系统的作用与吗啡不同,大剂量可加快心率和升高血压,这与升高血中儿茶酚胺浓度有关。冠心病患者静注本药能提高平均主动脉压、左室舒张末压,增加心脏做功量。

本品口服、皮下和肌注均吸收良好,口服仅 20% 药物进入体循环,血药浓度与其镇痛作用强度、持续时间相一致。肌注后 15 min～1h,口服后 1～3h,镇痛作用最明显。血浆蛋白结合率 60%,血浆 $t_{1/2}$ 4～5h,能透

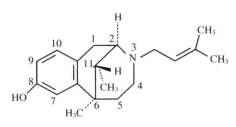

图 15 - 13　喷他佐辛化学结构

过胎盘屏障,主要经肝脏代谢后,代谢速率个体差异较大,是其镇痛效果个体差异大的主要原因。60%～70%以代谢物形式和少量以原形经肾脏排泄。

喷他佐辛常见不良反应有镇静、嗜睡、眩晕、出汗、轻微头痛,恶心、呕吐少见。剂量增大能引起呼吸抑制、血压升高、心率增快。局部反复注射,可使局部组织产生无菌性脓肿、溃疡和瘢痕形成,故注射时应常更换注射部位。经常或反复使用,可产生吗啡样身体依赖性,但戒断症状比吗啡轻,此时应逐渐减量至停药。因能增加心脏负荷,故不适用于心肌梗死时的疼痛。

二、纳布啡

纳布啡(nalbuphine)又名纳丁啡,化学结构中 17 位有环丁基甲基取代,具有阿片样激动/拮抗剂的结构特点。对 μ 受体为拮抗剂,拮抗活性约为纳洛酮的 1/4,它还是 κ 受体激动剂,镇痛作用与吗啡相当(图 15 - 14)。

纳布啡拮抗 μ 受体,激动 κ 受体。其镇痛效价与吗啡相似。约为镇痛新的 3 倍,拮抗作用的效价是烯丙吗啡的 1/4。对 σ 受体激动效应很弱,故很少产生不适感。纳布啡肌内注射吸收迅速,30 min 血药浓度达峰值,与血浆蛋白结合率 60%～70%,主要经肝脏葡萄糖醛酸化后随尿及胆汁排出,少量(7%)以原形从尿中排泄。消除半衰期 3～6h。对呼吸抑制作用与等效吗啡相同,但有封顶效应。持续时间较短。对心血管影响轻微。

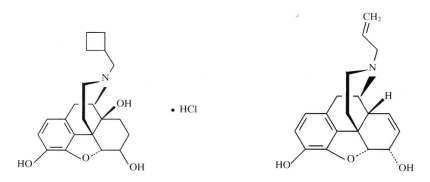

图 15 - 14　盐酸纳布啡化学结构　　　　图 15 - 15　烯丙吗啡化学结构

纳布啡主要用于手术后镇痛。由于其激动(κ 受体)-拮抗(μ 受体)的双重性,在使用此药拮抗吗啡或芬太尼麻醉后的残余呼吸抑制作用同时,也利用了它的镇痛效应,加之其半衰期较长,可抑制某些短效阿片药血药浓度第二峰值的出现。由于对心血管影响小,特别适用于心血管病患者。

三、烯丙吗啡

烯丙吗啡(nalorphine)又名 N-烯丙去甲吗啡(N - allylnormorphine),得此名的原因是吗啡化学结构中的 N-甲基被烯丙基(—$CH_2CH \Longrightarrow CH_2$)取代。结构式如图15 -15。

烯丙吗啡镇痛效价与吗啡相似。不产生欣快感,对 σ 受体激动效应强,可产生焦虑、不安等。因此,临床上不用它作为镇痛药使用,只利用其拮抗特性。烯丙吗啡可拮抗阿片受体激动药产生的镇痛、呼吸抑制、欣快感、缩瞳等作用,但拮抗镇静作用不全。其 1 mg 可拮抗吗啡3~4 mg。由于烯丙吗啡能激发阿片成瘾者的戒断症状,故可用于阿片药依赖性的诊断。值得注意的是,对于阿片受体激动-拮抗药、巴比妥类及其他全身麻醉药引起的呼吸抑制,烯丙吗啡无力拮抗,而且由于其本身对呼吸的抑制作用使之加重。烯丙吗啡经皮下注射后吸收迅速,15~30 min 血药浓度即达高峰,易透过血脑屏障,90 min 后脑内浓度是同等吗啡剂量的 3~4 倍,药效持续约 1~4 h。此药主要经肝脏葡萄糖醛酸化后随尿排出,少量以原形也从尿中排泄。此药对呼吸有抑制作用,相当于等效吗啡的 3/4,持续时间较短。

此药主要用于阿片受体激动药急性中毒的解救。静脉首次剂量为 150 μg/kg,根据病情 10 min 后可追加首剂的半量。由于其同时兼有阿片受体激动效应,而且不良反应较多,临床中已被纯拮抗药纳洛酮取代。

第七节　阿片受体纯拮抗药

纯阿片受体拮抗药本身对阿片受体无激动效应,通过与麻醉性镇痛药竞争受体产生拮抗作用。

一、纳洛酮

纳洛酮(naloxone)商品名 Narcan,又称 N-烯丙去甲羟基吗啡酮(N-allyl-noroxymorphone),与氧吗啡酮(oxymorphone)之关系恰如烯丙吗啡与吗啡之关系(图 15-16)。

纳洛酮拮抗作用的效价是烯丙吗啡的 30 倍,不但可拮抗纯阿片受体激动药,还可拮抗激动-拮抗药,但对丁丙诺啡的拮抗作用较弱。静脉给药 2~3 min 达到峰效,持续 45 min。肌内注射 10 min 达到峰效,持续 2.5~3 h。

此药亲脂性很强,约为吗啡的 30 倍,易透过血脑屏障,脑内浓度是血浆浓度的 4.6 倍。纳洛酮起效迅速,拮抗作用强。与血浆蛋白结合率为 46%。主要经肝脏葡萄糖醛酸化后随尿排出。清除半衰期 30~78 min。

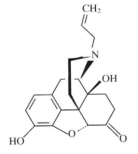

图 15-16　纳洛酮化学结构

纳洛酮是临床上应用最广的阿片受体拮抗药,常用于如下情况:解救阿片类镇痛药急性中毒及它们引起的呼吸抑制等,并有催醒作用;拮抗全麻后麻醉性镇痛药的残余作用;拮抗新生儿在母体受到麻醉性镇痛药影响所致的呼吸抑制;还可利用其激发戒断症状的特性,对可疑的阿片药成瘾者作诊断。

临床使用中应注意如下问题：① 由于其作用时间短暂，单次剂量拮抗成功后，待作用消失有可能再度陷入呼吸抑制和昏睡。为了维持药效，可先静脉首次剂量为 0.3～0.4 mg，根据病情 15 min 后可肌内注射 0.6 mg，或按 5 μg/(kg·h)继续静脉输注。② 拮抗术后麻醉性镇痛药时，痛觉的突然恢复可使交感系统活性骤然增强，发生血压升高、心率增快，甚或心律失常、肺水肿，特别在心功能异常或容量已相对过量的患者中更易出现，需引起注意。

有研究证实纳洛酮还可用于酒精急性中毒的解救，可能因酒精的代谢产物有阿片样作用，同时与通过胆碱能作用激活生理性觉醒系统有关。

二、纳曲酮

纳曲酮(naltrexone)也是羟基吗啡酮的衍生物，化学结构与纳洛酮相似，只是 N 上的烯丙基被环丙甲基取代(图 15－17)。

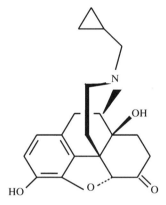

此药是纯阿片受体拮抗药，拮抗效价约为纳洛酮的 2 倍，口服吸收迅速，1 h 血浆浓度达峰值，生物利用度为 50%～60%。与血浆蛋白结合率为 20%。分布容积 16.1 L/kg。口服后清除半衰期 4～10 h，作用时间可达 24 h。主要经肝脏葡萄糖醛酸化后随尿排出。目前此药只有口服剂型，用于阿片类药物成瘾者的治疗。

图 15－17　纳曲酮化学结构

（赵丽云）

参 考 文 献

1　Miller RD. Anesthesia. 5th edition. Churchill Livingstone，2000，273－377.

2　Bovill JG，Sebel PS，Stanley TH. Opioid analgesics in anesthesia：with special reference to their use in cardiovascular anesthesia. *Anesthesiology*，1984，61(6)：731－755.

3　庄心良，曾因明，陈伯銮，主编. 现代麻醉学. 第三版. 北京：人民卫生出版社，2003. 514－535.

4　陈伯銮，主编. 临床麻醉药理学. 第一版. 北京：人民卫生出版社，2000. 174－194.

5　Remifentanil：a review of its analgesic and sedative use in the intensive care unit. *Drugs*，2006，66(3)：365－385.

6　Pharmacokinetics of methadone. *J Pain Palliat Care Pharmacother*，2005，19(4)：13－24.

第 *16* 章 静脉麻醉药相关过敏反应

1902年,诺贝尔奖得主Portier和Richet首次用"过敏反应"(anaphylaxis)一词描述狗对再次注射一种毒素后的反应。1970年以来,麻醉中过敏反应的报道增多。麻醉过程中过敏反应和类过敏反应的发生率很难估计,大约为1:3500至1:13000。在澳大利亚,发生率在1:10000到1:20000之间;挪威是1:6000;法国是1:6500。国与国之间的差异可能由于种族差异所致。在不同性别之间,发生比例也不同,女性远高于男性。这可能因为化妆品和家用化学品中的铵离子基团与肌松药中的季铵基团有交叉反应,所以女性较男性更易产生麻醉过敏反应,而且首次使用肌松药就发生过敏反应。

围术期过敏反应发生率最高的依次为肌松药(约70%)、乳胶和抗生素。Lawxenaire发现在1997~1998年法国发生的467例过敏反应中,居前两位的是肌松剂(69.2%)和乳胶(12.1%);肌松剂中占前两位的是琥珀胆碱和罗库溴铵。Mertes的一项调查分析了法国1999~2000年麻醉中发生的过敏反应和类过敏反应789例,其中诊断为过敏反应的518例(60%),类过敏反应271例(34%)。过敏反应涉及的原因首先是肌松药(58.2%),其次是乳胶(16.7%)和抗生素(15.1%),再次为胶体(4.0%),镇静催眠药18例(3.4%)和阿片类药物(1.3%)。在法国,1984~2000年麻醉期间引起过敏反应的物质总结在表16-1。过敏反应多为轻微和一过性,死亡极少,约1/10000。任何静脉注射的麻醉药或非麻醉药均可引起过敏反应,有报告麻醉中静脉药物引起过敏反应的患者约1/5000至1/15000例,死亡率4%~6%。Fish、Beaven和Watkins分别报告麻醉、手术期间过敏反应发生率上升,归因于手术中用药增多和药物间的交叉敏感性。在欧洲,麻醉药或血浆制品引起致命的或必须终止手术的类过敏反应有1/1000~1/10000。总体来讲,在许多国家全麻中类过敏反应增加,尽管处理得当,仍有6%死亡。

1989年以来陆续报道了乳胶制品引起致命的过敏反应。乳胶过敏也日益引起人们的重视。先天性脊柱裂、长期留置导尿管患者和医疗工作者中高发乳胶过敏。对存在异质性和对食物或对某些水果(鳄梨、水蜜桃、香蕉、无花果、栗子、榛子、西瓜、菠萝、番木瓜等)不耐受的患者,其发生乳胶过敏的概率大大高于肌松药过敏的发生率。

表 16 - 1 1984～2000 年法国麻醉期间发生过敏反应药物总结（%）

	1984～1989 (n=821)	1990～1991 (n=813)	1992～1994.06 (n=1030)	1994.06～1996 (n=734)	1997～1998 (n=486)	1999～2000 (n=518)
神经肌肉阻滞药	81.0	70.2	59.2	61.6	69.2	58.2
乳胶	0.5	12.5	19.0	16.6	12.1	16.7
催眠药	11.0	5.6	8.0	5.1	3.7	3.4
阿片药	3.0	1.7	3.5	2.7	1.4	1.3
胶体	0.5	4.6	5.0	3.1	2.7	4.0
抗生素	2.0	2.6	3.1	8.3	8.0	15.1
其他	2.0	2.8	2.2	2.6	2.9	1.3
总计	100	100	100	100	100	100

　　肌松药因其特殊的分子结构式成为致敏原。大多数肌松药都是季铵化合物，无需与大的载体分子结合或半抗原化，直接可与肥大细胞和嗜碱性细胞表面的 IgE 分子发生交联，诱发过敏反应。而美维松化学结构属苄异喹啉类化合物，其起效时有三种结构（顺-顺、顺-反、反-反），不易与 IgE 分子发生交联。

　　麻醉用药属于一种相对独特的用药方式，它通常需要在较短的手术过程中使用多种药物。总的来说，由于近年来对致敏性相对较少的天然药物的使用日渐减少，而取代以可形成半抗原的合成药物的大量使用，同时随着用药方法的不规范，不同药物之间交叉过敏的增加，以及大量新药的引入，使得药物的过敏和类过敏反应发生率在全球范围内呈上升趋势。

第一节　超敏反应的机制

　　麻醉、手术中的超敏反应，Stoeling 将其机制综合为四种类型：① 超敏反应，属 Ⅰ 型超敏反应（图 16 - 1）。② 传统途径，相当于 Ⅱ 型超敏反应。药物与循环抗体 IgG 或 IgM 相互作用后激活补体 C_1，再启动后继补体成分的激活。被激活的补体蛋白的产物，具有特异的生物功能，如 C_{3a} 和 C_{5a} 就被称为过敏毒素，能诱发肥大细胞脱颗粒或溶解，随后释放出化学介质。这种超敏反应可在药物第一次接触时就发生。③ 替代途径，接近 Ⅲ 型超敏反应。这种机制是在不存在对某一药物的特异性抗体的情况下由药物直接激活补体蛋白 C_3，被激活的产物 C_{3a} 引起肥大细胞和嗜碱性粒细胞脱颗粒，随后释放化学介质。这种超敏反应也可发生于第一次与药物接触时。④ 类过敏反应，由药物直接刺激肥大细胞和嗜碱性粒细胞释放组胺由此产生过敏反应样症状。因其机制是非免疫学的，不属 Ⅰ～Ⅳ 型超敏反应。临床表现与超敏反应或经补体系统激活的超敏反应无区别，但无需事先致敏或有特异抗体的存在。容易发生类过敏反应的因素包括遗传，如慢性特应性、补体系统不正常和与有关药物

（如筒箭毒碱、琥珀胆碱、硫代巴比妥、咪噻吩、多黏菌素）接触的次数。类过敏反应时组胺释放的多少与药物剂量及注射速度有关，快速静脉注射时造成血浆中高浓度比缓慢静脉滴注更容易激起肥大细胞和嗜碱性粒细胞脱颗粒。最近 Mertes 提出：非免疫介导的类过敏反应中，仅有嗜碱粒细胞被激活。但此观点还有待证实。可诱发类过敏反应症状的药物包括阿片类药、肌松药、硫喷妥钠、丙泊酚等。其主要介导物质是组胺，症状表现与组胺浓度有关：组胺浓度小于或等于 1 ng/mL，无症状；1～2 ng/mL，仅有皮肤反应；大于 3 ng/mL，出现全身反应；大于 100 ng/mL，出现严重全身反应，主要表现为心血管及呼吸系统症状。

在同一患者中产生超敏反应的机制可能包含一种以上的机制。

超敏反应是机体对某些抗原初次应答后再次接受相同抗原刺激时发生的一种以生理功能紊乱或组织、细胞损伤为主的特异性免疫应答。超敏反应俗称变态反应或过敏反应。超敏反应与免疫应答本质上相同，但前者主要表现为免疫应答过高，后者则主要表现为正常的生理性防御反应。超敏反应产生的机制主要涉及两方面因素：① 抗原物质的刺激；② 机体反应的特异性。诱发超敏反应的抗原称为过敏原或变应原，它可以是完全抗原如各种微生物等，也可以是半抗原如青霉素等药物和染料等。此外受微生物感染、烧伤和电离辐射等生物和理化因素影响而使结构或组成发生改变的自身组织抗原，以及由于外伤或感染而释放的自身隐蔽抗原也可以成为变应原。变应原并非对人群中每一个体均能诱发超敏反应，只有少数人机体的反应突出，临床上称之为过敏体质，具有遗传倾向。超敏反应分类方法很多，根据其发生的机制和临床特点长期以来将其分为四型。近几年又发现抗体介导的第 V 型。

一、Ⅰ型超敏反应

Ⅰ型超敏反应也称速发型超敏反应，由 IgE 介导，是临床最常见的超敏反应，其主要特征是：① 再次接触变应原后反应发生快，消退亦快；② 通常使机体出现功能紊乱而不发生严重组织细胞损伤；③ 具有明显个体差异及遗传倾向。

（一）发病机制

变应原为食物、花粉、屋尘、动物皮毛、昆虫、尘螨、药物、酶类和其他化学物质，其中最常见的药物为青霉素，还有磺胺、普鲁卡因和有机碘化合物等。

引起Ⅰ型超敏反应的抗体是特异性 IgE 类抗体，也称变应素。正常人血清中 IgE 含量很低，而在过敏患者体内特异性 IgE 异常增高。IgE 是亲细胞抗体，主要由鼻咽、扁桃体、气管和胃肠道黏膜下固有层淋巴组织中 B 细胞产生，这些部位也是变应原易于侵入引发过敏反应的部位。T 细胞亚群中 Th2 细胞分泌的 IL-4、IL-13 能诱导 IgE 抗体的产生，而 Th1 细胞产生的 IFN-γ 可抑制其产生。

参与Ⅰ型超敏反应的细胞和介质主要有：① 肥大细胞，主要分布于小血管周围的结缔组织中和黏膜下层,受刺激后可合成和释放多种生物活性介质,包括组胺、慢反应物质(SRS-A)、PG、PAF、5-羟色胺、肝素等和多种酶类如缓激肽等;② 嗜碱性粒细胞,主要分布在外周血管中,受刺激后释放的生物活性介质大致与肥大细胞相同;③ 嗜酸性粒细胞,主要分布于呼吸道、消化道和泌尿生殖道黏膜组织中,激活后释放大量活性介质,可杀伤寄生虫或病原微生物,也可引起组织损伤。其他介质如 TNF、IL-1～6、一氧化氮、主要碱性蛋白和超氧化物等,均在炎症和休克中起重要作用。主要介质的作用如下:

组胺是脱颗粒释放的重要化学介质,在血管、呼吸道和胃肠平滑肌细胞的组胺受体称 H_1 受体,负责平滑肌效应,受刺激后使血管内皮细胞收缩,产生细胞间空隙,增加毛细血管的通透性,从而血管内水分转移至血管外;使支气管平滑肌收缩,气道阻力增加;使胃肠蠕动增加、黏膜和腺体分泌增多、呕吐和排便;使子宫和膀胱等处的平滑肌收缩。刺激 H_2 受体使胃酸分泌增加;心率增加、房室传导阻滞和室律紊乱;抑制肥大细胞和嗜碱性粒细胞介质释放。组胺还调节免疫复合物(Ⅲ型)反应。

SRS-A 物质为 LT 中 LTC4、LTD4 和 LTE4 组成,起效慢,持效长。使小气道平滑肌强烈收缩(LTC4 和 LTD4 对正常人支气管平滑肌收缩效应比组胺强 100～1000 倍),还使毛细血管后小静脉渗漏和水肿。

PG 由肥大细胞和嗜碱性粒细胞合成(实际上所有组织均能合成),肥大细胞产生 PG 中的 D2、E1、E2 和 F2。PGE1 和 PGE2 使支气管舒张,而 PGD2 和 PGF2a 使支气管收缩;PGIe 由内皮细胞产生,可能协同 LTB4 引起水肿。

PAF 使血小板聚集,促进血小板释放血管活性胺如 5-羟色胺和使平滑肌收缩。

缓激肽和赖氨酸缓激肽作用缓慢。使非血管平滑肌收缩、毛细血管通透性增加(作用强度超过组胺)、血压下降、白细胞游走和刺激痛觉神经纤维等。

肝素位于皮肤和肺的肥大细胞颗粒中,是抗凝剂,对调节类胰蛋白酶活性的补体有抑制作用。

嗜酸性粒细胞趋化因子(ECF-A)由组织肥大细胞和嗜碱性粒细胞释放,负责吸引嗜酸性粒细胞至脱颗粒部位,其他介质包括组胺及其代谢产物可能也有嗜酸性粒细胞趋化作用。嗜酸性粒细胞释放的一些因子能降解一些化学介质如组胺和 LT,还可能(尚不完全清楚)限制炎症反应。

嗜中性粒细胞趋化因子(NCF-A)使急性炎症细胞蓄积,引起局部水肿和炎症,NCF-A 还负责继发性炎症(在超敏反应后 3～6 h 发生)、晚期反应和持续炎症。

发生过程可分为致敏阶段、激发阶段和效应阶段(见图 16-1)。当变应原进入机体后,刺激机体产生以 IgE 为主的对应抗体。IgE 对分布在呼吸道和消化道黏膜、皮下疏松结缔组织和血管周围组织中的肥大细胞、对血液中的嗜碱性粒细胞和对血管内皮细胞有特殊的亲嗜性,与上述细胞表面的受体结合使之成为致敏细胞,使机体处于致敏状态,可维持半年至数年。当机体再次接触相同变应原时,变应原插入两个已与细胞结合的 IgE 抗体之间,使两个 IgE 分子桥连,引起细胞膜构形改变及钙离子流入,使细胞内颗粒脱出。后者释放出组胺等上述活性介质。这些介质的效应决定超敏反应的临床表现:概括为毛细血管通透性增加、血管扩张和平滑肌收缩。导致临床表现荨麻疹、血管性水肿、低血压、支气管痉挛、胃肠痉挛和子宫收缩等。

以上反应在再次接触变应原后几分钟内发生,持续 30～60 min。此后,肥大细胞和被 ECF－A 吸引至脱颗粒部位的嗜酸性粒细胞被激活,合成和释放大量炎症因子,在抗原刺激后 2～8 h 内发生局部和全身性炎症反应,可持续 1～2 d 或更长。另一方面,嗜酸性粒细胞释放多种酶,特别是组胺酶、芳(香)基硫酸酯酶 B 和磷脂酶 D,它们分别使组胺、SRS－A 和 PAF 失活,并能吞噬变应原-IgE 复合体,减轻超敏反应的严重程度,对超敏反应起限制和保护作用。

在药物引起的超敏反应中细胞脱颗粒的多少受下列因素影响:用药的剂量;药物对于与细胞结合的 IgE 抗体的亲和力;与细胞结合的 IgE 抗体的数量;细胞内环核苷酸的浓度;与细胞结合的 IgE 抗体对药物的反应性和脱颗粒的容易程度。研究证明:细胞内环腺苷酸 (cAMP)浓度增高能稳定细胞膜,抑制脱颗粒;反之,细胞内 cAMP 浓度降低或环鸟苷酸 (cGMP)浓度增高,将促进细胞脱颗粒。

(二) 临床常见的 I 型超敏反应疾病

1. 过敏性休克　这是一种最严重的全身 I 型超敏反应,主要有① 药物过敏性休克,以

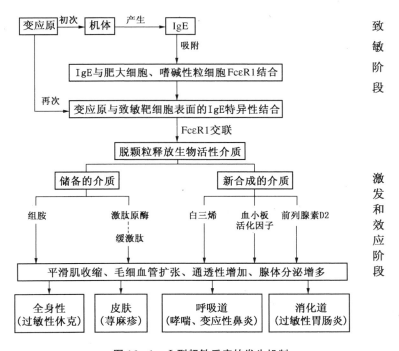

图 16－1　I 型超敏反应的发生机制

青霉素过敏性休克最常见;② 血清过敏性休克。

2. 皮肤超敏反应　多由药物、花粉、食物和羽毛等引起,主要表现为皮肤荨麻疹、湿疹和血管水肿。

3. 消化道超敏反应　有些人摄入鱼、虾、蟹等食物或某些药物后,出现胃肠道过敏,表现为恶心、呕吐、腹痛和腹泻。

4. 呼吸道超敏反应　可因吸入花粉、细菌和动物皮毛等引起,主要表现为支气管哮喘和过敏性鼻炎。

二、Ⅱ型超敏反应

又称溶细胞或细胞毒型超敏反应,是细胞表面抗原与相应 IgG 或 IgM 抗体结合后,在补体、吞噬细胞和 NK 细胞参与作用下,引起以细胞溶解和组织损伤为主的病理性免疫应答。

（一）发病机制

Ⅱ型超敏反应的抗原是,① 机体细胞表面固有的抗原成分,如红细胞表面同种异型 ABO 血型抗原和 Rh 抗原;② 自身细胞成分在感染或外界因素影响下发生变构,成为自身抗原;③ 吸附在组织细胞表面的药物抗原或抗原-抗体复合物;④ 外源性抗原与正常组织细胞有共同抗原成分,如链球菌胞壁多糖与关节组织中的糖蛋白等。抗体主要是 IgG 和 IgM,少数为 IgA。

抗体与细胞膜上的相应抗原结合后可通过下列三条途径杀伤靶细胞:① 激活补体经典途径,导致补体系统级联反应,最后使细胞（多为血细胞）发生破坏溶解;② 膜抗原-抗体复合物与吞噬细胞的受体结合而被吞噬;③ NK 细胞、Mφ 和中性粒细胞与膜抗原-抗体复合物结合,通过抗体依赖性细胞介导的细胞毒作用而杀伤靶细胞。主要病变部位有血细胞、肺和肾血管的基底膜。

（二）临床常见的Ⅱ型超敏反应性疾病

1. 同种异型抗原引起　① 输血反应,多发生于 ABO 血型不符合的输血,引起受血者溶血反应;② 新生儿溶血疾病,多发生于母亲为 Rh^- 性,而胎儿为 Rh^+ 的情况。

2. 外来抗原或半抗原所引起　如药物过敏性血细胞减少症,致病药物有非那西丁、对氨水杨酸、异菸肼和青霉素等。

3. 改变性质的自身抗原所引起　如自身免疫性溶血性贫血和链球菌感染后肾小球肾炎。

4. 与自身成分有共同抗原的外来抗原所引起　如肾小球肾炎和肺-肾综合征。

5. 免疫系统异常所致　如特发性血小板减少性紫癜。

6. 刺激型　如甲状腺功能亢进,是一种特殊的Ⅱ型超敏反应。

三、Ⅲ型超敏反应

又称免疫复合物型或血管炎型超敏反应。是由可溶性抗原与相应的 IgG、IgM 抗体结合形成中等大小的可溶性免疫复合物沉积于局部或全身毛细血管基底膜后,通过激活补体级联反应和血小板、嗜碱性、嗜中性粒细胞参与作用下引起,以充血、水肿、局部坏死和中性粒细胞浸润为主要特征的血管炎性反应和组织损伤。最常见的沉积部位是皮肤、肾小球和关节滑液囊等。临床常见的Ⅲ型超敏反应性疾病有血清病、链球菌感染后肾小球肾炎、类风湿性关节炎和局部过敏坏死反应(Arthus 反应和类 Arthus 反应),可见于胰岛素依赖型糖尿病患者。

四、Ⅳ型超敏反应

又称 DTH,是由致敏 T 细胞与相应抗原作用后引起,以单核细胞和淋巴细胞浸润及组织细胞损伤为主要特征的炎症反应,与抗体和补体无关,而与效应 T 细胞、吞噬细胞和其产生的 CK(淋巴毒素、IFN-γ、TNF-β 和趋化因子等)有关。反应发生慢(24～72 h)。临床常见的Ⅳ型超敏反应性疾病有传染性超敏反应如结核菌素试验和接触性皮炎。

超敏反应性疾病的发生机制十分复杂,临床所见往往是混合型,但以某一型损伤为主。此外,同一疾病过程也可能由几种类型免疫损伤共同参与,如肾小球肾炎的发生就可能与第Ⅱ、Ⅲ、Ⅳ型超敏反应有关。

第二节　静脉麻醉药过敏反应的临床表现

一、临床表现

药物诱发的急性超敏反应表现为突然发作,注药后 30 min 内达最严重程度,临床表现完全决定于肥大细胞和嗜碱性粒细胞脱颗粒释放的化学介质作用,其中特别是组胺。所以不论启动脱颗粒的机制如何,表现都是类似的。各种表现发生的频率顺序如下:皮肤改变、低血压伴心动过速、支气管痉挛所致动脉低氧血症。

（一）皮肤表现

皮肤即刻反应的特征是红斑、疹块和潮红。红斑是毛细血管扩张,典型的出现在面部、上肢和胸部;疹块是毛细血管扩张引起通透性增加,典型的呈圈形并瘙痒,潮红可能是轴索反射。皮肤的表现是肥大细胞在局部释放化学介质的结果。眼睑水肿可能很明显。少见而严重的水肿部位是上呼吸道组织,特别是喉头。

（二）心血管系统表现

低血压很可能是组胺使毛细血管通透性增加,液体转移至血管外间隙,致使血管内容量减少。据测量全身1mm厚的皮下液体代表血管内液体量减少1.5 L。广泛凹陷性水肿则血管内液体丢失更多。根据连续的血细胞比容测定,从血液浓缩的程度可以粗略地估计液体从血管内转移的量。组胺使血管平滑肌松弛,引起血液储存于静脉,也是血压下降的原因之一。与低血压并存的心动过速很可能是内生儿茶酚胺的变速效应。组胺确实能诱导肾上腺释放内生儿茶酚胺、能刺激交感神经节和可能从心脏释放儿茶酚胺。还有,心内局部组胺释放可能是心律失常和(或)房室传导延迟的原因。

(三)呼吸系统表现

支气管痉挛是超敏反应中最严重的表现。但超敏反应很少引起死亡,由于顽固的支气管痉挛或伴有喉水肿所引起的动脉低氧血症,对生命安全有威胁。

还有一些次要表现:清醒患者的呕吐和腹泻是胃肠蠕动亢进,还有血凝障碍、白细胞减少和体温降低。

二、麻醉期间的过敏反应

过去认为全麻能保护超敏反应发生是错误的。曾认为全麻能抑制组胺,但这种推测的惟一的根据是全麻下极少发生超敏反应这一事实。实际上,麻醉患者可能因意识消失,又被手术巾覆盖,超敏反应的早期征象和体征被掩盖。麻醉药本身可改变介质释放,麻醉药(如吸入麻醉药或氯胺酮)可能影响超敏反应引起支气管痉挛的严重程度。因此有可能延误早期诊断。椎管内麻醉也不能减弱超敏反应中化学介质的释放。事实上由于周围交感神经阻滞阻止了肾上腺分泌肾上腺素,反能促进化学介质的释放;而且周围交感神经阻滞可制止代偿性血管收缩,从而加重低血压的程度。麻醉期间的超敏反应有时仅表现为心血管虚脱,但这已是超敏反应较晚期的表现。Mertes等对麻醉期间过敏反应和类过敏反应的临床表现进行了总结(表16-2)。

表16-2　1999.1.1~2000.12.31法国麻醉期间过敏反应和类过敏反应的临床表现

临床症状	过敏反应(n=518)		类过敏反应(n=271)	
	n	%	n	%
心血管系统	387	74.7	92	33.9
低血压	90	17.3	50	18.4
心血管虚脱	264	50.8	30	11.1
心动过缓	7	1.3	2	0.7
心搏骤停	31	5.9	—	—
支气管痉挛	207	39.8	52	19.2
皮肤症状	374	71.9	254	93.7
血管水肿	64	12.3	21	7.7

超敏反应的症状轻重因人而异,差别很大。影响因素有:注入的药量、肥大细胞和嗜碱性粒细胞的活性、支气管和血管平滑肌的反应性和植物神经系统的反应性,如果 α 和 β 受体的活性不平衡似乎也影响超敏反应的严重程度,特别在慢性特应性患者中,正常人的 α 受体的活化(引起细胞内 cGMP 浓度增高)将被 β 受体的活化(使细胞内 cAMP 浓度增高)所抵消。而有超敏反应史的患者其植物神经系统活性可能有持续的不平衡,使其易于发生超敏反应,即小量组胺注入特应性患者体内产生的反应比正常人严重。情绪的变化也可影响超敏反应的症状,因为周围植物神经系统的活性是受中枢神经系统影响的,例如手术和麻醉前的情绪变化可能影响支气管哮喘的严重程度。

三、过敏反应的程度分级

Ring 和 Messmer 将超敏反应按严重程度分为四级:1 级有皮肤体征和轻度发绀;2 级为非致命性心肺功能障碍;3 级有休克和致命性平滑肌痉挛;4 级为心跳和(或)呼吸骤停(表 16 - 3)。

表 16 - 3　超敏反应和类过敏反应严重程度分级

级别	皮　肤	胃　肠　道	呼　吸　系　统	心　血　管　系　统
1	荨麻疹、潮红等	—		
2	荨麻疹、潮红等	恶心	呼吸困难	心率↑>20 bpm,血压↓>20 mmHg
3	荨麻疹、潮红等	呕吐、排便	支气管痉挛、发绀	休克
4	荨麻疹、潮红等	呕吐、排便	呼吸停止	心搏骤停

第三节　静脉麻醉药过敏反应的诊断

对一个麻醉中发生超敏反应或类过敏反应幸免死亡的患者,努力明确诊断和引起反应的药物,避免以后发生同样的反应是完全必要的。

过敏反应的诊断主要依靠临床病史及皮肤试验和/或 IgE 测试结果。确诊还是依赖实验室检查,包括皮肤过敏试验,嗜碱粒细胞释放组胺实验,针对乳胶和肌松剂的特异性的放射免疫吸附试验,以及致敏物的测定试验,而类过敏反应的诊断还主要依赖于排除法。

由于最近有研究认为,IgE 介导的过敏反应同时可激活肥大细胞和嗜碱粒细胞,而非免疫介导的类过敏反应仅有嗜碱粒细胞被激活。肥大细胞被激活时可释放类胰蛋白酶、原贮存的组胺以及新合成的血管活性因子。考虑到人类肥大细胞中类胰蛋白酶含量是嗜碱粒细胞的 300~700 倍,所以 Fisher 认为血浆中类胰蛋白酶浓度的显著增加,可以作为是肥大细胞被广泛激活的显著标志。因此,尽管胰蛋白酶在某些情况下也会增高,但当其浓度大于 25 μg/L 时,可以作为麻醉中发生过敏反应的一个高敏感性指标,也可以作为鉴别过敏和类过敏反应的依据之一,但这还有待进一步证实。

大多数药物过敏反应的诊断是推测的,常基于问题的发生恰好在某一药物注射之后,而将两者联系起来。当应用某药物后出现血压下降,不管是否伴有支气管痉挛,都要考虑药物过敏反应。而要证实已经发生的过敏反应,临床资料最重要,但缺乏免疫学证据和实验室检查则难以明确诊断和引起反应的药物。

因为麻醉中药物的多样性,确定致敏药物很困难,通过皮肤试验和免疫化学分析检验显示特异性 IgE 可能为致敏原提供信息。常规实验室检查包括在反应发生后 72 h 内连续测定 IgE 抗体总量和补体蛋白 C_3 和 C_4 的血浆浓度(问题发生 72 h 后的血标本应该反映患者的正常值,所以事前缺乏对照值也无妨)。有过敏史的患者发生超敏反应后 1 h 内的首先表现是血浆中 IgE 抗体浓度突然降低,说明对药物特异的抗体与新近注射的药物结合成复合物。以后又出现血浆 IgE 抗体浓度显著升高。经补体系统传统途径引起的超敏反应,连续测定其血浆补体成分,显示 C_3 和 C_4 的消耗。补体蛋白 C_3 转化一般少于 30%,如超过 30% 而无 C_4 消耗或转化,提示其机制为补体系统替代途径。

然而连续测定血浆 IgE 抗体浓度和补体蛋白 C_3 和 C_4 浓度只能提示超敏反应的发生,而不能确定引起反应的药物。而对于严重的药物超敏反应重要的是确定引起反应的药物,以便对以后的用药作出选择。如用过多种药,常需做体内和(或)体外诊断性试验,找出引起超敏反应的具体药物,否则,为了安全起见只能在以后的麻醉中避免使用所有可疑的药。

如不良反应在第一次接触药物时即发生,而血浆 IgE 抗体和补体蛋白 C_3 和 C_4 均无改变,提示为类过敏反应。可用血浆组胺浓度测定、皮内试验、细胞试验和血浆特异蛋白分析进行检验。放射免疫法测定血浆组胺浓度很敏感,可能成为常规检查之一。

已用于临床的体内和体外免疫诊断试验有以下几种。

一、皮内试验

是最常用的活体诊断方法,是证实与药物起作用的特异性 IgE 抗体的存在。皮内注射一种或多种可疑药物,常为 0.1 ml,1∶1000 稀释度,注入前臂内侧皮内,以刺激全身性超敏反应,但其表现局限于注射部位。尽管局部注射的药量很小,仍可出现全身性超敏反应,故强调做试验时应备有必要的急救措施。如果采用药物的商品制剂做试验,还应考虑到其稀释液或保存液引起超敏反应的可能性,所以单独用稀释液或保存液分别做皮内试验也是绝对必要的。

皮内试验阳性结果为:边界清晰的疹块,直径至少 10 mm(不包括红斑),注射后 15 min

内出现,持续(距注射毕)至少 30 min。其周围是红斑,常感瘙痒。阳性皮内试验并不能明确超敏反应的机制,特别是以前接触过该药但无不良反应。如第一次接触该药即有超敏反应,皮内试验又是阳性,则提示为类过敏反应。

皮内试验假阳性的最常见原因是注射本身的机械创伤,引起局部组胺释放。由于这种机制引起的疹块称为皮肤划痕现象。生理盐水对照性皮内试验就是用来鉴别皮肤划痕现象的。

皮内试验的用途和可靠性除了对青霉素外还有争议。如注射部位的条件不能使该药或其代谢产物与蛋白质载体结合,或不能使该药降解成抗原性物质,皮内试验就可能为假阴性。如循环血中的降解产物才是负责超敏反应的物质,那么皮内试验也可不呈阳性,或延迟数小时。还有,皮肤的蛋白质可能与循环血中的蛋白质不同,而后者才是与药物(半抗原)结合形成完全抗原的物质,其结果皮内试验也可以是假阴性。进一步设想,负责反应的抗体可能只限于循环血中。最后,如果同时应用了治疗超敏反应或慢性特应性的药物,如抗组胺药、β-受体激动药、氨茶碱,则可能掩盖阳性皮内试验的产生。另外,皮内试验对局部麻醉药和肌松药是否有价值,尚有不同意见。

二、被动转移试验

是皮内试验的变异方法。将怀疑发生过超敏反应患者的小量血浆注入无变态反应者的皮内,血浆标本中的 IgE 抗体局限地固定在受试者细胞上,24~48 h 后将怀疑的药物注入该处皮内,如患者血浆标本中存在药物特异性抗体,20 min 内将出现疹块和潮红反应。此法可靠,可证明是否存在能产生超敏反应的抗体。其危险性是可能给受试者传染病毒性肝炎。

三、IgE 抑制试验

将超敏反应患者的血浆和所怀疑的药物一起孵育,在此以前和以后测定其中 IgE 抗体浓度,假如 IgE 浓度下降,说明存在药物特异性抗体。但此试验费时和昂贵。

四、白细胞组胺释放试验

将发生过药物超敏反应患者的白细胞与可疑的药物放在一起孵育,如组胺浓度升高,证明此药即是引起类过敏反应的物质。如用不同浓度的药物做试验,还可证实在体内引起肥大细胞和嗜碱性粒细胞直接释放组胺所需的药物剂量。此试验是在超敏反应缺乏免疫学证据时用以建立类过敏反应的诊断方法,但此法做起来困难。白细胞组胺释放试验为超敏反应提供了一个基本的体外试验方法,已用于肌松药、硫喷妥钠和青霉素过敏反应后的诊断。当皮肤试验不能进行、皮肤试验结果阴性或模棱两可而需证实时和皮肤试验阳性但与病史不符时,可用白细胞组胺释放试验。

五、放射变应原吸收试验

本法是在体外检测是否存在某一药物的特异性抗体的诊断性试验。用一种商品抗原制剂,加入患者血浆,便产生抗原-抗体(IgE)复合物,再加入放射标记的抗 IgE 抗体,抗原-抗体复合物的放射活性与特异性 IgE 抗体在体内的存在和浓度相关。RAST 有很高的敏感性,且与皮肤试验及其他刺激试验有很好的相关性。本试验可能代替皮肤试验和其他体外诊断性试验以证实引起超敏反应的药物,但尚缺乏特异药物的商品抗原(例如硫喷妥钠)制剂。

六、酶联免疫吸附试验

可用于测定 IgE 抗体,曾用于多种物质的抗体测定包括 HIV。但尚缺乏测定麻醉中药物反应所致 IgE 抗体的试剂盒。

第四节　静脉麻醉药过敏反应的预防和治疗

一、术前预防

药物引起的过敏反应可发生于任何人,无法预测。尽管如此,一般认为有慢性特应性病史患者更容易对麻醉药中静脉注射的药物产生超敏反应,此外多次接触同一药物或相关药物也影响超敏反应的发生率,特别是对于那些有超敏反应历史的患者,所以对特应性患者,同样和同类药物应避免重复使用。对于既往全麻诱导时有超敏反应史或对某诱导药皮肤试验阳性的患者应避免使用同样的药物,并在术前药中应用泼尼松龙(50 mg,麻醉前13 h、7 h 和 1 h 口服)和苯海拉明(50 mg,术前 1 h 口服或肌内注射)。与药物多次接触的间隔期也很重要,2 周是药物超敏反应发展和发生的最佳潜伏期,静脉注射和肌内注射更容易发生超敏反应。以前用过且无不良反应的药物也不能排除再用时发生严重超敏反应的可能性。许多对硫喷妥钠或肌松药发生超敏反应的病例都是曾经多次用过均无明显不良反应。Parker 曾报告过 1 例用过 16 次青霉素,第 17 次发生了严重超敏反应。目前还发现对一药物的超敏反应也不是终身不变的,也有原来青霉素皮内试验阳性而后来转为阴性的事例。因此术前应首先详细了解病史,包括并存疾病、既往过敏史和麻醉意外史,其次了解既往接受相同结构或类似结构药物的反应史、如曾疑对某药有过敏反应停药后反应如何、治疗效果如何和各种诊断性试验或诱发试验结果。

Beaven 及 Watkins 主张对有超敏反应史的患者,术前预防性用药以减少发生率和减轻严重程度。下列用药是合理的：H_1受体拮抗药苯海拉明 $0.5\sim1$ mg/kg，口服或肌内注射，和 H_2 受体拮抗药西咪替丁 $4\sim6$ mg/kg，口服。这些药占据组胺的周围受体。麻醉性镇痛药引起的组胺释放常影响血流动力学。Philoin 等在静脉输注吗啡以前应用苯海拉明和西咪替丁可使其减轻，而且这项研究已发现上述二药单独应用不如联合应用的效果好。另外，预防性应用色苷酸能预防组胺从细胞内释放，但超敏反应已开始后则无效。

术前预防性应用组胺拮抗药对那些曾对某药有类过敏反应而随后又必须再用时特别适应，此外，在用某药时剂量要缓慢增加，尽可能避免血浆中出现药物的高浓度，因为后者有利于肥大细胞和嗜碱性粒细胞脱颗粒。虽然曾引起过类过敏反应的药多半不至于非再用不可，但这类患者对代用药的类过敏反应危险性也是存在的，所以预防措施还是必要的。

对放射显影剂有超敏反应史的患者需再用同样或类似的显影剂前，应口服泼尼松50 mg/6 h，持续 1 d，最后一次服药在造影前 1 h，此时加用苯海拉明 50 mg，均经口服或肌内注射。另外如无心绞痛、心律不齐或其他禁忌证可口服麻黄碱 25 mg。这一方案能预防严重的反应（5％仍有轻度反应）。

对于过敏反应而言，必须强调预防为主，最好是预先发现和减少潜在的危险。

1. 术前访视时，应详细询问患者的病史，包括花粉、食物以及各种药物过敏史。

2. 疑过敏病例，尽量避免可能诱发过敏反应的药物，必要时应对高危人群进行系统筛查。

3. 使用容易致敏药物前，做好抢救准备，急救设备与药物应处于随时备用状态。

4. 严格掌握用药适应证，不用容易导致过敏药物，对必须使用已知致敏药物时，应先脱敏。并在用药前使用预防性药物。

5. 预防性药物包括 H_1 受体拮抗剂（仙特敏、苯海拉明），H_2 受体拮抗剂（西咪替丁，雷尼替丁）和皮质类固醇（泼尼松）。

6. 随着认识的提高，医疗工作者、先天性脊柱裂和长期留置导尿的患者在进行手术时，应警惕乳胶过敏。术中可能接触乳胶环境（包括呼吸气囊、呼吸机回路、面罩、乳胶手套、止血带、针筒内芯、静脉补液通路等）都应避免。

二、超敏反应的处理

临床医师在围手术期中需要使用各种药物，因此遇到药物过敏反应或变态反应的机会较多，一旦发生药物过敏，往往来势凶猛，必须争分夺秒抢救才有可能挽回生命（图 16-2）。

（一）轻度过敏反应

出现荨麻疹和血压轻度下降，一般停药后病情缓解，并使用抗过敏药物。出现哮喘可用茶碱类药。如果是迟发性过敏反应应留诊观察数小时。

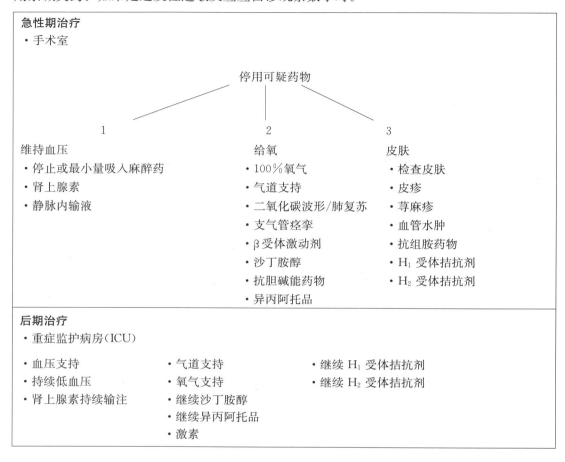

图 16-2　围术期过敏反应治疗步骤

（二）中度过敏反应

除全身荨麻疹外尚有脉速、心律失常、低血压与气急,治病给 H_2 受体拮抗剂与 β 受体激动剂,如异丙肾上腺素吸入、多巴酚丁胺、肾上腺素静脉注射,必要时使用微泵维持。同时给予皮质激素氢化考的松、地塞米松、甲基强的松龙等。

（三）重度过敏反应

以低血压与支气管痉挛为特征的能威胁生命的超敏反应需要立即积极处理。治疗的目标是纠正动脉低氧血症,抑制化学介质的继续释放和恢复血管内容量。具体措施是:① 立即停止应用可疑有超敏反应的药物和停止使用麻醉药;② 保持呼吸道通畅,吸入纯氧,对极严重者可能需要气管内插管和用氧气辅助呼吸;③ 立即缓慢静脉注射肾上腺素 $5 \mu g/kg$(不太严重者可皮下注射或肌内注射,剂量同前)或 $100 \mu g$(稀释至 1:10000),可在数分钟内重复一次。肌内注射较安全,静脉注射可能引发心肌缺血和梗死,对剂量应慎重,注意患者反应,最好有心脏监测。肾上腺素有迅速和救命之效,最可能的解释是增加细胞内 cAMP 的水平,从而降低肥大细胞和嗜碱性粒细胞释放化学介质的能力,另外是肾上腺素的 β 刺激效应和松弛支气管平滑肌的作用;④ 如肾上腺素不能迅速缓解休克应立即输晶体或胶体液,以后者为佳,因毛细血管渗透性已增加;⑤ 使用肾上腺素一次后可肌内或静脉注射 H_1 受体阻断剂扑尔敏 10 mg,然后注射氢化可的松 200 mg 以加强治疗。也可用苯海拉明 0.5~1 mg/kg,静脉注射,竞争 H_1 受体,减少循环中组胺继续与相应受体的结合;⑥ 氨茶碱能解除支气管持续性痉挛,其机制认为是抑制磷酸二酯酶,从而使细胞内 cAMP 蓄积,以减少化学介质的释放;⑦ 在血管内容量恢复以前,也可能需要用去甲肾上腺素或一种拟交感药(间羟胺、苯肾上腺素)以维持灌注压。但必须了解 α 刺激作用可能增加细胞内 cGMP 的浓度,后者理论上可能促进肥大细胞和嗜碱性粒细胞释放化学介质。

其他已证明的或理论上有效的药物有皮质醇、异丙肾上腺素和抗胆碱药。皮质激素用来治疗超敏反应的理论根据还不够充分,既不阻断药物(变应原)与 IgE 抗体之间的相互作用,也不能防止肥大细胞和嗜碱性粒细胞释放化学介质,但通常都沿用而无不良反应;但 Ewen(1986 年)认为注射氢化可的松 200 mg 以加强治疗肯定有效,其起效比一般认为要快,并在肾上腺素作用消失后仍持续有效,对所有过敏反应的患者都是最安全的。异丙肾上腺素作用于 β 受体的效应是有益的,但在低血容量或应激性高时要慎重。抗胆碱能药如阿托品,理论上可通过降低细胞内 cGMP 浓度而减少化学介质的释放,但这类药用于即刻处理超敏反应的经验还很有限。

总体而言,虽然过敏反应和类过敏反应在麻醉中常出现,但其绝大多数仅仅表现为皮肤症状;真正具有生命威胁的患者仅占手术总量的 1/5000~1/10000。由于没有药物可以绝对预防过敏反应,麻醉医生应提高警惕,一旦发生此类反应,处理时要果断、迅速、坚决,并力争对过敏反应可能的变应原在术中和术后做彻底调查。

三、长期治疗

包括预防、自我治疗和脱敏治疗。先通过病史、皮肤试验或放免试验查出变应原,以后应尽量避免再次接触。自我治疗很重要,因早期治疗易使过敏反应逆转。对于容易发生严重过敏反应者,应配备预先包装好的肾上腺素针(成人 300 μg,儿童 150 μg)或喷雾剂以便自我治疗;口服抗组胺药也是有效的自我治疗药物。此外,脱敏治疗对胡蜂毒素所引起的过敏反应十分有效。

第五节　围术期引起过敏反应的静脉麻醉药

一、静脉麻醉药

基本上所有静脉诱导药均可引起致命的过敏反应,有的与其溶剂有关。

（一）巴比妥类药物

硫喷妥钠和甲己炔巴比妥引起的过敏反应最大可能是超敏反应,两种药静脉注射后的两类反应发生率极少,约 1：30000,一旦发生往往十分严重。有既往用药史的和女性患者的过敏反应发生率增高。对巴比妥类药物过敏者大多数有过敏史,如哮喘、对青霉素过敏等,且以往麻醉过程平稳,包括使用巴比妥类药。如曾报道 1 例长期口服巴比妥类没有发生过敏反应,但在用硫戊比妥进行麻醉诱导时,突然发生变态反应。对极度敏感患者,仅 10 mg 硫喷妥钠就可发生致命的过敏反应。硫喷妥钠超敏反应极少,约 1/22000,大部分报告的病例都是有慢性特应性病史者,在报道的 45 例超敏反应中有 6 例致死,也有类过敏反应。Lilly 及 Hoe(1980 年)报告 1 例有哮喘史(已有 4 年无症状)和青霉素过敏史,用过 6 次硫喷妥钠无异常,但第 7 次注射后发生严重超敏反应。检验结果是:注射硫喷妥钠后 1 h 和 4 h 的血浆 IgE 抗体浓度突然下降,而补体 C_3 和 C_4 的血浆浓度无改变,证明是超敏反应。Etter 等报告一例,以前用过 3 次硫喷妥钠无异常,但第 4 次应用后立即出现低血压、支气管痉挛和全身性红斑。随后用静脉注射小量硫喷妥钠攻击试验证实为超敏反应。即使口服巴比妥也不能保证安全,Davis 报告 1 例服过异戊巴比妥的患者,注射硫喷妥钠后发生了超敏反应。多次应用硫喷妥钠的间歇期很重要,Fox 等报道一例有季节性超敏反应,用过 3 次硫喷妥钠无异常,间隔 4 年用第 4 次仍无异常,但 14 d 后第 5 次使用时引起超敏反应。Hirshman 等报告 1 例有哮喘史者,在蛛网膜下腔阻滞(腰麻)期间静脉注射硫喷妥钠,发生了类过敏反应,当时还正在点滴氨茶碱,表现为低血压、全身红斑和严重支气管痉挛,终至心跳停止,以后发现患者的白细胞释放了组胺,而血浆 IgE 浓度无改变,证实为类过敏反应。这例超敏反应的表现可能因为腰麻(感觉平面为 T_{12})抑制了周围交感神经系统而加重,腰麻可能影响了肾上腺释放内源性肾上腺素,而正常肾上腺素应该增加细胞内 cAMP 的浓度,从而减少化学介质的释放;腰麻还可能减弱代偿性血管收缩,而使低血压的程度加重。值得注意的是静脉注射硫喷妥钠前即开始用氨茶碱,却未能防止硫喷妥钠引起的支气管痉挛。硫代巴比妥和氧化巴比妥均能引起变态反应。但实验资料提示,美索比妥引起组胺释放的可能性很小。

（二）依托咪酯

依托咪酯不引起组胺释放。Fazackertey 报道一例依托咪酯引起荨麻疹和严重支气管痉挛,导致心搏骤停。Sold 报道一例依托咪酯引起荨麻疹、心动过速和低血压。依托咪酯可能是免疫方面最安全的麻醉药。因很少报道与依托咪酯有关的过敏反应,故认为适用于有特应性和有麻醉药类过敏反应史的高危患者。

（三）苯二氮䓬类药物

静脉注射不引起组胺释放。很少报道有超敏反应,可能与其早期溶剂聚氧乙基蓖麻油溶液有关,后已改用 glycoferolalcohol-benzoic acid。一般认为适用于超敏反应的高危人群。

因为安定的溶剂由聚氧乙基蓖麻油更换为丙二醇,它比咪唑安定更容易引起过敏反应。安定的活性代谢产物去甲安定可能与其他苯二氮䓬类药物有交叉反应。咪唑安定是非常安全的药物,因为它没有任何活性代谢产物。尽管有关于咪唑安定类过敏反应的报道,但是没有进行血清学检查或皮肤试验。另外,咪唑安定被安全地用于对药物有过敏史的患者的麻醉诱导。

（四）丙泊酚

早期临床制剂为聚氧乙基蓖麻油溶液,现在制剂为含有大豆油的水乳剂。两种制剂的丙泊酚均有报道由 IgE 介导的超敏反应。现在制剂的丙泊酚的过敏反应发生率是 $1:60000$,法国报道丙泊酚围术期过敏反应发生率是 1.2%,同一组研究者最近报道术中约 2.1% 的过敏反应由丙泊酚引起。Laxenaire 等在评估 14 例丙泊酚过敏反应中,报道丙泊酚第一次使用时即发生过敏反应,尤其是既往有药物过敏史的患者,因此他们建议既往有肌松药过敏的患者应避免使用丙泊酚,认为是丙泊酚中的苯环和异丙基团与所产生的 IgE 抗体作用引起,其他许多药也含有苯环和异丙基团。另外,有报道在患者第三次接触丙泊酚时发生过敏反应的情况。丙泊酚引起的过敏反应大多数由 IgE 介导,已由放免法检测特异的 IgE 和皮内试验证实。

丙泊酚的水乳制剂,包括 10% 大豆油、2.25% 甘油和 1.2% 蛋黄卵磷脂。丙泊酚乳剂载体中的蛋黄卵磷脂成分是一种高度纯化的蛋黄成分。鸡蛋的主要蛋白成分——卵清蛋白,只存在于鸡蛋白中。有作者对 25 名有鸡蛋过敏史的患者进行了丙泊酚及其乳剂载体（英脱利匹特,intralipid）的皮肤针刺试验和皮内试验,结果阴性。麻疹-腮腺炎-风疹疫苗由于在鸡胚胎的成纤维细胞中培养,所以也含有小量的与鸡蛋相关的抗原（卵清蛋白）。但是,当麻疹-腮腺炎-风疹疫苗用于对鸡蛋过敏的儿童时,无任何过敏反应发生的报道。因此,当前的证据表明对鸡蛋过敏的患者接触丙泊酚时,不太可能发生过敏反应。

（五）氯胺酮

氯胺酮的超敏反应仅有一例报告,3 岁男童,肌内注射氯胺酮后出现全身性斑疹,无低血压或支气管痉挛,此前曾用过 5 次氯胺酮无异常,尽管如此,但其被动转移试验阴性,提示为类过敏反应而非超敏反应。

二、麻醉性镇痛药

临床使用的类阿片仅吗啡、哌替啶和可待因能释放组胺。麻醉性镇痛药引起超敏反应者极少。最早的 1 例报告是哌替啶。

（一）吗啡

可引起组胺释放,静脉注射可出现沿该静脉的红斑,全身反应为外周血管扩张和直立性低血压。吗啡静脉注射后血浆组胺浓度与全身血管阻力和平均动脉压下降之间有相关性,这种反应很像类过敏反应,但无支气管痉挛,认为不属超敏反应。

（二）哌替啶

Levy 及 Rockoff 报道 1 例 2.5 岁女童,无过敏史,仅用过一次可待因,静脉注射哌替啶 25 mg 后 1 min 面部出现荨麻疹、支气管痉挛、发绀和低血压,需心肺复苏。6 周后经放射变应原吸收试验（RAST）显示其血浆中有对哌替啶特异的 IgE 抗体,证实为超敏反应。

（三）芬太尼

不引起组胺释放。极少引起超敏反应。Bennett 报道了一例 29 岁患者静脉注射芬太尼后出现超敏反应,表现低血压、循环衰竭和呼吸困难。1 月后经皮内试验证实为超敏反应。硬膜外注入麻醉性镇痛药引起超敏反应者也极少,但 Zucker 报道 1 例 35 岁患者第二次剖宫产术中硬膜外注入芬太尼出现超敏反应,经芬太尼皮内试验证实。舒芬太尼和阿芬太尼也有类过敏反应。舒芬太尼 15 μg/kg,按 60 μg/min 用于冠脉搭桥术不引起组胺释放。

（于春华）

参 考 文 献

1　Laxenaire MC, Mertes PM, Benabes B, et al. Anaphylaxis during anaesthesia: Results of a two-year survey in France. *Br J Anaesth*, 2001, 87: 549 – 558.

2　Mertes PM, Laxenaire M-C, Alla F. Groupe d'Etudes des Réactions Anaphylactoïdes Peranesthésiques. Anaphylactic and anaphylactoid reactions occurring during anesthesia in France in 1999 – 2000. *Anesthesiology*, 2003, 99: 536 – 545.

3　陈慰峰,主编. 医学免疫学. 第三版. 北京:人民卫生出版社,2000. 35 – 55.

4　Elgent KD. Immunology. New York, Wiley-Liss Inc. 1996, 298 – 299.

5　Vitkun SA, Brown M, Brown EM. Allergic reactions in Comprehensive Postanesthesia Care. Baltimore: Williams & Wilkins, 1997, 347 – 380.

6　Clarke RS. Epidemiology of adverse reactions in anesthesia in the United Kingdom. *Klin Wochenschr*, 1982, 60: 1003 – 1005.

7　Laxenaire MC, Mata-Bermejo E, Moneret-Vautrin DA, et al. Life-threatening anaphylactoid reactions to propofol. *Anesthesiology*, 1992, 77: 275 – 280.

8　Lizaso BM, Acero SS, Alvarez PMJ, et al. Cutaneous response to Diprivan (propofol) and Intralipid in patients with leguminous and egg allergy. *Rev Esp Alergol Immunol Clin*, 1998, 13: 153 – 157.

9　James JM, Burks AW, Roberson PK, et al. Safe administration of the measles vaccine to children allergic to eggs. *N Engl J Med*, 1995, 332:1262 – 1266.

第 17 章 静脉麻醉药物的相互作用

静脉麻醉药物主要通过作用于相应受体而产生镇静和镇痛作用,故一种静脉麻醉药往往或以镇痛作用为主,或以催眠镇静作用为主,临床上几乎没有一种静脉麻醉药能单独应用而满足临床麻醉之所有需要,故麻醉期间联合用药已成为现代麻醉的必然趋势。麻醉期间联合用药的目的是在减少药物的不良反应的同时保持或增加麻醉效果。

目前随着临床用药种类及方法日益增多,出现的药物间相互作用也越来越多。麻醉医生在麻醉期间也会遇到应用多种药物治疗的患者,其中有些药物用于治疗术前合并疾病、有些用于治疗外科本身疾病,一般来说围手术期用药对临床麻醉影响较大。用于疾病治疗的药物与麻醉药物之间、麻醉药物相互之间都可能发生相互作用而影响药物本身的效应。麻醉期间出现的某些药物相互作用还可能导致麻醉意外的发生,故麻醉医生应了解药物相互作用的机制、特点、分析方法,合理地选择药物。

第一节 影响静脉麻醉药物相互作用的机制

药物相互作用的机制较为复杂,麻醉期间发生的药物相互作用主要为发生在体内的药物理化性质相互作用、药代动力学相互作用和药效动力学相互作用等方面。

一、药剂学

药剂学方面的相互作用干扰是由于药物之间理化性质不相容。一个酸性药物混入碱性溶液中,或碱性药物混入酸性溶液中就会出现沉淀。还有一些只溶于有机溶液的药物,混入水溶液中时也会出现沉淀,但这种情况一般不会影响药物疗效。此外,由于药物理化性质的特点,混合使用后可能产生物理化学反应,表现出药物相互作用。

二、药代学

药物进入机体后,在机体对药物的处理过程中也容易发生药物相互作用。当一种药物改变了其他药物的吸收、分布、代谢或排泄而影响其药物效应,称为药代动力学相互作用。在药物代谢的上述四个环节中都有可能发生药物的相互作用,结果影响靶位的药物浓度和效应。由于静脉麻醉药物均经静脉给药,故吸收方面影响较小。

1. 药物分布的相互作用　药物进入血液后,一部分药物可与血浆蛋白发生可逆性结合,以结合型方式存在,而未与蛋白结合的游离型部分发挥药物活性。药物分布相互作用主要表现在药物间与血浆蛋白竞争性结合,结果一种药物可改变其他药物的游离型和结合型的比例,并改变了两种药物各自在体内的分布,结果影响了发生相互作用药物的药效及消除。此外,有的药物可改变其他药物在组织中的分布量。

2. 药物代谢的相互作用　多数药物进入人体后,发生生物转化,变成脂溶性较小的化合物,以利于经肾脏排出,有些也可以原形由尿排出。绝大多数药物的代谢在肝脏内进行,也有些可在血清、肾脏或肠道进行。肝脏是药物代谢的主要器官,肝微粒体酶是代谢药物的酶系,称为药物代谢酶。这是一种混合功能氧化酶。这其中的细胞色素 P450 在药物的生物转化过程中起主要作用。一种药物可通过干扰代谢酶而影响其他药物的代谢,主要有酶诱导和酶抑制两种作用机制。酶诱导是指某些药物能刺激肝脏增加药物代谢酶的合成,结果加速了其他药物的代谢,降低其血药浓度,使其作用减弱或作用时间缩短。酶抑制是指肝药酶的活性可被一些药物所抑制,使其他药物的代谢速度减慢,结果这些药物的效应加强,作用时间也延长。酶抑制作用的临床意义取决于受影响药物的代谢减慢的程度及其血清稳态浓度。若血药浓度仍在其治疗窗内,则此相互作用表现出有利方面;若血药浓度达到其毒性作用阈值,则会出现药物的不良反应。

3. 药物排出过程中的相互作用　大多数静脉麻醉药物都经尿或胆汁排出,其中肾脏是药物排出的主要器官。药物通过肾脏排泄有经肾小球滤过和经肾小管分泌两种方式进行。肾血流决定了肾小球滤过率,肾小管分泌作用则通过酸性或碱性转运系统将药物或其代谢产物分泌(排泄)到肾小管内。如果一种药物改变肾血流、影响肾小球滤过率、改变肾小管液酸碱度及影响主动转运系统等方面时,均可影响其他药物从机体内排出。

三、药效学

一种药物可通过调节另一种药物对受体位点的敏感性而改变药物效应。当一种药物的效果在其作用部位被另一药物所改变,或一种药物改变了组织或器官对另一药物的敏感性,称为药效动力学的相互作用。在联合应用药物时,虽然各自的血药浓度不一定产生明显生理效应,但可改变药物在作用部位的效应,如对受体发生竞争性结合,或影响受体对另一种药物的敏感性,结果在受体部位干扰了药物的作用,产生相加、协同或拮抗等作用。麻醉医生常用联合诱导方法以达到减少药量或药物浓度减少药物的不良反应而获得与单独用药相同的效果。

四、体液和电解质紊乱

有些药物可影响机体的循环容量，通过改变静脉麻醉药的血浆浓度而影响药物的效应。如输注甘露醇后先出现循环血量相对增加使药物浓度降低，而后出现渗透性利尿使循环容量减少从而增加了药物浓度。有些电解质异常也会影响静脉麻醉药物的临床效果，如钙离子浓度异常就可影响阿片类药物和肌松药的药效、作用时间等等。

第二节　静脉麻醉药物相互作用的特点

一、相加作用

总体而言，联合应用作用机制相同的静脉麻醉药物时，其效果可能是相加，即这类药物的主要药理作用及其不良反应都可能相加。药物间相加作用表现出来的药理效应为各种药物作用的简单相加。相加作用是一种药物对另一种药物效应的补充，而不是增强，相加作用的结果产生单一药物全量的等同效应（1＋1＝2）。如氯胺酮和咪达唑仑两者对催眠效应为相加作用。

二、拮抗作用

药物联合使用后，一种药物部分或全部拮抗另一种药物的效应，合用时引起药效降低，称为药物间的拮抗作用（1＋1＜2）。如对小鼠防御反射研究发现吗啡或芬太尼与地西泮合用表现为相对拮抗。产生拮抗的方式较多，但结果都是引起靶位的药物或递质浓度显著降低。新斯的明可以拮抗非去极化肌松药的作用，因为新斯的明可以抑制乙酰胆碱的代谢酶——胆碱酯酶，结果使神经末梢的乙酰胆碱含量增加，促进了神经肌肉传递功能的恢复。两种作用相反的药物可在同一受体或作用部位产生竞争性拮抗，这与药物浓度及与靶位的亲和力相关。如非去极化肌松药可减弱琥珀胆碱的作用，因为非去极化肌松药可占据神经肌肉结合部的乙酰胆碱受体，并形成无活性的复合体，再注入琥珀胆碱则部分或完全不能与受体结合，结果琥珀胆碱的作用明显减弱或不产生作用。纳洛酮也是在吗啡受体部位与吗啡类镇痛药发生竞争性拮抗作用。纳洛酮的化学结构与吗啡相似，并与吗啡受体有较强的亲和力。

三、协同作用

指在两种或两种以上药物联合应用时联合应用效应大于相加作用，产生的效应超过单独用药效应的总和（1＋1＞2）。有学者认为静脉麻醉药的协同作用也会使不良反应加强，不良反应的严重程度决定是否有临床价值。一般说来发生协同作用的药物多为不同类别或作用机制不相同的药物,如巴比妥类和苯二氮䓬类药物在催眠作用方面可产生协同作用。

四、增效作用

临床中联合使用药物时,其中一种药物本身并无某种生物学效应,但可使另一种药物的这种生物学效应增强,这种药物间相互作用称为药物的增效作用。其机制可能是该药物改变了另一种药物与其受体的结合效率。例如,瑞芬太尼本身并无镇静作用,但其可使丙泊酚的镇静效应增加,表现为复合瑞芬太尼后可使丙泊酚 EC_{50} 降低。

第三节 静脉麻醉药物相互作用的分析方法

分析静脉麻醉药物的相互作用可通过以下三种方法进行:第一种是绘制药物剂量-效应曲线或测定中枢神经系统靶位药物浓度称为直接分析法;第二种是等辐射分析法;第三种为代数分析法。

一、直接分析法

绘制药物剂量-效应曲线或测定中枢神经系统靶位药物浓度称为直接分析法,可初步判断药物作用性质。如果两种直接分析法均显示相同程度的协同作用,则说明两种药物相互作用可能来自药效动力学机制;如果协同作用仅表现为剂量-效应关系,则提示这两种静脉麻醉药相互作用可能是药代动力学机制所致。此种分析方法比较粗略,精确度不高,故临床分析中不常用。如果要明确静脉麻醉药物间相互作用的性质,可选用其他两种药物相互作用研究方法进行分析。

二、等辐射分析法

为了确定两种药物合用时相互作用的性质,首先分别测定不同药物各自的量-效曲线,应用概率分析法(probit analysis)计算出单独应用时的 ED_{50}(分别以 $ED_{50}A$ 和 $ED_{50}B$ 表示),并进行绘图,其中 X 轴和 Y 轴分别表示两种药物单独应用的不同剂量,50%有效剂量(ED_{50})分别在 X 轴和 Y 轴上。如两种药物联合应用后效应点在两药 ED_{50} 连线上,则表示两种药物为相加作用,效应点在连线左下方为协同作用,效应点在连线右上方则为拮抗作用。

三、代数分析法

当两种药物 A 和 B 伍用时,首先应确定各自单独应用时的作用强度,一般均以 ED_{50} 来表示,分别为 DA 和 DB。然后确定联合应用并达到一定效应时,各自所需要的剂量,分别以 dA 和 dB 表示。这样,即可根据以下公式(dA/DA + dB/DB)计算相互作用指数,如果此指数大于 1 则说明药物间作用为拮抗作用;如果此指数小于 1 则说明药物间作用为协同作用,如果此指数等于 1 则说明药物间作用为相加作用。由于静脉麻醉药物的生物学效应不为独一,故选择不同药物生物学效应作为实验观察指标后推断出的药物间相互作用性质也可能不同。

第四节　常用静脉麻醉药间相互作用

一、丙泊酚-瑞芬太尼的相互作用

Bouillon 等曾对丙泊酚和瑞芬太尼间的作用进行镇静效果和抑制喉镜明视反应等方面的分层研究,该研究采用了 TCI 技术对丙泊酚和瑞芬太尼浓度进行计算,结果表明在临床浓度范围内丙泊酚 $2\sim6\ \mu g/mL$ 与瑞芬太尼间作用为协同作用。复合 3.5 ng/mL 瑞芬太尼后患者喉镜明视时丙泊酚 EC_{50} 从 $6.62\ \mu g/mL$ 降至 $2\ \mu g/mL$,复合 6 ng/mL 瑞芬太尼后患者喉镜明视时丙泊酚 EC_{95} 从 $15\ \mu g/mL$ 降至 $2.5\ \mu g/mL$(见图 17 - 1)。另外复合 6 ng/mL 瑞芬太尼后患者对大声呼叫和推摇无反应时 EC_{95} 从 $8.6\ \mu g/mL$ 降至 $0.88\ \mu g/mL$。

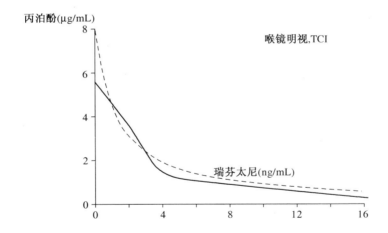

图 17 - 1　丙泊酚和瑞芬太尼间相互作用之喉镜明视无反应图
(摘自 Bouillon Bruhn Radulescu, et al. Anesthesiology,2004,100(6):1353 - 1372.)

Bouillon 等也对丙泊酚和瑞芬太尼相互作用能否通过 BIS 监测反应临床作用效果进行研究,研究结果提示丙泊酚和瑞芬太尼相互作用时的临床作用并不能用 BIS 监测来进行预测(见图 17 - 2)。如瑞芬太尼浓度为 16 ng/mL 和丙泊酚浓度为 $0.11\ \mu g/mL$ 时 95%患者对大声呼叫和推摇有反应,此时 BIS 值为 54,而瑞芬太尼浓度为 4 ng/mL 和丙泊酚浓度为$1.25\ \mu g/mL$时 95%患者对大声呼叫和推摇无反应,此时 BIS 值为 72。故他们强调 BIS 等脑电监测只是监测镇静程度而不能如实反应中枢神经系统对联合用药和外科刺激的机体反应。

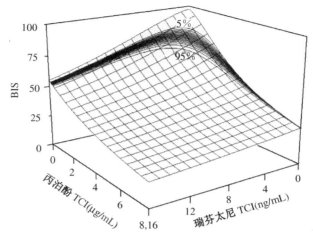

图 17-2 丙泊酚和瑞芬太尼复合应用时对 BIS 影响图

(摘自 Bouillon Bruhn Radulescu, et al. Anesthesiology, 2004, 100(6): 1353-1372。)

二、丙泊酚-咪唑安定的相互作用

Oliver H. G. 等曾报道研究丙泊酚和咪唑安定间的相互作用,此项研究是在志愿者中以对照双盲方式进行,他们从镇静、肌张力、抗伤害及脑电图监测等不同方面进行研究,以对言语反应消失作为镇静标准;以握持作用消失作为肌张力消失标准;以对 5 s、50 Hz 强直刺激反应消失为抗伤害效果。研究结果提示:麻醉诱导前予以咪唑安定 0.05 mg/kg 后,丙泊酚的镇静效果、肌张力消失及脑电图触发抑制的半数有效剂量(ED_{50})分别下降 20%、11% 和 20%,而丙泊酚的抗伤害作用半数有效剂量(ED_{50})下降 18%,95% 有效剂量(ED_{95})下降 41%(见表 17-1)。此项研究方法是咪唑安定剂量恒定,在丙泊酚不同剂量下观察上

表 17-1 咪唑安定(0.05 mg/kg)对丙泊酚不同作用效果 ED_{50} 和 ED_{95} 的影响

项 目	组 别	ED_{50}(mg/kg)	ED_{95}(mg/kg)
意识消失	对照组	1.7	3.0
	咪唑安定组	1.4	2.4
肌张力消失	对照组	1.6	2.8
	咪唑安定组	1.4	2.5
抗伤害	对照组	3.3	7.6
	咪唑安定组	2.7	4.5
脑电突发抑制	对照组	4.9	8.7
	咪唑安定组	3.9	7.0

(摘自 Oliver H. G. Patrick A. Laurent A et al. Canadian Journal of Anesthesia, 2001, 48: 439-445.)

述效应,最后根据剂量-效应概率分析(log dose-probit response multiple linear regression analysis)推算得出研究结果。丙泊酚和咪唑安定均可能通过 $GABA_A$ 受体产生麻醉作用,但两者相互作用效果的性质取决于两者作用神经中枢不同部位中 $GABA_A$ 受体的比例。上述研究中介绍,剂量为 0.05 mg/kg 的咪唑安定对丙泊酚的镇静、肌张力消失、抗伤害作用及抑制脑电活动的影响程度均不相同。

三、丙泊酚-氯胺酮的相互作用

由于氯胺酮具有镇静、强镇痛、交感神经兴奋等临床作用,故常与丙泊酚合用作为静脉麻醉的用药方案之一。Hui 等曾对丙泊酚和氯胺酮间的相互作用进行研究,他们从镇静、镇痛及呼吸抑制等方面进行观察,研究结果发现单用丙泊酚、氯胺酮时成人男性意识消失时的 ED_{50} 剂量分别为 1.10 mg/kg 和 0.39 mg/kg,在联合应用时丙泊酚、氯胺酮催眠剂量分别为 0.63 mg/kg 和 0.21 mg/kg;在对疼痛刺激无反应时单用时丙泊酚、氯胺酮的 ED_{50} 剂量分别为 1.85 mg/kg 和 0.66 mg/kg,联合用药时丙泊酚、氯胺酮剂量为 1.05 mg/kg 和 0.35 mg/kg。根据药物相互作用代数分析法(dA/DA + dB/DB)计算出的相互作用指数,镇静和镇痛指数均接近1(分别为 1.08 和 1.1),丙泊酚和氯胺酮在镇静、镇痛相互作用方面表现为相加作用。研究者同时也报道单用丙泊酚、氯胺酮时呼吸暂停时的 ED_{50} 剂量分别为 1.61 mg/kg 和 0.85 mg/kg,在联合应用时丙泊酚、氯胺酮催眠剂量分别为 1.50 mg/kg 和 0.50 mg/kg,故这两者在呼吸暂停方面表现为协同作用。

第五节　静脉麻醉药物相互作用的临床意义

在临床麻醉中应重视药物联合应用时相互作用,所有药物间的相互作用均可不同,但结果均可体现在药效学的改变。了解联合用药的优、缺点有助于麻醉医生选择麻醉药物和麻醉方法。联合用药的优点:第一,利用药物间的协同作用可减少药物剂量,使用小剂量的麻醉药物达到理想的麻醉效果;第二,联合用药可减少因单种药物过量而致的药物不良反应,降低药物对机体生理功能的毒害作用,尤其是对呼吸系统和循环系统方面,有助于患者术后麻醉恢复及机体康复;第三,联合用药可减少不同药物药效的个体差异性,提高麻醉用药量的可预测性及维持麻醉药物药效的一致性;第四,利用药物相互作用的发生机制、作用特点,合理地选择贵重药品,如果药物治疗作用相似,常选用价格较低的药品,只增加有明显治疗作用的贵重药物,实现以最低的医疗成本换取最好的医疗质量。但是联合用药不仅会增加临床用药的药效表现的复杂性,同时也可增加药物副反应的不可预测性。

因此,麻醉医生应能够根据不同类及不同种药物相互作用的药理学特点,仔细权衡贵重药物的成本-效应关系,选用不同的静脉麻醉药物合理地联合应用,提高麻醉质量。

（吴宏亮）

参 考 文 献

1　Klock PA. Drug interaction for the anesthesiologist. Annural meeting refresh course lectures, 2005,146.

2　Miller RD. Anesthesia. 4th Edition. New York: Churchill Livingstone Inc,1994,43−65.

3　Bouillon TW, Bruhn J, Radulescu L, et al. Pharmacodynamic interaction between propofol and remifentanil regarding hypnosis, tolerance of Laryngoscopy, Bispectral Index, and Electroencephalographic Approximate Entropy. *Anesthesiology*, 2004, 100:1353−1372.

4　Oliver HG, Patrick A, Laurent A, et al. Midazolam premedication reduces propofol dose requirements for multiple anesthetic endpoints. *Canadian Journal of Anesthesia*, 2001, 48:439−445.

5　Hui TW, Short TG, Hong W, et al. Additive interactions between propofol and ketamine when used for anesthesia induction in female patients. *Anesthesiology*, 1995, 82:641−648.

第18章 静脉麻醉药物的发展趋势

在过去几十年里,静脉麻醉得到了长足的发展,到目前为止,全凭静脉麻醉已经可以成为传统吸入麻醉的有力替代。有理由相信,随着静脉麻醉药理学的进步,基于药代动力学、药效学、制剂学的理论完善以及静脉输注技术的改进,静脉麻醉会有更美好的前景。而静脉麻醉技术的进步势必会对静脉麻醉药物提出更高的要求,静脉麻醉药物的进步也一定会为麻醉学的发展揭开新的篇章。

第一节 对静脉麻醉药的评价

一、静脉麻醉药概述

静脉麻醉药可以简单地定义为经静脉注射后产生麻醉作用的药物,确切地说应具有镇静、催眠、镇痛作用。静脉麻醉药已经有一百余年的历史,而静脉麻醉的篇章则是由1932年Weese和Scharpff首先应用环己巴比妥钠麻醉开始的,静脉麻醉药物的较大发展开始于20世纪50年代,先后有普尔安、羟丁酸钠、氯胺酮、乙咪酯、丙泊酚等数十种问世,但在临床中应用的仅有10余种,目前应用的静脉麻醉药虽各有优点,但到现在还没有一种静脉麻醉药能够满足理想静脉麻醉药的要求。目前一般将静脉麻醉药分为全身麻醉药:巴比妥类(硫喷妥钠)及非巴比妥类(氯胺酮、羟丁酸钠、丙泊酚);镇静药:苯二氮䓬类(安定,咪唑安定)、吩噻嗪类(异丙嗪)、丁酰苯类(氟哌啶);镇痛药:多为阿片类(芬太尼、吗啡、雷米芬太尼)。

二、目前常用静脉麻醉药物存在的问题

(一)氯胺酮

氯胺酮为苯环己哌啶的衍生物,水溶液pH值为3.5～5.5,内含1:10000氯化苄甲乙氧铵作为防腐剂。20世纪60年代在美国发明以来,作为静脉麻醉药广泛应用于临床,但其不良反应不容忽视,主要表现为:① 精神、神经系统:谵妄、烦躁、易激惹、颤抖、定向障碍、认

知障碍、精神错乱、噩梦,视觉障碍表现为视物变形、复视甚至暂时失明,而且可能在用药几天甚至几周后可重现。② 肌张力增加,表现为肢体不自主运动或抽动,因肌紧张导致眼外肌失衡产生眼球震颤。其致幻作用直接导致氯胺酮的滥用。③ 心血管系统:引起心率、平均动脉压、血浆儿茶酚胺升高。

（二）硫喷妥钠

硫喷妥钠为淡黄色、非结晶粉末状、硫臭气味物质。其 2.5%～5% 的水溶液 pH 值为 10.6～10.8,呈强碱性,水溶液不稳定,治疗指数为 4.6。误入血管外会造成疼痛、肿胀、硬结甚至皮肤坏死;误注动脉会造成剧烈的烧灼样疼痛、血栓形成、甚至肢体急性缺血如溃疡、水肿、坏死等,严重休克反应可导致患者猝死。硫喷妥钠可使贲门括约肌松弛,易引起反流甚至误吸。易于通过胎盘,剖宫产应用后可使胎儿反应迟钝,四肢无力。

（三）羟丁酸钠

羟丁酸钠临床采用的 25% 溶液,pH 值为 8.5～9.5,稳定性好,无色透明。麻醉诱导可出现锥体外系症状,表现为上肢及面部不自主的颤动,甚至阵挛;麻醉后可出现恶心、呕吐,甚至大小便失禁;麻醉苏醒期可出现精神兴奋症状,如躁狂、幻觉、兴奋、激动等。

（四）依托咪酯

依托咪酯制剂溶于 35% 丙二醇中,室温下稳定性好,pH 值 6.9,治疗指数为 26,用于麻醉诱导可出现肌阵挛,静脉注射后发生疼痛及血栓性静脉炎者亦较高。依托咪酯对肾上腺皮质有抑制作用,应避免长时间输注。依托咪酯麻醉后患者易出现恶心、呕吐。

（五）丙泊酚

丙泊酚为近年来应用较为广泛的静脉麻醉药,其制剂较以往的静脉麻醉药有了较大提高,制剂为乳白色液体,pH 值 7.0 有黏性,应用了脂肪乳剂进行药物传输的技术,并添加油酸,提高制剂的稳定性,其 Zeta 电位小于 −20 mV,如此保证稀释液 24 h 的稳定性;另外,丙泊酚与其他稀释液相容性较好;丙泊酚同时具有脏器保护作用。临床应用的资料显示其引起的药理作用及不良反应如下,中枢神经系统:① 脑血管收缩,脑血流↓,脑氧耗量↓;② 脑血流自动调节能力完整,对 CO_2 反应正常;③ 有不自主肢体运动和抽搐。呼吸系统:呼吸抑制,潮气量↓,呼吸暂停 30～60 s。心血管系统:① 血压下降,心率减慢;② 抑制心肌收缩力;③ 一过性Ⅱ度Ⅰ型房室传导阻滞;④ 血管平滑肌扩张。不良反应:① 注射部位疼痛:28%～90%;② 少见不良反应:惊厥样反应;③ 代谢性酸中毒;④ 急性胰腺炎;⑤ 感染。

（六）咪达唑仑

咪达唑仑临床用制剂为盐酸盐或马来酸盐,pH 值 3.3,具有较高的亲脂性,易通过血脑屏障,静脉注射局部刺激较小,静脉诱导有一定的呼吸抑制作用,呼吸暂停发生率低于硫喷妥钠。

而如果把目前临床应用的静脉麻醉药物统一比较的话,可汇聚为下表:

表 18-1　常用静脉麻醉药麻醉性能的比较

	镇痛	催眠	记忆缺失	苏醒幻觉
硫喷妥钠	无	好	无	无
咪达唑仑	无	好	好	无
丙泊酚	无	无	好	无
依托咪酯	无	好	无	无
氯胺酮	好	无	好	有

从表 18-1 可见,目前的静脉麻醉药存在较多的缺点,例如溶液的稳定性差、与其他药物存在配伍禁忌、存在过敏反应、还有较强的呼吸循环抑制作用等。

三、理想静脉麻醉药的特点

理想的静脉麻醉药物应该满足以下要求:

1. 较高的治疗指数。

2. 代谢产物无毒性。

3. 无蓄积。

4. 较高的效能,较小剂量即可满足麻醉诱导及维持。

5. 易溶于水,溶液稳定,易于保存,保存期长,具有良好的抗菌性。

6. 同其他药物无配伍禁忌。

7. 诱导及苏醒快速平稳,体内无蓄积。

8. 拮抗剂能逆转起作用。

9. 无过敏。

10. 无心血管及呼吸抑制作用。

11. 不经肝脏及肾脏代谢和消除。

12. 对脑血管无作用。

13. 对内分泌系统无影响。

14. 对血管组织无刺激,不产生血栓、静脉炎、组织损伤、动脉栓塞等,注射局部不产生疼痛。

15. 具有镇痛功效,可单独用于大中型手术。

16. 价格经济。

四、常用静脉麻醉药的药理特性

在目前临床应用中,常用的静脉麻醉药种类较少,其药理特性见表 18-2。

表 18 - 2　常用静脉麻醉药的性质和应用

	硫喷妥钠	依托咪酯	咪达唑仑	丙泊酚
pH	10～11	6.9	3.5	7.0
起效时间(min)	1	1	1/2～1	1
作用时间(min)	5～8	5	15～17	5～10
诱导剂量(mg/kg)	2.5～4.5	0.2～0.6	0.1～0.2	1～2.5
维持剂量[μg/(kg·min)]	不用	不用	0.15	80～150
镇静剂量[μg/(kg·min)]	不用	不用	0.5～1.0	10～50
PONV(%)	10～20	30～40	8～10	1～3

表 18 - 3　常用静脉麻醉药对脏器的影响

参　　数	硫喷妥钠	依托咪酯	咪达唑仑	丙泊酚
CBF	−30	−30	−130	−20～−30
ICP	−30	−30	−10	−20～−30
$CMRO_2$	−30	−30	−10	−30～−40
呼吸	−30	−10	−20	−30
肾	—	—	—	—
肝	—	0	—	0
眼内压(%)	−4	−30～60	无资料	−30～−40

第二节　对静脉麻醉的认识

一、静脉麻醉与吸入麻醉的比较

静脉麻醉的优点:诱导迅速、平稳,需要的仪器少,给药简单。起效迅速,不刺激呼吸道,诱导无痛苦;使用方便,不需特殊设备;无污染空气,无燃爆危险。缺点:作用不完善;消除需机体代谢;没有吸入麻醉药的"安全防线"。

静脉麻醉的实施依赖于以下几个方面:① 剂量、浓度与给药速度;② 血容量;③ 蛋白结合量;④ 药物的代谢与消除。

吸入麻醉的缺点:诱导过程漫长,诱导阶段可出现兴奋期,部分吸入麻醉药刺激呼吸道,引起咳嗽和呼吸道分泌物增加,苏醒过程可出现躁动,需要复杂的给药装置。为克服本身的缺点,吸入麻醉药物的发展从来没有停止过,但即使最新的吸入麻醉药物仍然不能克服其固有的缺憾。比如说,气道刺激、高钾血症、躁动、恶心、呕吐、环境污染。实际上,吸入麻醉本身难以克服的缺点大大限制了其在需要超快通道麻醉领域的应用。

二、目前静脉麻醉对机体的影响

静脉麻醉药的输注对机体自主神经系统有较大的影响,丙泊酚诱导及维持可使交感神经抑制达 30％以上,而对迷走神经有兴奋作用,对心脏传导系统和窦房结有直接抑制作用,从而造成心动过缓;硫喷妥钠诱导剂量亦能显著减少交感神经活动,氯胺酮可使交感神经兴奋,导致心率增快、血压升高;依托咪酯对自主神经系统有较少影响。

第三节　手术及麻醉的发展

一、理想的麻醉状态

理想的麻醉状态应该能够消除患者所有的疼痛以及其他不适感,并且能够保证 100％安全。患者感觉不到药物的输注,在消除疼痛的同时应该保持良好的意识。

从 1864 年 Von Baeyer 合成巴比妥酸,直到目前的丙泊酚,一百多年来,科学家们为达到这一理想化的要求作出了不懈努力,静脉麻醉药物也得到了前所未有的发展。

二、未来手术的发展趋势

外科的萌芽时期,外科手术往往较为"血腥",随着社会科技及人们认识程度的不断提高,一代又一代的医学家们致力于术式、止血、无菌、麻醉、输血等技术的改进,传统外科得到了前所未有的发展。

微创是现代科技发展和外科创新相结合的全新医学理念和必然发展产物。主要通过最小的侵袭或损伤达到最佳的外科治疗效果。微创外科并非对立于传统的外科,而是对传统外科的发展和补充。基于微创外科的理论,所有的手术都必须以其为基础,争取给患者减轻损伤,利于恢复。代表性的微创外科理论认为:在临床具体实践中,无论何种手术、无论外科如何发展、无论发展到哪个时期,微创概念都要始终如一贯彻并使用微创操作技术。微创外科是传统外科的必然走向,传统外科是微创外科存在和发展的重要保障。腔镜外科是微创外科的一个重要分支,但目前在许多领域还处于探索阶段,例如胸腔镜、脑室镜、腹腔镜用于胰头癌、肝癌等。微创外科的原则实际上包涵了几个重要理念:手术操作的规范化、器械的微创化、综合无血技术、综合治疗、个体化治疗。

外科的微创化进程势必对麻醉有更高的要求,外科手术使机体受到强烈刺激,出现以交感-垂体-肾上腺系统兴奋为主的一系列神经内分泌反应,而这种应激反应的强弱与手术创伤大小有很大的相关性。对于传统的外科手术,创伤较大,因此引起的应激反应及通过各种途径导致机体功能和代谢改变的程度亦较大。那么对于麻醉来讲,则需要麻醉较深,如此能够有效保护机体,由于术后患者需要长期住院治疗,对于麻醉及麻醉药物的选择不会有过多的要求。而微创外科由于创伤小,患者住院时间短,甚至可以门诊手术,由此对麻醉的要求大大提高,"快通道"甚至"超快通道"麻醉应运而生,从未来麻醉的发展看,理想的静脉麻醉药物能够满足微创外科的需要。

第四节　静脉麻醉技术的进展

一、静脉输注的历史

1628 年,Willian Harvey 证实药物可由静脉血通过心脏泵入动脉并分布全身脏器。

1657 年,Christopher Wren 证实通过静脉输注阿片类药物,可致人体昏迷。

1665 年,Sigismund Elsholtz 证实阿片类物质可致患者对伤害性刺激敏感性降低。

1847 年,Pierre-Cyprien Ore 成功实施静脉注射水合氯醛麻醉。

1853 年,Alexander Wood 发明注射器。

20 世纪 10 年代,发明了机械输液泵。

20 世纪 40 年代,电子输液泵问世。

1981 年,Helmut Schwilden 提出 BET 给药方案,计算机辅助给药技术诞生。

20 世纪 90 年代,靶控给药输注概念出现并试用于临床。

1996 年,Kenny Gavin 第一个商业化靶控输注泵 DIPRIFUSOR 出现。

二、静脉麻醉的药代学及药效学理论发展

体重和年龄是影响静脉麻醉药物的分布和作用的两个基本因素。出血性休克作为影响静脉麻醉药代学及药效学的重要因素已被阐述。在静脉麻醉的早期,对于休克的患者麻醉医生已经有意识地减少静脉麻醉的剂量,出血性休克导致患者血流重分布,血流下降而心脏、脑等核心脏器的血流却会相应增加,流向代谢脏器(例如肝肾)的血流会相应减少。从药代动力学的观点看,休克造成的血流改变综合作用的结果导致表观分布容积及清除率下降。从血药浓度的角度看,静脉麻醉后相应血药浓度会增加。据有关文献报道,小牛失血性休克模型输注芬太尼后,芬太尼血药浓度水平明显高于对照组。失血性休克动物模型丙泊酚、依托咪酯、吗啡、雷米芬太尼静脉输注后的血药浓度亦显著高于对照组。有趣的是失血性休克动物输注丙泊酚后,药代动力学参数的改变在实际效果呈现放大效应。而将对照组输注的丙泊酚药量给予失血性休克动物,可能会有致死性效应产生。

休克能够改变静脉麻醉药物的量效关系,而药效学的改变往往要比药代学的改变显

著。以丙泊酚为例,在休克动物丙泊酚效能大大增强,50％休克动物产生最大效能的浓度要大大低于对照组动物。而以依托咪酯、吗啡、雷米芬太尼为研究药物,却没有发现相同现象。

从临床应用看,对于休克的患者很少在没有液体复苏的情况下进行静脉麻醉,接受手术。有研究者以猪为研究对象,观察了容量复苏对丙泊酚药理学的影响,结果显示容量复苏能够逆转休克时的药代动力学改变,但并不能改善药效学状况。大量的资料均来源于动物实验的结果,但临床资料却较为罕见,这是由于受到伦理学约束。不可否认,报道的人体病例发现均支持动物实验研究结果。

k_{e0} 是反应效应室药代动力学变化的重要参数,药物作用与起效时间取决于效应室的浓度变化,达稳态时间受 k_{e0} 影响。k_{e0} 反映药物在效应室的消除速率,对于血浆药物浓度下降迅速的药物,单次给药后效应室浓度很快达到峰值,k_{e0} 对峰浓度影响较小;但对于血药浓度下降较慢的药物,单次给药后效应室峰值浓度取决于 k_{e0} 大小。对于单次给药,k_{e0} 也能反映药物作用的消退速度。k_{e0} 大的药物作用时间短。$t_{1/2}k_{e0}$ 为达稳态后,效应室浓度下降达稳态血药浓度一半所需时间。它反映给药后效应部位与血药浓度的平衡时间,即药物的起效时间,其值越小,起效越快。$t_{1/2}k_{e0}$ 和 k_{e0} 对于全凭静脉麻醉中临床追加药物具有决定作用,以阿芬太尼为例,其 k_{e0} 值较大,$t_{1/2}k_{e0}$ 为 90 s,当血浆与效应室迅速达到平衡时血药浓度下降 60％,而芬太尼的 $t_{1/2}k_{e0}$ 较长为 6 min,两相平衡时血药浓度下降达 80％。由此,可知芬太尼需要更大的剂量才能达到并维持一定血药浓度和临床效应,消退时间也相应延长。综上所述,进行全凭静脉麻醉并达到理想麻醉状态,需要静脉麻醉药物能够可控性较强,起效快,无蓄积,那么,它的 $t_{1/2}k_{e0}$ 及 k_{e0} 应满足"快通道"甚至"超快通道"麻醉的要求。

$t_{1/2\beta}$ 为药物的消除半衰期,指药物在体内浓度下降一半所需时间,药物的半衰期一般是固定的,但有时机体的病理生理改变及合并用药状况会对半衰期有所影响。理论上看,静脉给药以相同剂量按半衰期重复给药,一个半衰期后血药浓度达稳态浓度的一半,经过 5 个半衰期后则达到稳态浓度。$t_{1/2}cs$ 为静脉输注半衰期,指特定时间内给药达稳态血药浓度,停药后血浆或效应室浓度下降一半所需要的时间。静脉输注半衰期可作为静脉连续用药的中央室药代动力学消除和预测恢复时间的可靠指标之一。在临床中,经常发现即使某些短效药物,例如芬太尼,反复应用或剂量过大时,往往也存在药物蓄积和苏醒延迟的问题。而时量半衰期的引入,则能够反映持续给药后药物的动态消除特征,从而指导静脉麻醉药物的选择及麻醉方案制订。同时血浆时量半衰期对于持续静脉麻醉结束后预测药物浓度下降和麻醉作用消退时间具有一定作用。由此,我们不难发现,时量半衰期越短的药物,药物蓄积可能性就越小,也就是说,在患者体内蓄积可能性就越小。换句话说,时量半衰期越短的药物可控性越强,目前,时量半衰期较小的静脉麻醉药物为丙泊酚、雷米芬太尼等,进行全凭静脉麻醉已表现卓越的特性。发展时量半衰期较短的静脉麻醉药是未来静脉麻醉药的趋势。

C_{50} 的概念用以反映药效的特性,它指药物效能达最大效应 50％时的血药浓度,也就是说是对药物达稳态后药效的体现,同时也可表述为 50％的患者对无刺激反应的浓度。如此,在不同的刺激之下,一定会有不同的 C_{50} 值。而 C_{50} 也可表述为 50％的患者能产生效应反应或某个患者有 50％产生药效反应可能性的药物浓度。对于某些有封顶效应的药物,其误差会较大。由此可见,一个理想的静脉麻醉药应该具有较高的效能,较小剂量即可满足麻醉及手术的需要,如用 C_{50} 表述,其值应较小。

靶控输注的概念引入使静脉麻醉有了飞跃发展,其基于药代学的理论,利用智能化的输注设备,能够快速达到预设靶浓度并根据需要进行改变。TCI 输注可控性强诱导平稳,血流动力学稳定,一旦停药,患者可迅速苏醒。

三、静脉麻醉药物制剂学的发展

雷米芬太尼是目前通过改变分子活性结构来达到临床特定目标的药物原型实例。而药物化学则是实现这一目标的理论工具。通过制剂学的方法改变药物分子的结构,使得镇痛药物效能强大,同时作用时间又较为短暂。如此,便能满足现代手术及麻醉条件不断改变的动态需要。与芬太尼相比,雷米芬太尼的时量半衰期较短,这样作用时间短暂,药物效能达峰时间亦短,药物效能较弱。

我们相信在静脉麻醉学的发展历程中,雷米芬太尼可能只是其中的一个阶段。但雷米芬太尼的药代动力学特点,它所达到的药效学结果,是其他阿片类药物无法达到的。比如对于某种手术,麻醉需要快速恢复,麻醉管理需要根据手术快速调整,但镇痛药物反复使用有过量的风险,如此雷米芬太尼可能是最佳选择。

因此,从制剂学的角度看,发展效能较强,同时时量半衰期又较短的药物是静脉麻醉药物的发展趋势。

四、静脉麻醉药物输注器械的发展

第一种静脉药物的输注器械要追述于 1853 年,Alexander Wood 发明了注射器,由此使得静脉麻醉成为可能。而在 20 世纪,机械输液泵及电子输液泵问世,药物单位时间内的精确输注成为可能,由此为静脉麻醉的开展打开了新的篇章。随着 20 世纪末期,靶控给药输注概念的提出及商业化输注电子泵的诞生,使得静脉麻醉的全面开展成为可能。

靶控输注的智能化在于以人体模拟的药代动力学理论为基础,以血浆或虚拟的效应室的浓度为靶目标,计算机控制输液泵迅速达到并维持稳定的设定药物浓度,并按临床需要不断调节麻醉、镇静与镇痛浓度的一种全新给药模式。

靶控输注系统的硬件部分为 PC 机,有关的药物及患者资料均可输入,软件部分为按药代动力学或其他模型编制的给药方案,另一部分为输液泵,通过计算机的并行接口与泵 R232 接口相连传输信息。目前的 TCI 系统仍处于临床实验阶段,原因在于这些输注设备对输注药物未进行统一的标准化设置,各种药物的药代动力学参数在不同个体状况有较大的差别,输注误差的控制及输注速率范围限制还需进一步细化。第一个商业化的 TCI 泵是在 1996 年由 KENNY 等设计的 DIPREFUSOR 系统。它将计算机及其控制软件与输液泵的整合成一体,形成完整的靶控输注系统。它对丙泊酚的药代动力学参数进行标准化处理,使用单纯确认丙泊酚的 PFS 系统,从而用于多科手术的麻醉和诱导。

五、新型静脉麻醉药物的开发

静脉麻醉药物的开发利用从来都没有停止过,而新药的来源有两个方面,天然产物及人工制品。定向合成新化合物是新药开发的重要途径,以天然产物为起点,确定前导化合物,对活性基团和母核进行调整,配体分子修饰和改造后,通过生化或药理学实验,观察生化活性或药理效应的变化,研究结构-活性关系,合成药效更强的新化合物或得到另一种新药理作用的化合物。例如吗啡从罂粟中提取后,经结构改造,合成出镇痛作用比吗啡高 500~1000 倍的双氢埃托菲,同时成瘾性大大下降。我们相信,随静脉麻醉药物的不断改进,理想静脉麻醉药物的诞生只是时间问题。

同时静脉输注技术的进步必然促进静脉麻醉药的发展,靶控输注技术未来将在三个方面有所突破和发展。首先,药代动力学模型的生理化,急速运算的计算机可以将人体的房室化更加细致,对多变量的数学模型处理及预测浓度的准确性都会有较大提高。同时,非房室的药代模型通过多次的运算,如此通过计算机的升级而改善确认。第二,输液泵更加简易化及便携化。第三,控制系统自动化,现在的 TCI 控制系统虽然能够自动维持稳定的靶浓度,但患者及术中需要改变靶浓度时,往往需要人为控制,如果效应信息能够反馈给靶控系统完成自动浓度调节,也就是闭环靶控麻醉。闭环靶控麻醉的优点在于:能将麻醉深度自动调节至患者需要的水平,实现个体化给药;克服了患者间药物及药效学的个体差异;可根据患者术中药效学的改变自动调节给药速度;消除了用药过量或用药不足的现象;消除了观察者对麻醉深度的主观误差。效应信息的来源有两个方面,首先是药物效应,如用脑电频谱控制 TCI 输注或应用听觉诱发电位作为反馈信息造成闭环麻醉,但由于目前麻醉深度缺乏金指标,闭环麻醉还有较长的道路。其次,由于静脉麻醉药物及其代谢产物的复杂性,目前的浓度检测手段尚不能对静脉麻醉药物浓度进行即刻测量。但可以相信,随生化技术的发展,静脉麻醉药物可以能够如同吸入麻醉药物一样检测在线浓度,从而通过药物浓度控制麻醉深度。那么,静脉麻醉药物的发展必然要同静脉输注技术相辅相成。

总之,随着静脉麻醉药理学的进步,基于药代动力学、药效学、制剂学的理论完善以及静脉输注技术的改进,静脉麻醉会有更美好的前景,理想静脉麻醉药物的诞生也只是时间问题。

（董锡臣）

参 考 文 献

1 庄心良、曾因明、陈伯銮,主编. 现代麻醉学. 第三版. 北京:人民卫生出版社,2003. 463 - 514.

2 Miller RD. Anesthesia. 5th edition, Churchill Livingstone, 2000, 209 - 412.

3 Egan TD, Shafer. SL. Target - controlled infusions for intravenous amesthetics：surfing USA not! *Anesthesiology*，2003，99：1039 - 1041.

第19章 静脉麻醉药的用药技术

静脉麻醉是静脉麻醉药与用药技术的完美体现。静脉药物的发展促进了麻醉用药技术的临床应用,而用药技术又充分体现了静脉麻醉药的药代动力学和药效动力学的特点。所以,静脉麻醉药用药技术是一把双刃剑。特别是近年来计算机技术以及网络技术的迅猛发展,也给静脉麻醉技术的推进起到了推陈出新的作用。

第一节 静脉麻醉药的发展

早在1628年Willian Harvey在动物实验中就证实静脉血可以通过心脏泵入动脉血并传输到身体各个脏器。由此认为可以将药物通过静脉输送到全身。而最早通过静脉给药的是1657年Christopher Wren在狗及人体中分离出静脉,通过一个囊连接羽毛管刺入静脉,然后注射阿片类药物可以达到意识消失。但追溯到使用静脉麻醉的先驱则是1665年Sigismund Elsholtz用阿片类溶液使得受试者对伤害性刺激不敏感。之后在1847年Pirogoff用静脉注射乙醚实施麻醉失败后,人们就不断地尝试用各种药物通过静脉给予的方式来达到麻醉的效用,如Pierre-Cyprien Ore使用静脉注射水合氯醛后实施外科手术等。直到1853年Alexander Wood革命性地发明了针管和注射器,1874年之后注射器得到广泛应用并沿用至今。这一切使得静脉给药发生了巨大的变革,同时也对药物的代谢动力学和药效动力学研究起到巨大的推动作用。

为达到精确给药的目的,在20世纪初输液泵的发明使得连续给药从静脉滴注到精确滴速控制成为可能。当时机械性输液泵就已经可以按既定容量准确控制滴速。40年代以后出现了电子输液泵,到1981年Helmut Schwilden设计开始用计算机辅助控制给药并按药代动力学提出BET给药方案。90年代包括国内学者在内,许多学者提出靶控输注的概念并设计多种计算机控制软件用于靶控输注。1996年Kenny Gavin推出第一个商业化的靶控输注泵——DIPRIFUSOR。目前,人们一直在研究和完善"闭环式输注系统"(Closed-loop Administration System)。依靠患者的信息反馈来自动调节给药系统。但是由于目前对中枢状况的监测或/和麻醉深度的监测尚无明确公认的指标,因此,这种自动系统仍需进一步发展。

第二节　静脉输注的药代动力学特点

静脉药物经血液循环到达中枢效应部位发挥麻醉效能。药物在体内的分布代谢直接影响到药物的起效、维持和恢复。所以一直以来人们对药物在体内如何处置,即药代动力学的研究进行着不懈的探讨。

一、药代动力学模型

随着药物浓度测定技术的发展,使得人们对药物在体内的处置的了解有了较大的发展,提出了许多模型假说。

（一）房室模型

房室模型是将体内药物转运和分布特性相似的部分抽象看成个房室,经过适当的数学处理,用药代学参数来反映药物代谢分布特性的方法。认为机体有一个处于中心的房室（中央室）,药物首先进入中央室,由中央室与其他各室进行药物的分布转运。中央室代表血流丰富的,药物能迅速混合的部分（如血浆或肺循环等）;外周室代表内脏或肌肉及脂肪组织。K 表示各室间药物转运的速率常数（开放型三室药代动力学模型图见第二章）。运用指数处置函数可以对药代动力学模型进行表达。

二室:$C(t)=Ae^{-\alpha t}+Be^{-\beta t}$;三室:$C(t)=Ae^{-\alpha t}+Be^{-\beta t}+Ce^{-\gamma t}$

从理论上说,房室增加越多,越符合生理特性。但是过多的房室会明显增加数学计算的复杂性,而采用二室或三室均可以对静脉麻醉药到达满意的描述。

（二）生理学模型

生理学模型是将人体按生理解剖特点划分几个主要的组织房室（tissue compartment）,如中枢神经、肌肉、皮肤等。药物在组织中的浓度由药物对组织的亲和力及血流灌注速度来决定。根据质量平衡关系,建立相应的速度方程,由计算机解析方程,求出各器官的血药浓度与时间的关系。生理学模型更精细地反映了各器官或组织中药物浓度的经时过程,能更清楚地看出药物在体内的分布情况,同时生理模型各参数均相当于各器官血流量及容积等生理解剖数值,故机体功能在生理或病理上的改变而引起药物处置动力学的变化,能够通过某些参数的改变来估计。但由于生理学模型的分析运算复杂需要相应的计算软件,在临床上的应用并不多。

（三）群体药代学模型

由于个体间的药代动力学参数存在明显差异性,为使药代动力学参数更适合于每一个体,采取经典药代动力学与群体统计学模型相结合方式,推算群体药代动力学参数,再利用群体参数推断个体药代动力学参数,从而指导临床用药并实现给药个体化。尽管群体与个体之间的药代动力学参数仍存在一定的差异,以群体参数估计的预期血药浓度与个体的实际值的差异相对非群体参数的估计值的差异要小。而且只要根据临床需要不断调整所需浓度值,即可到达临床合适的药效水平。此点为临床用药提供了重要的依据。另外,通过群体药代动力学尚可对静脉全麻药的药代学个体差异作出评估。

（四）药物-药效结合模型

人们在研究药代动力学的过程中,发现单纯的药代动力学只能片面地反映药物的代谢转运,忽略药效的作用往往会无法了解药物在效应室的动力学特征。我们知道麻醉药的效应部位并不在血液,血液循环仅仅是药物的运输途径。而且单次给药后全麻药的血浆浓度达到峰值时,药物效应并未达到最大。此种药物效应滞后于药物血浆浓度现象称之为药代-药代学分离。因此,临床麻醉中为了更合理的用药,应当充分利用静脉全麻药的药代学与药效学特性指导麻醉给药过程。为此,提出了一些描述药效动力学的药代学模型,如药动-药效学模型,即在传统的药代动力学模型中加入效应室的方法,以拟合的方式建立效应室的药代动力学。根据模型建立血药浓度-时间函数和效应室浓度-时间函数,再结合实验测取血药浓度和药物效应数据,拟合血药浓度-时间数据和药代动力学参数,然后代入效应室浓度-时间函数中,结合效应室浓度-效应函数对药物效应-时间数据拟合,便可得到效应室药效动力学参数,同时可根据产生相同效应的稳态血药浓度推断生物相药物浓度。药物的药代学模型现已广泛应用于静脉全身麻醉的研究。

二、给药方式

静脉麻醉即通过静脉给药达到麻醉的方式。理想的麻醉时效概念是使麻醉起效迅速,维持平稳及迅速恢复。因此,如何给药则直接影响到麻醉的时间及效应。

1. 单次给药　静脉麻醉已有百年的历史。长期以来,单次给药是静脉给药的主流。它具有起效快,作用迅速,给药方便的特点,所以一直得到人们的青睐。给药后血浆浓度立即达到高峰,然后随着药物向外周组织不断转移（再分布）和代谢消除,血药浓度持续下降（如图 19-1）。下降的速率与血药浓度的量是成比例的,用非线性回归分析发现这种趋势可以用指数函数来描述,即 $C(t)=Ae^{-kt}$,A 为零时刻的血药浓度,k 为浓度下降的速率常数。把上式转换成对数函数,曲线则近似为一条直线。

单次剂量给予后,迅速达到高峰的血药浓度可能会超过实际的治疗浓度。继而下降的血药浓度又很快会低于治疗浓度,需要再一次的剂量来维持,于是反复单次剂量的给予会出现锯齿样的浓度波动,如图 19-2。显然不满足临床麻醉时效概念的要求。

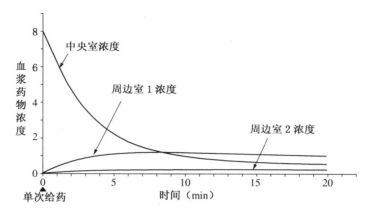

图 19-1 单次给药后血浆药物浓度变化

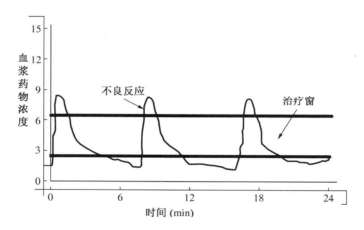

图 19-2 反复单次给药后药物浓度的波动

2. 连续给药 为了避免单次给药后血药浓度高峰和低谷的跌荡波动,连续输注(滴注)是一种较好的选择。可以不断地调整滴速以达到麻醉的需要。减少了麻醉药效周期性的波动,同时也有利于减少麻醉药的用量。

然而,单纯连续输注的直接缺点是达到稳态的时间较长,需要 4～5 个半衰期才能达到平衡。因此用连续输注的方式给药起效过于缓慢。

3. 单次给药＋连续输注 在临床上,我们常常需要药物起效迅速,维持稳定。因而将单次给药和连续输注结合使用便可以达到这样的要求。用单次给药将血药浓度迅速提升,继以连续输注来维持所需的血药浓度。尽管达到稳态(或所需血药浓度)的时间比单次给药长,但明显短于单纯连续输注。

4. 计算机辅助控制 计算机辅助控制给药的方式源于单次给药＋连续输注。其目的均为迅速达到所需药物浓度。但比单次给药＋连续输注更为精确。这一点将在以后详述。

第三节　静脉输注的药效学特点

一、药物-药效分离

临床上发现,尽管给药后血药浓度迅速到达高峰,但是没有一个麻醉医生会在诱导给药后立即进行气管插管。原因很简单,在脑中的药物浓度上升需要一定的时间。这种血药浓度高峰与脑中药物浓度高峰之间的延迟称为滞后(hysteresis),又称为药代-药效分离。表明了血浆不是麻醉药的效应部位,而仅起到转运药物的作用。效应部位是药物作用机体的内环境,包括膜、受体、酶等。但效应部位的药物浓度目前无法测定。因为至少在人体几乎无法在效应部位取样;即使能取样,在微观环境下,受体分子处的药物浓度与所采集的大体样本(如脑脊液、脑组织匀浆)中的药物浓度是不同的。

人们把药物效应部位从理论上人为划分成效应室(或生物相),其在传统的三室模型中有独立的药代动力学描述,我们可以通过了解药效的作用时间,用数学模型来描述药物进出生物相的过程。Sheiner 和 Holford 最早相继提出将效应室加入多室模型中加以描述,并提出:效应室与中央室之间以一级速度过程相连;药物从效应室中以一级过程消除;效应室容积为 V_E,且非常小,向其中转移的药量非常少,对其他室的药物处置没有影响。如上图示,k_{e0} 为药物从效应室消除的速率常数,k_{1e} 为中央室向效应室转移的速率常数。药物从效应室消除的函数式为 $e^{-k_{e0}t}$,在效应室的药物浓度为中央室不断向效应室分布的处置函数,其表达式为:$C_{effect}(t) = K_{1e} \int_0^t e^{-k_{e0}(t-t')} C_1(t') dt'$。

二、k_{e0} 与 Hill 方程

k_{e0} 是反映效应室药代变化的重要参数。药物作用与起效时间取决于效应室的浓度变化,达到稳态的时间受 k_{e0} 影响。由于效应室的容量非常小,对中央室的药物浓度不产生影响,且效应室的药物浓度目前无法测量,因此我们很难从以往的房室模型中得出 k_{e0} 的值或效应室的浓度。因此加入效应室后,我们可以将药物和药效模型结合起来,常用的药效模型为 S 型模型(Sigmoid E_{max} 型模型,即 Hill 氏方程:$E = E_0 + \dfrac{E_{max} \cdot C^r}{E \cdot C_{50} + C^r}$,其中 E 为药物浓度为 c 时的药理作用强度,$E_0$ 为 c＝0 时的 E 值,E_{max} 为药物所引起的最大作用强度,EC_{50} 为药理作用强度达到最大反应 E_{max} 一半时的药物浓度,r 为形状因子,其值在 1 附近变动,反映 S 形曲线斜率的大小),通过血浆药物浓度和相应的药效关系根据非线性回归模型计算出来。由于 k_{e0} 反映药物在效应室的消除速率,对于血药浓度下降较慢的药物,单剂注射

后效应部位的峰浓度取决于 k_{e0} 值的大小;但对于血药浓度迅速下降的药物,单剂注射后效应部位浓度很快达到峰值,k_{e0} 对峰浓度的影响较小。对于单次或短时间给药,k_{e0} 也反映药物作用的消退速度。k_{e0} 较大的药物作用时间短。选用准确的 k_{e0} 参数对估测效应室的动力学特性十分重要。

在血药浓度达到稳态时,单位时间内进出效应室的量应该相等。$t_{1/2}k_{e0}$ 是到达稳态时,效应室浓度到达稳态浓度一半的时间,即 $t_{1/2}k_{e0}$ 为 $0.693/k_{e0}$,见表 19-1。

表 19-1 不同药物药代动力学参数比较

药　　物	效应达峰时间(min)	$t_{1/2}k_{e0}$
芬太尼	3.6	4.7
阿芬太尼	1.4	0.9
舒芬太尼	5.6	3
瑞芬太尼	1.6	1.3
丙泊酚	2.2	2.4
硫喷妥钠	1.7	1.5
咪达唑仑	2.8	4
依托咪酯	2	1.5

反映给药后效应部位与血药浓度的平衡时间,即效应部位药物浓度上升至峰值所需要的时间,也即代表药物的起效时间,其值越小起效越快。$t_{1/2}k_{e0}$ 和 k_{e0} 对临床追加药量具有决定作用。例如 k_{e0} 较大的阿芬太尼,单次给药后 $t_{1/2}k_{e0}$ 约 90 s,当血浆与效应室迅速达到平衡时血药浓度下降 60%;而芬太尼的 $t_{1/2}k_{e0}$ 长达 6 min,当两相平衡时血药浓度已下降达 80%。因此,芬太尼需要更大的剂量才能达到并维持一定血药浓度和临床效应,其药效消退时间也相应延长。

三、ED_{50}, C_{50}

限于药物浓度测定技术的发展,人们曾将药效与输注速率联系起来定义最小输注速率(minimum infusion rate,MIR),即抑制 50% 患者体动反应的最小滴注速率。但是 MIR 忽略了药物在血浆中的蓄积过程,所以它是一种时间依赖的量值。MIR 所产生的变异反映了药代及药效两方面的变异性。以后随着对药物浓度的了解,人们用 C_{50} 来反映药效特性。C_{50} 也可以写成 Ce_{50},表示到达最大效应 50% 时的血药浓度。因此 C_{50} 实际上是到达稳态后对药效的反映。另外,C_{50} 也可以认为是抑制 50% 的患者对刺激反应的浓度,这样在不同的刺激下就有不同的 C_{50} 的值;同样,C_{50} 也可以表示 50% 的患者能产生效应反应或某个患者有 50% 产生药效反应的可能性时的药物浓度。但是对于某些有封顶效应的药物,如芬太尼等可能表示的误差较大。用一些监测指标如 EEG 等,C_{50} 可以认为是产生 50% 最大生理效应时的药物浓度。达到 C_{50} 时的给药剂量即为 ED_{50}。

四、时-量相关半衰期

在临床中我们发现,即使是短效药物如芬太尼,反复应用或剂量过大时,同样存在药物蓄积和苏醒延迟问题。Shafer 通过计算机模拟研究发现,某些静脉麻醉药当持续输注一定时间后,中央室药物浓度下降的速度并非是固定不变的。中央室药物浓度的下降速率随持续给药时间的延长而减缓,而且不同药物的减缓幅度不尽相同,如图 19 - 4。因此,笼统以消除半衰期作为药物作用消退的指标并非完全合适。针对上述现象,Hughes 等提出了"时-量相关半衰期"(context-sensitive halftime) 的概念,意指一次输注给药后中央室药物浓度下降一半所需时间,此半衰期随给药时间延长而延长。时-量相关半衰期参数的意义在于反映了持续给药后药物的动态消除特征,对于静脉麻醉的药物选择及麻醉方案的制定具有指导作用。同时,时-量相关半衰期对于持续输注静脉麻醉结束后预测血浆药物浓度下降和麻醉作用消退时间具有一定的作用,详见第二节。

第四节 全凭静脉麻醉

一、基本概念

用两种或两种以上的静脉麻醉药注入静脉,经血液循环作用于中枢达到镇痛、催眠和肌松等麻醉作用的方法称为全凭静脉麻醉(TIVA)。

二、给药方案

从理论上,浓度 $=\dfrac{给药量}{容积}$,于是给药量 = 浓度×容积。

浓度实为麻醉所需的浓度,即靶浓度 C_T。容积的意义较为复杂,按房室模型就有中央室分布容积 V_1,外周室容积 V_2、V_3 和稳态时表观分布容积 Vdss。用 V_1 计算的给药量不会使效应室达到靶浓度,而用 Vdss 计算的给药量往往会血浆浓度极高而过量(overshoot)。因此,我们引入一个概念:效应达峰时的表观分布容积 Vdpe,或血浆与效应室达到假稳态时的表观分布容积。常用药物的 Vdpe 见表 19 - 2。

表 19 - 2 常用药物效应达峰时的表观分布容积

药　　物	V_1	Vdpe
芬太尼	12.7	75
阿芬太尼	2.19	5.9

（续　表）

舒芬太尼	17.8	89
瑞芬太尼	50	17
丙泊酚	6.7	37

于是，$Vdpe = \dfrac{单次剂量}{Cpe}$，Cpe 为效应高峰时的血浆浓度。

则单次剂量（负荷剂量）$= C_T \times Vdpe$。

同样，欲保持血浆浓度不变，输入量 $= C_T \times Cls$，Cls 为机体清除率。

上式对于单次给药后需要很长时间才达到高峰效应的药物来说是准确的，但是实际上药物在室间有转运，所以该输入量值偏小。有人曾用两步法（Wagner，1974）计算：先在临床允许的程度下输入过量的药物，然后按 $C_T \times Cls$ 来计算第二步。由于没有考虑药效的时间过程，在实际中也是不可取的。因此，维持剂量应当包括药物代谢和室间转移的量，即：

维持量输入速率 $= C_T \times V_1 \times (K_{10} + K_{12} e^{-k_{21}t} + K_{13} e^{-k_{31}t})$。

当达到稳态时，速率 $= C_T \times Cls$。

三、常用药物 TIVA 的剂量（表 19 – 3）

表 19 – 3　常用药物 TIVA 的剂量

药　　物	麻　　醉		镇静或镇痛	
	负荷剂量 $\mu g/kg$	维持剂量 $\mu g/(kg \cdot min)$	负荷剂量 $\mu g/kg$	维持剂量 $\mu g/(kg \cdot min)$
阿芬太尼	50～150	0.5～3	10～25	0.25～1
芬太尼	5～15	0.03～0.1	1～3	0.01～0.03
舒芬太尼	1～5	0.01～0.05	0.1～0.5	0.005～0.01
瑞芬太尼	0.5～1.0	0.1～0.4	—	0.025～0.1
氯胺酮	1500～2500	25～75	500～1000	10～20
丙泊酚	1000～2000	50～150	250～1000	10～50
咪达唑仑	50～150	0.25～1.5	25～100	0.25～1

第五节　靶 控 输 注

从现代麻醉伊始至今已有百年多的历史了。随着相关科技的发展，使麻醉学无论是基础理论还是临床应用都在不断开拓新的领域。尤其是近年来计算机的突飞猛进，将临床麻醉向智能化方向发展。包括麻醉机的计算机化，各种监护仪的计算机智能分析，计算机在麻醉管理中的应用以及计算机辅助给药系统(computer assisted infusion system)等。而后者是以药代动力学模型为基础,人为设定一个血浆或效应室的药物浓度,由计算机控制输液泵不断改变给药速率,以便迅速达到并维持稳定的血浆或效应室药物浓度的,并可按临床需要调节麻醉、镇静和镇痛深度的一种新的给药模式。其相关的名称很多,如 CATIA (computer assisted total intravenous anesthesia),TIAC(titration of intravenous agents by computer),CACI (computer assisted continuous infusion),CCIP (computer controlled infusion pump),TCI(target controlled infusion)等,但众人均认为靶控输注(TCI)更能准确表达这一方法。

一、靶控输注(TCI)的起源

其实靶控给药并不是一个新的概念,早在 1937 年 Guedel 等就开始在吸入麻醉中寻找代表合适麻醉深度的临床指标,并以此定义为"靶或靶效应(target effect)"。从通过 Schimmelbusch 面罩间断吸入乙醚到调节挥发罐持续吸入各种吸入性麻醉药均是希望维持麻醉药的某一浓度来达到并保持稳定的麻醉效应,即靶效应。而达到靶效应时的浓度即称为靶浓度(target concentration)。Eger 和 Mapleson 研究分析了吸入麻醉药在某一肺泡浓度下是随时间按指数方式递减的,当血与肺泡中吸入药的浓度(分压)平衡时,血中(甚至脑中)的浓度与挥发罐的刻度表示一致,且通过呼气末气体浓度监测随时得以验证。因而,通过简单调整挥发罐刻度即可维持相应的靶浓度(即脑与肺泡中气体分压平衡的状态),从而实现了按靶浓度控制给药的目的。而今,我们都已经体会到吸入麻醉调控的方便性以及其准确的药物及药效学特点使我们随时做到心中有数。

尽管静脉麻醉有着悠久的历史,然而相比之下,静脉麻醉药的发展远不如吸入麻醉药迅速。直到 20 世纪 80 年代以后丙泊酚、咪达唑仑、依托咪酯以及阿芬太尼、瑞芬太尼等一些新型短效的静脉麻醉药的出现,给静脉麻醉尤其是全凭静脉麻醉(total intravenous anesthesia,TIVA)增添了新的生机。但是由于静脉麻醉药有着与吸入麻醉药不同的药代动力学特点使得犹如调控挥发罐那样容易控制麻醉深度的方法变得较为困难。同时由于输注设备的更新滞后,长期以来一直拘泥于传统的给药方式,特别是单次静脉给药一直成为主流。其结果是容易使血药浓度波动大,不易调控。尽管连续输注可以达到有效的治疗浓度,但需经4~5 个消除半衰期才能达到稳态浓度,况且就目前的检测技术而言,静脉输注麻醉药时不能随时测出即刻的血药浓度,因此实现靶控给药有一定困难。

近 20 年以来,人们一直在实践中摸索能够达到麻醉满意程度的给药方式。虽然单次给药结合连续输注可以满足麻醉诱导和维持的要求,但输注速度和药量的调整往往取决于麻醉医生对药物的药代学特性的了解和对临床麻醉深度的判断。是否能像吸入麻醉那样达到按靶浓度控制给药,即麻醉医生对输入体内药物的量与其相应的药效关系则不得而知。

因此由输液泵根据药代参数"自行"调控给药速率,以期达到稳定浓度的给药方式,即达到靶控输注的要求。随着计算机在麻醉领域的应用,为靶控输注提供了技术基础。根据药物药代动力学模型,在设定相应靶浓度后由计算机模拟控制(simulation)输液泵的输注速率(通常每 10～15 s 改变一次)迅速平稳地达到并维持该浓度;改变靶浓度又可以驱使计算机重新调整输注速率以达到新的浓度。

实现靶控输注为全凭静脉麻醉开辟了广阔的应用前景,随着 TCI 技术逐步成熟和设备的商业化,必将使其在临床麻醉和镇静及镇痛等领域中得到广泛应用。

二、靶控输注(TCI)的历史

早在 1968 年 Kruger-Theimer 依据二室药代动力学模型提出靶浓度给药的数学模式,即先给一个负荷剂量,使药物迅速充满中央室,再根据药物从血浆中转移出的量进行补充,以维持中央室恒定的血药浓度。其后在 1974 年 Vaughan 和 Tucker 用利多卡因治疗心律失常时将连续输注按先快后慢的方法,使血浆浓度达到并维持在治疗范围。目前临床常用的静脉麻醉药大多符合二室或三室模型。根据药物多室模型,进入中央室的药物除不断被代谢消除外还按指数速率逐渐向多个周围室分布,包括效应室。因此,要维持中央室的血药浓度不仅需要补充生理消除量,还应补充向外分布转移的量。即所谓 BET(bolus-elimi-nation-transfer)给药方案。由于药物分布速率是按指数递减的,计算转移药量的运算尤为复杂,因此只有计算机计算并控制输液泵按指数方式不断改变输注速率才能精确完成如此复杂的给药方式。1981 年 Schwilden 首先提出 BET 方案并应用于临床,使计算机靶控输注成为概念化。从 20 世纪 80 年代以后许多学者,包括国内学者都在药代动力学模型的基础上不断设计改进了许多计算机辅助给药系统,由计算机计算给药速率控制并维持稳定的药物浓度,实现靶控给药。临床应用效果满意。另外,澳大利亚 Crankshaw 等按非房室模型设计了靶控系统,它是利用血浆药物流出率(plasm drug efflux)的概念,以非参数误差纠正法(nonparametric error correcting method)来计算给药速率,达到稳态浓度,由于不涉及药代动力学参数的选择,且不断通过药物浓度监测进行误差纠正,理论上要比按房室模型控制给药的方法更为准确,但只能限制于预设一种靶浓度,而且随时需要血药浓度的监测值,因而在临床应用上受到限制。靶控输注系统包括硬件部分,即 PC 机、可输入有关的药物及患者资料和软件部分(按药代动力学或其他模型编制的给药方案)及与之相匹配的输液泵,通过计算机的并行接口与泵 R232 接口相连传输信息。其中较为突出的有 Stanford 大学的 Shafer 等设计的 STANPUMP,和南非 Stellenbosch 大学的 Coetzee 等编写的 STELPUMP 等。这两种泵均可输注多种静脉麻醉药,且输注误差的绝对值中位数(Median Absolute Performance Errors,MDAPE)均在 20%～30% 之间。然而,目前大多数 TCI 系统仍处于临床试验阶段,主要的原因在于不像每一种吸入药均有其标准化的挥发罐一样,这些输注设备对输注药物没有进行统一的标准化设置,如药代学参数的合理选择、输注药物的确认性、输注速率范围限制以及输注误差的控制等。另外提供靶控输注的输液泵种类和安全功能有一定限制。第一个推向市场的 TCI 系统是 1996 年 9 月由 Kenny 等设计的 DIPREFUSOR 系统。它是将计算机及其控制软件整合在输液泵的中央处理器,形成一体化单一输注丙泊酚的靶控输注系统。对丙泊酚的药代参数进行了标准化处理,使用确认丙泊酚的 PFS(pre-filled syringe)系统,可用于多科手术的麻醉诱导和维持。

按药代动力学模型编制的靶控输注系统由于没有相应的反馈信息,在临床使用上往往仍然需要麻醉医师根据患者的反应和实际需要的麻醉深度设定相应的靶浓度以随时调整输注系统。这种 TCI 系统均为"开环型反馈系统"(open-loop system)。从根本上说,TCI 应该能直接调节麻醉效能,并反馈给输注系统来调节泵速以不断达到和维持新的麻醉深度。这种系统称为"闭环型反馈系统"(closed-loop system),是一种理想的 TCI 系统。20 世纪 80 年代末 Westenskow 等在用计算机控制硝普钠降压时将血压值反馈给计算机并与人为控制加以比较。Schwilden 等人率先利用脑电图作为反馈指标来控制靶控输注。到 90 年代初 Olkkola 和 Stinson 等人也试图建立闭环式的靶控输注系统。由于目前定量分析麻醉深度的反馈指标较少,大多也处于试验阶段。因此,设计完整的闭环式靶控输注系统仍需进一步研究。

三、靶控输注(TCI)的药代动力学原理及相关理论

TCI 系统的基本工作原理就是按一定的药代动力学模型计算将达到并维持靶浓度的药量不断地输入体内。随着现代药物检测方法的不断提高,药物药代动力学特征能被较为准确地描述出来。同时也建立了多个模型来模拟体内的药代动力学特性。其中最为理想的模型是生理学模型,即将人体按生理解剖特点划分几个主要的组织房室(tissue compartment),如中枢神经、肌肉、皮肤等。药物在组织中的浓度由药物对组织的亲和力及血流灌注速度来决定。并根据质量平衡关系,建立相应的速度方程,由计算机解析方程,求出各器官的血药浓度与时间的关系。生理学模型更精细地表征了各器官或组织中药物浓度的经时过程,能更清楚地看出药物在体内的分布,同时生理模型各参数均相当于各器官血流量及容积等生理解剖数值,故机体功能在生理或病理上的改变而引起药物处置动力学的变化,能够通过某些参数的改变来估计。但由于生理学模型的分析运算复杂需要相应的计算软件,在临床上的应用并不多。众所周知,大多数静脉麻醉药符合开放型三室模型,其血药浓度可以用公式:$c = A \times e^{-\lambda_1 \cdot t} + B \times e^{-\lambda_2 \cdot t} + C \times e^{-\lambda_3 \cdot t} + D$ 表示,其中 c 为中央室的血药浓度,A、B、C、D 称为经验常数,是在对数轴上的截距,当描述恒速输注时为常数,而描述按指数递减速率输注时则是一个复杂的时间函数;λ_1、λ_2、λ_3 为指数速率常数,又叫分布速率常数,是各组成曲线在取对数后的直线斜率。通常我们可以认为这样的药代动力学模型是线性的,即空间转移是一级速率,其速率常数是一个恒定值。根据 Schwilden 等人提出的

BET 给药方案,要在中央室保持恒定的血药浓度首先需要快速给予一个负荷剂量,然后不断补充从中央室直接代谢消除的药量以及中央室向周边室转移的药量,即按指数衰减输注给药。在各室之间尚未达到平衡时,从中央室向周边室转移的净药量应该是室间药量的差值,即 $C_1 \times K_{1i} - C_i \times K_{i1}$,其中 K_{1i} 及 K_{i1} 是消除速率常数,C_i 是周边室的药物浓度。具体对三室模型而言,在时间 t 时,各室间药量改变的速率为:

$$\frac{dC_1(t)}{dt} = \frac{K_0(t)}{V_1} - (K_{10} + K_{12} + K_{13})C_1(t) + K_{21}C_2(t) + K_{31}C_3(t) \tag{1}$$

$$\frac{dC_2(t)}{dt} = K_{12}C_1(t) - K_{21}C_2(t) \tag{2}$$

$$\frac{dC_3(t)}{dt} = K_{13}C_1(t) - K_{31}C_3(t) \tag{3}$$

这里 $C_1(t)$,$C_2(t)$,$C_3(t)$ 是时间 t 时在中央室及 2、3 周边室的药物浓度;$K_0(t)$ 是时间 t 时向中央室输注的速率;K_{ij} 是药物从 i 室向 j 室转移的速率常数($i = 1,2,3$;$j = 1,2,3$);$dCi(t)/d(t)$ 是 i 室内药物改变的速率($i = 1,2,3$)。事实上药物转移的速率应是随时间递减的,直到各室间药量达到平衡,速率为零。Alvis 将输注分为开环输注(open-loop infusion)即预先设定好靶浓度后开始输注,其初始的负荷剂量(Loading Dose LD)为 $C_T V_1 M$,C_T 为靶浓度(mg/L),V_1 为中央室的容积(L/kg),M 为患者体重(kg);输注速率为:

$$R(t) = C_1 K_{10} + (dC_2/dt) + (dC_3/dt) = C_T V_1 M(K_{10} + K_{12}e^{-k_{21}t} + K_{13}e^{-k_{31}t})$$

以及闭环输注(closed-loop infusion)即在开环输注的基础上,由麻醉医生根据患者麻醉深度不断调整靶浓度的输注。我们可以把达到平衡的时间 t 人为地分成 n 个区间,每个区间时长为 Δt,即 $t = n\Delta t$,并假设在 Δt 时间里药物转移的速率是恒定不变的,当 $n \to \infty$ 时,即 $\Delta t \to 0$ 时即为连续递减转移。而 $n = 0$ 时为初始状态,此时各室内的药物浓度为零,即 $C_i(t) = 0$。由此,在任一时间 t 各室内的药物浓度 $C_i(t)$ 应为 $C_i(n-1)$,Δt 和在时间 $(n-1)\Delta t$ 内的输注速率 R 的函数,$C_i(n-1)$ 为 i 室在时间 $(n-1)\Delta t$ 时的药物浓度,如此中央室的浓度为:

$$C_1(t) = \sum_{j=1}^{3} \frac{e^{-\lambda j \Delta t}\left(\left(C_1(n-1) - R\frac{(1 - e^{-\lambda j \Delta t})}{\lambda_j}\right)(K_{21} - \lambda_j)(K_{31} - \lambda_j) + C_2(n-1)K_{21}(K_{31} - \lambda_j) + C_3(n-1)K_{31}(K_{21} - \lambda_j)\right)}{d_j}$$

其中 $d_1 = (\lambda_2 - \lambda_1)(\lambda_3 - \lambda_1)$;$d_2 = (\lambda_1 - \lambda_2)(\lambda_3 - \lambda_2)$;$d_3 = (\lambda_1 - \lambda_3)(\lambda_2 - \lambda_3)$;$\lambda_1$、$\lambda_2$、$\lambda_3$ 为分布速率常数,是方程 $X^3 + (K_{10} + K_{12} + K_{13} + K_{21} + K_{31})X^2 + (K_{10}K_{31} + K_{21}K_{31} + K_{21}K_{13} + K_{10}K_{21} + K_{31}K_{12})X + K_{10}K_{21}K_{31} = 0$ 的 3 个根。

然而,如此复杂的运算公式很难进行计算,也很难将其整合在计算软件中。Shafer 运用欧拉法(Euler's method)进行近似计算,假设如果 T 足够小,药物在 $(n-1)T$ 和 nT 时各室

间的转运速率可以认为相等,因此上式即可简化成:

$$C_1(t) = C_1(n-1) + (K_{21}C_2(n-1) + K_{31}C_3(n-1) + R - K_1C_1(n-1))T$$

其中 $K_1 = K_{10} + K_{12} + K_{13}$ 。同样,Alvis 运用双线性 Z 转换对上述(1)(2)(3)微分式进行近似计算得出各室的药物浓度。Maitre 认为按 BET 方案的给药方式需要假设初始浓度为零,且当改变靶浓度后,体内药物的重新分布不能单纯用上式描述,因而有一定的不足。并与 Jacobs 用拉普拉斯转换(Laplace transform)加入拉普拉斯算子(Laplace operator)运用几何矩阵求解得出各房室中药物浓度的时间函数表达式。如果计算出在某一时间的药物浓度高于所设定的靶浓度,则输注速率应该为零,并继续模拟计算直到低于靶浓度后重新输注;若低于靶浓度,则应一直输注到等于靶浓度。这样在设定不同的靶浓度时,依然能迅速达到并维持所需浓度。Jacobs 利用线性模型得出输注速率的计算公式:假设根据药代动力学模型计算出某时的血浆浓度为 $Cp_{p^{x_0}}$,那么在下一时段若输注速率为 x_1,则血浆浓度为 $Cp_{p^{x_1}}$;若输注速率为 x_2,则血浆浓度为 $Cp_{p^{x_2}}$,且 $x_1 \neq x_1 \neq 0$ 。把输注速率做自变量,血浆浓度为应变量,作出直线的斜率 S 为:$(Cp_{p^{x_2}} - Cp_{p^{x_1}})/(x_2 - x_1)$,截距为 $Cp_{p^0} = Cp_{p^{x_1}} - S \cdot x_1 = Cp_{p^{x_2}} - S \cdot x_2$,那么输注速率 R 为:$(Cpd - Cp_{p^0})/S$,Cpd 为设定的靶浓度。若模拟浓度值 Cp_{p^0} 高于靶浓度,则 $R < 0$,可令计算机控制输注速率为零。James 和 Shafer 引入状态变量(state variable)的函数概念导出简单易算的多指数幂方程,适用于多房室的线性系统。也就是说对于线性药代动力学模型中,血浆浓度为输注速率及时间的函数,即 $C_P(t) = \int_0^t R(t')p(t-t')dt$,其中 $P(t)$ 为某个单位剂量的一次给药后的血浆浓度为 $P(t) = \sum_{i=1}^n A_i \cdot e^{-\lambda_i t}$,$A_i$ 和 λ_i 是药代动力学参数。再定义一个状态变量 $S_i(t)$:$S_i(t) = \int_0^t R(t')A_i e^{-\lambda_i(t-t')}dt'$,则上式可写为:$C_p(t) = \sum_{i=1}^n S_i(t)$ 。而在下一个时段 $t+\Delta t$ 的状态变量 $S_i(t+\Delta t) = e^{-\lambda_i \Delta t}S_i(t) + A_i R \frac{1-e^{-\lambda_i \Delta t}}{\lambda_i}$ 。在靶控输注的开始,即 $t=0$ 时,那么在时间段 Δt 的输注速率 R 令为 1,则血浆浓度为:$C_p((\Delta t)_{R=1}) = \sum_{i=1}^n A_i \frac{1-e^{-\lambda_i \Delta t}}{\lambda_i}$ 。从每个时段,如 $t+\Delta t$ 计算下一时段 $(t+2\Delta t)$ 的药物浓度(若输注速率为零时,即 $R=0$)为 $C_p(t+2\Delta t)_{R=0} = \sum_{i=1}^n e^{-\lambda_i \Delta t}S_i(t+\Delta t)$ 。若该药物浓度等于目标浓度 C_T 时,令 $R=0$,若小于 C_T,则输注速率参照 Jacobs 的算法为 $R = \frac{C_T - C_p(t+2\Delta t)_{R=0}}{C_p(\Delta t)_{R=1}}$,即单位时间里的输注浓度。这种计算方法较为简单易行,比欧拉法更为精确且可以扩展到三室以上的药代学模型,时间段也可以任意改变,然而这种方法不能计算每个房室的药物浓度,因此不能模拟以效应室为靶浓度的控制输注。

然而,人们发现给药后许多药物的峰值效应往往落后于血浆峰值浓度,这种滞后(又称为药代-药效分离)的原因在于药物作用部位往往不在血浆(中央室),而药物效应部位的浓度与药效是直接相关的,血浆药物与效应室之间的平衡需要一定时间。Wakeling 等用丙泊酚分别模拟靶控血浆浓度和靶控效应室浓度,证实给药后患者达到意识消失时两组的效应室浓度相近,但靶控效应室组达到意识消失的时间明显短于另一组。可见效应室浓度与药效直接关联,而靶控效应室浓度则更为准确。人们把药物效应部位从理论上人为划分成效应室(或生物相),其在传统的三室模型中有独立的药代动力学描述,通过了解药效的实际过程,用数学模型来描述药物进出生物相的过程。Sheiner 和 Holford 最早相继提出将效应室加入多室模型中加以描述,并提出:效应室与中央室之间以一级速度过程相连;药物从效应室中以一级过程消除;效应室容积为 V_E,且非常小,向其中转移的药量非常少,对其他室的药物处置没有影响。如上图示,k_{e0} 为药物从效应室消除的速率常数,k_{1e} 为中央室向效应室转移的速率常数。药物从效应室消除的函数式为 $e^{-k_{e0}t}$,在效应室的药物浓度为中央室不断向效应室分布的处置函数,其表达式为:$C_{effect}(t) = k_{1e} \int_0^t e^{-k_{e0}(t-t')} C_1(t')dt'$。事实上,效应室的实际浓度无法测出。一方面,效应室的概念是理论上人为模拟的,并不存在一个实在的房室,只是为了便于药理学计算而假设出来的;另一方面,虽然人们一直在不断努力,就目前的技术很难在效应部位取样测定,尤其是在活体上;另外即使能取样,药物在受体分子处的微环境浓度与大体取样的浓度也不尽相同。因此只能近似认为在稳态时,中央室的浓度等于效应室的浓度。Shafer 和 Jacobs 均发表了以效应室为靶浓度的计算模式。Shafer 认为在三室乳突状模型中,可以将效应室作为第四室模型,并有从效应室转移回中央室的药物速率常数 K_{41},而 $K_{1e} = K_{14}$(图 19-1)。然而既然效应室如此之小,对中央室的药物浓度没有影响,那么可以不用考虑药物是否从中央室通过 K_{14} 转移到效应室或从效应室中通过 k_{e0} 代谢出去。这样我们人为定义 $V_E = 1/10000V_1$,而 $K_{41} = k_{e0}$,$K_{14} = k_{e0}/10000$。设输注开始时各室的药物浓度为零,并将浓度用药量来替代计算。如此,一室和四室药量的微分方程为:

$$dC_1(t) = (C_2(t)K_{21} + C_3(t)K_{31} + C_4(t)K_{41} - C_1(t)(K_{10} + K_{12} + K_{13} + K_{14}) + R(t))dt$$
$$dC_4(t) = (C_1(t)K_{14} - C_4(t)K_{41})dt$$

其中 $R(t)$ 在时间 t 时的输注速率。同样,我们将连续输注的时间分成不连续的时间小段,即 $t = n\Delta t$。简化之,设 $\Delta t = 1s$,则 n 既为不连续的时间段数又是时间数(秒数)。要以效应室为靶浓度同样需先计算一个负荷剂量,假设计算机控制输液泵每 10 s 改变一次输注速率,以每秒一个剂量单位输注。效应室的随时间的药量在数组 $E[\ ]$ 中。于是,

$n = 0$,则 $C_1, C_2, C_3, C_4 = 0$

$n = 1$,则当 $n < 11$ 时,进行输注:$\Delta C_1 = C_2 K_{21} + C_3 K_{31} + C_4 K_{41} - C_1 K_1 + 1$

否则停止输注:$\Delta C_1 = C_2 K_{21} + C_3 K_{31} + C_4 K_{41} - C_1 K_1$

$$\Delta C_4 = C_1 K_{14} - C_4 K_{41}, C_4 = C_4 + \Delta C_4, E[\ ] = C_4$$

计算机如此反复执行命令直到效应室药量达到靶浓度。Jacobs 也详细描述了如何模拟达到和维持效应室靶浓度,同时也指出了这种模拟方式的几个先决条件,如药物的消除和转移均应符合线性以时间不变量的多房室模型耦联一个效应室的模型;达到效应室靶浓度应迅速而不会过量;由于输液泵本身不能以脉冲函数或连续指数递减方式输注,也不能以负速率进行输注。因此所设计的控制输注方式只能是不连续时间的零级输注;另外,输注控制方式必须在输注过程中考虑一些特殊情况,如管路堵塞、输液走空等能及时报警。Jacobs 认为效应室靶浓度输注与血浆靶浓度输注的思路雷同,但需要考虑药物峰值时间叠加的现象(即效应室初始浓度不为零时,效应室浓度达到峰值的时间为初始剂量的达峰时间加上后续给药的达峰时间)。效应室浓度 $C_{effect}(t)$ 可由两部分之和组成:① 以前 n 次输注的药量;② 最近的从 t^* 开始输注药量 $d_{n+1}(t)$。若将 $d_{n+1}(t)$ 写成输注的量值(magnitude)r_{n+1} 和时间段 Δt_{n+1}(通常为 $10 \sim 15$ s)乘积的形式,即有 $d_{n+1}(t) = r_{n+1}[u(t-t^*) - u(t-t^* + \Delta t_{n+1})]$,$u(t)$ 是单位跃阶函数。于是,在时间 t^* 以后的效应室浓度为:

$$C_{effect}(t = t^* + t') = r_{n+1}\left[\int_0^t [u(\tau - t^*) - u(\tau - t^* + \Delta t_{n+1})]udf_e(t - t^* - \tau)d\tau\right] +$$

$$\sum_{i=1}^n \int_o^{t^* + t'} d_i(\tau)udf_e(t^* + t' - \tau)d\tau$$ 其中 t' 可为 $0 \sim \infty$ 的任何时间数字,udf_e 是单位处置函数,即药物进入中央室后与效应室药物浓度之间的关系函数。$d\tau$ 是时间变量。设 t^* 时间后,效应室浓度达到峰值的时间为 $t_{max}^{\Delta_{n+1}}$,则 $0 \leqslant t' \leqslant t_{max}^{\Delta_{n+1}}$。欲使效应室浓度达到峰值,即 C_{effect} 取最大值,于是则有 r_{n+1} 取最小值:

$$r_{n+1} = \min\left[\frac{C_{\text{靶浓度}} - \sum_i^n \int_o^{t^* + t'} d_i(\tau)udf_e(t^* + t' - \tau)d\tau}{\int_0^t [u(\tau - t^*) - u(\tau - t^* + \Delta t_{n+1})]udf_e(t - t^* - \tau)d\tau}\right]_{t'=0}^{t_{max}^{\Delta_{n+1}}}$$

将每隔 1 s 的输注单位处置函数 udf_e 编入计算机程序。

$$udf_e(t) = \frac{k_{e0}}{V_1}(M_1 e^{-\lambda_1 t} + M_2 e^{-\lambda_2 t} + M_3 e^{-\lambda_3 t} + M_4 e^{-\lambda_4 t})$$,其中 $\lambda_4 = k_{e0}$,$M_i = ((K_{21} - \lambda_i)(K_{31} - \lambda_i))/(\lambda_2 - \lambda_i)(\lambda_3 - \lambda_i)(\lambda_4 - \lambda_i)$,$i = 1, 2, 3, 4$。令 $t' = 1$ s,计算 $C_{effect}(t^* + t')$ 及 $r = (C_{\text{靶浓度}} - C_{effect}(t^* + t'))/udf_e(t')$,当 $r \leqslant 0$ 时,设 $r = 0$;当 $r > 0$ 时则不断反复运算以达到所设定的靶浓度。

Shafer 和 Jacobs 所述的方法只是计算方式上有所差异,其理论基础是一致的。Jacobs 还在临床上对效应室进行靶控输注芬太尼,获得良好的效果。实验表明以效应室浓度进行靶控输注 4 ng/mL 的芬太尼,在效应室达到设定浓度的时间为 2.3 min,而设定血浆浓度的靶控输注则为 15 min。可见以效应室为靶浓度的靶控输注更加符合临床的实际需要。但是值得注意的是,这种方法可能会造成效应室预期浓度在所设定靶浓度的上下发生偏移。其主要原因是由于为了便于计算,控制输注的改变方式是间断的而不是连续变化,因此在接近设定浓度时,必然会使效应室的浓度超过或略低于靶浓度而发生偏移。减小偏移的方法就是尽可能减少输液泵改变输注的间隔时间,即 Δt 尽可能小。然而目前多数输液泵的机电设计所能允许的最小间隔大约在 $10\sim15$ s。事实上更为精确的时间间隔在临床上并无多大意义。

以效应室为靶浓度的控制输注是使效应室迅速达到预设的浓度而不过量。这样必须以快速输注大量药物进入中央室为代价,由此血浆的高浓度药物可能会引起药物的毒性反应,因为药物毒性效应室的最低有效浓度可能低于所设定的效应室靶浓度,当药物浓度还未达到设定浓度时,就可以引起毒性反应。因此,我们可以通过限制一个最高血浆浓度使得药物不会过量,但达到效应室靶浓度的时间就会相应延迟。

在模拟效应室靶浓度的控制输注中,有一个重要的药代动力学参数 $-k_{e0}$,其所代表的意义为药物从效应室代谢出去的速率常数,是反映药物在效应室内变化规律的常数。Wakeling等发现无论靶控血浆或效应室,对同一个效应室浓度选择不同 k_{e0} 的值所达到该浓度的时间均明显不同;Jacobs用硫喷妥钠诱导选择不同 k_{e0} 的值时,所需诱导的量明显不等。因此 k_{e0} 是靶控效应室浓度重要的药代学参数。从图 19-1 可见,药物作用与起效时间取决于效应室的浓度变化,达到稳态的时间受 k_{e0} 影响,于是在血药浓度达到稳态时,单位时间内进出效应室的量应该相等,效应室浓度达到血浆平衡浓度一半时的时间 $t_{1/2}k_{e0}$ 为 $0.693/k_{e0}$ 。由于效应室的容量非常小,对中央室的药物浓度不产生影响,且效应室的药物浓度目前无法测量,因此我们很难从以往的房室模型中得出 k_{e0} 的值或效应室的浓度。因此加入效应室后,我们可以将药物和药效模型结合起来,常用的药效模型为 S 型模型(Sigmoid E_{max} 型模型,即 Hill 氏方程:$E = E_0 + \dfrac{E_{max} \cdot C^r}{E \cdot C_{50}^r + Cr}$,其中 E 为药物浓度为 c 时的药理作用强度,E_0 为 $c=0$ 时的 E 值,E_{max} 为药物所引起的最大作用强度,EC_{50} 为药理作用强度达到最大反应 E_{max} 一半时的药物浓度,r 为形状因子,其值在 1 附近变动,反映 S 形曲线斜率的大小),通过血浆药物浓度和相应的药效关系根据非线性回归模型计算出来。Verotta 和 Sheiner 用半参数法(semiparametric approach)拟合药代-药效模型导出 k_{e0} 的值。Ellane 和 Sheiner 用非参数法(nonparametric model)拟合并与参数法对不同药效模型所拟合出的 k_{e0} 的准确性进行了比较。认为非参数法能在不同药效模型下对 k_{e0} 进行准确估算,而且无需事先确立浓度-药效的参数形式。White 等比较了参数法和非参数法利弊,认为参数法可以将利用数学模型预测浓度-时间关系,但测量值必须对已有的模型有很好的拟合;而非参数法虽然没有预测作用,但其优点是不必精确描述浓度-效应之间的对应关系;另外,血浆药代动力学也不必刻意拟合某个药代动力学模型,同时对药效模型也无需事先确立,只要有浓度-时间曲线和效应-时间曲线关系即可得出。惟有的前提假设是:① 中央室和效应室之间的平衡过程为一级速率常数 k_{e0}，② 药物在效应室立即起效，③ 同一浓度产生相同效应，无药效的耐受和敏化，即不考虑效应室的残留药效。事实上，非参数法更准确的应称为半参数法，因为假设的效应室与其他药物学模型之间是按一级速率的转运过程。虽然药物-药效结合模型为研究效应室的药理学特性打开了道路，但一方面模型中复杂的迭代运算相当复杂，另一方面许多麻醉药，尤其是静脉麻醉药的药效目前尚无特异性的测量指标，如麻醉深度等。自 20 世纪 90 年代以来，许多学者运用计算机的手段模拟药物-药效结合模型并编制了许多计算软件如 Ellane 等用 BASIC 编写的计算软件，Minto 及 White 等编写的 PKOPT 以及美国 SCI 的 WINNOLIN 软件等，国内南京军区总医院临床药理室也编写了 PKPD 参数估算程序来计算 k_{e0}。然而，在临床上我们往往关注的是药物效应而不是药物浓度，即使有时候对 k_{e0} 的值估计不准，却仍能达到临床药效。况且初始的输注速率会随 k_{e0} 的减小而增加，因此我们宁可选择更大值的 k_{e0} 以避免过量输注所带来的不良反应。应该注意的是，这种模型要求药效指标必须能够被量化。然而就静脉麻醉药而言，尤其是对麻醉深度的判断，目前尚无一个金标准。临床上除了常用心率血压等生命体征来判断以外，近年来又发展了用心率变异性、脑电双频谱指数和边缘频率、食管下段肌肉收缩性、听觉诱发电位及脑干听力诱发电位等。这些指标在一定程度上较好地反映中枢神经的药效作用。

四、靶控输注（TCI）的效能评价

无论以何种方式进行靶控输注，TCI 系统中含有众多人为的假设和控制因素。因而其有效性必须通过临床评价。主要包括系统的准确性和患者使用的有效性。

影响 TCI 系统准确性的主要来源有三个方面：

1. 系统硬件　主要是指输液泵的准确性。目前临床上大多数输液泵的机电化设计已经比较完善，并且有多种报警功能如堵塞、走空，甚至像 DIPRIFUSOR 能识别专用的预充型注射器等。它们的时间输出误差率为 $\pm 3\% \sim 5\%$。对 TCI 所要求改变速率的频率（如每隔 $10 \sim 15 \text{ s}$ 改变一次，有的甚至每 5 s 改变一次）均能保证输出容量的准确性。因此实际的误差率很小而且占 TCI 整体的误差比例也很小。

2. 系统软件　主要指药代模型数学化的精确度。因为药代模型涉及到极为复杂繁琐的运算，运用计算机模拟运算则可以大大提高精确度，而且目前迅猛发展的计算机处理器已经完全可以精确到位。

3. 药代动力学的变异性　这是影响 TCI 系统准确性的最主要来源。包括两个部分：一是所选择的药代动力学模型本身是错误的，反映了所使用的药代模型（如开放型三室模型）并不能说明药物在机体中的药代学特征，即使运用个体的药代学参数也不能对浓度进行准确的评估。虽然三房室模型是 TCI 系统应用最为广泛的药代模型，但也有其应用的限制性，如模型假设药物进入房室内即均匀分布，而事实并非如此；对输注速率高的给药方式如单次给药或快速输入，模型预测的药物浓度偏低；个体的生物变异性或患者生理状态的

不同均能改变药物学特性,从而导致模型对浓度预测的误差增大。二是置入 TCI 系统的药代参数只是对群体的平均估计,与个体实际的药代参数估计值之间有着相当的差距。

反映药代变异性的指标可以用实际浓度测量值与模拟预测浓度值的差值百分率(performance error,PE)来表示。要体现 PE 的大小,最简单的方法是作图。将实测值与预测值随输注时间直接标在图上(图 19-3)或将 X—Y 轴标为实测值与预测值,可以表示出两者的线性相关性(图 19-4)。

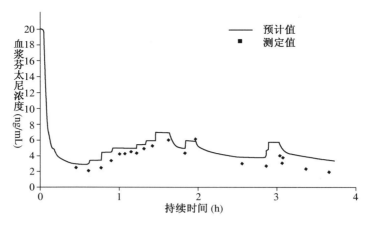

图 19-3　药物靶控输注后血浆实测浓度与预计浓度

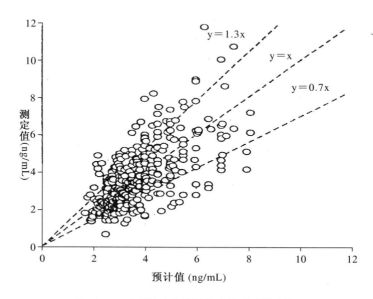

图 19-4　实测浓度与预计浓度的准确性比较

取一个患者或一个群体所有 PE 值的中位数即得到 MDPE(median performance error),用来表示 TCI 系统的平均误差,其正值表示预计值低于实测值(underestimate),负值表示预计值高于实测值(overestimate);取所有 PE 值绝对值的中位数即得到 MDAPE(median absolute performance error),用来表示系统的精确度,其值越小,表明精确度越高。研究表明 MDPE 在 10%～20%之间及 MDAPE 在 20%～42%的范围内临床上是可以接受的。

由于药代动力学的变异性使得选择不同的药代学模型和选择不同的药代学参数均能得到不同的 PE 值。因此,在临床可以接受的情况下得到的 MDPE 或 MDAPE 越小越好。最好的结果是 Crankshow 报道的用非房室模型控制 TCI 系统,其 MDAPE 仅为 10%～15%,它是用一系列预置的程序控制输注速率,再用实际测定值于理想值比较后进行纠正。这种方法避免房室模型的限制而提高了精确度。在 TCI 应用中,许多学者都得出了很多药代学参数,Vuyk 运用两组不同的药代参数靶控输注丙泊酚,患者在达到相同靶浓度时意识丧失的比例分别为 78%和 8%。Coetzee 比较了三组药物参数,其中以 Marsh 和 Tackley 的参数在 3～6 $\mu g/mL$ 的范围内输注准确性较高。由此可见对于一种药物不同的药代参数能符合临床要求的程度差异很大。因而需要对这些参数进行标准化。首先要判断药物的药代学模型符合几室模型,以及比较不同给药方式得出的药代参数的符合程度,如三室模型连续输注给药时药代学参数的精确度好;然后评价应用不同学者的参数所得 MDAPE 和 MDPE 的结果。人们发现在靶控输注的不同时期 MDAPE 也不尽相同,且测量浓度总是趋于比预测浓度高,在增加靶浓度时,PE 差值会更大。当输注速率为零时,能明显改善 MDAPE,甚至可以为零。所以人们一直在运用各种方法来提高 TCI 系统的输注可靠性。Marsh 在儿童中使用靶控输注时,用成人的药物参数后得出该组儿童的药物参数,再用于另一组儿童的 TCI 系统中能明显改善输注精确度。Shafer 试图用 TCI 的输注方法获得药物参数再进行靶控输注,但仍有 21%的误差率。Maitre 认为用贝叶斯预测法(Bayesian forecasting approach)将测得的几个浓度点整合在动力学参数中来不断修正,从而在理论上可以改善输注的精确度。

另外,在分析方法上的差异也能造成不同的结果。如抽取静脉血测得的药物浓度比动脉血要低,两者相差 4.8%,约为 0.5～1 $\mu g/mL$,因此抽取动脉血的误差率小于静脉血。由于动脉血将药物转运到靶器官,因而对于 TCI 来说采用动脉血更有意义。不同手术人群以及不同时期之间也存在着差异。在靶浓度改变后立即抽取样本与假稳态(pseudo-steady state)时抽样,由于快速输注造成药物在血浆中未充分混合,使得测定值和计算值之间误差增大。

理想的药代学参数是从群体药物学中获得,所应用的个体特征应该在群体之中。但事实上群体很难包容所有的个体变异性,从而反映在药代和药效上的差异性。药物的分布、代谢和排除很大程度上与个体的体重、年龄、基因和环境因素、疾病及转归、合并用药等有关。如药物的分布容积和血管内外的结合与体重密切相关;随年龄相关的酶系与药物的清除直接关联;各种组织器官的功能障碍会直接影响到药物在体内的动力学。

通过 MDPE 和 MDAPE 可以评价靶控血浆浓度的误差率。而对于靶控效应室浓度用何种指标进行评价呢？尽管也可以用 MDAPE 来比较实测血浆浓度与靶控效应室浓度时预测血浆浓度之间的误差,但不能对效应室浓度的预测误差率进行说明。长期以来,人们努力用多种方法试图测量效应室的浓度。Ludbrook 等用多普勒超声测量脑血流结合脑矢状窦血样根据质量平衡原理计算脑中丙泊酚的浓度;Shyr 等也用类似的方法测得鼠脑及脊髓中丙泊酚浓度;另外近年发展的微透析法(microdialysis)为药代动力学的研究提供了一个有力手段。通常采用在取样组织或器官中预先埋置导向插管,待恢复后插入探针。通过采集组织外液,即收集流出的透析液,以适当的方式进行分析测定。这种方法更加接近效应室的浓度。

从理论上说,药代动力学的数学模型是可以进一步修正的,但在实际临床中只要能达到完善的麻醉效果及标准化的输注模式,没有十分的必要去刻意追求完美的药代模型。靶控(target-control)输注从根本上也是一种调控(titrate-control)输注,根据患者的实际不断调控,无论是自动反馈还是人为干预调控,以达到最理想的麻醉效果。

五、靶控输注(TCI)的临床应用

可以说 TCI 技术是静脉麻醉的一项革命。自 20 世纪 90 年代以来,尤其在麻醉领域中 TCI 以其卓越的优点已广泛应用于手术麻醉、镇静及术后镇痛等。

TCI 的优点主要集中在两个方面:一是操作简单。根据病情选择调节不同的靶浓度就像转动挥发罐一样方便;同时可以显示预测的血浆浓度或效应室浓度以及达到该浓度所需要的时间;只要设定苏醒浓度,TCI 系统可以在输注时自动计算患者苏醒所需的时间;当更换注射器需要停止输注时,TCI 系统会自动计算药物代谢的量并在重新输注时及时予以补偿。二是易于控制。在麻醉诱导时设定较高的靶浓度可以迅速让患者意识消失便于诱导插管;在麻醉维持时可以保持稳定的血浆浓度和稳定的血流动力学。

TCI 在心脏手术、骨科矫形、神经外科以及门诊手术等都显示了良好的应用前景。丙泊酚和咪达唑仑用于靶控镇静也是 TCI 技术应用的新领域。虽然目前没有市场化的 TCI 装置用于镇静和镇痛,但许多学者都在努力将患者自控装置与 TCI 结合起来用于镇静镇痛,并卓有成效。

六、展望靶控输注的未来

虽然用于 TCI 的控制软件和输注设备很多,但目前只有 1996 年上市的由 Kenny 开发的"DIPRIFUSOR"。主要的原因在于很多软件尚在临床试验阶段,且没有整合成集成模块置入 TCI 系统中。随着计算机和其他生物医学工程的发展,TCI 技术将在以下几方面有所突破和发展。

1. **药物模型的生理化** 现在极速运算的计算机可以将人体的房室化更加细致,对多变量的数学模型亦能轻松处理,因而在预测浓度的准确性上将有很大提高;另一方面,用非房室的药物模型通过多次的迭代运算,也能通过计算机的升级而改善准确性。

目前大部分正在使用的模型是基于健康成年人的。但对于危重患者、肥胖患者、老年人以及小儿,其模型参数需要进一步的调整。另外不同人种之间的药物参数也应当有所差别。所以药物模型的后继发展无外乎拓展出针对不同人群的驱动模型或者开发出适合绝大部分人群的模型。

2. 输液泵的便携化　正如 DIPRIFUSOR 将控制软件整合在输液泵中,即免除了携带大量的计算机设备一样,TCI 系统的小型化和便携化是其发展的另一个趋势。随着患者自控概念的深入,无论是患者自控镇静或是镇痛,更需要将 TCI 易于随身携带。

3. 新药物的出现　正如瑞芬太尼的问世将靶控输注又推向了一个新的高峰。短效甚至超短效的药物是符合靶控输注所要求的特性。因此,无论是镇静催眠或是镇痛药的新发展都将在靶控输注下更好地体现自身优秀的药物特性。

4. 控制系统的自动化　尽管设定靶浓度后,TCI 能自动达到并保持稳定的靶浓度,而一旦需要更改靶浓度时,如麻醉深度的改变及患者疼痛刺激改变等,TCI 系统不能自动完成靶浓度的调节。如果效应信息能反馈给靶控系统自动完成浓度调节,即所谓闭环控制麻醉(closed-loop control of anesthesia)。效应信息来源有二:一是药物效应,Schwikden 等人用脑电频谱控制 TCI 输注;Kenny 和 Mantzarids 应用中潜伏期听觉诱发电位为反馈信息造成闭环麻醉。由于麻醉深度一直没有金指标,因此闭环麻醉尚不能常规应用。二是药物浓度,静脉麻醉药不能像吸入药那样可以通过呼气末气体监测获得体内吸入药的在线浓度(concentration online)。目前的浓度检测手段还不能对血浆浓度进行即刻测量。最近报道在呼出气中连续测定丙泊酚浓度,但尚处于研究阶段。

TCI 技术发展至今只有 20 多年的历史,然而正是近年来科技的发展,使得 TCI 技术在麻醉领域得到不断完善,也会使 TCI 技术不断成熟,必将如吸入麻醉那样得到广泛应用。

（易　杰）

参 考 文 献

1　Miller RD. Anesthesia. 5th edition. New York：Churchill Livingstone，2000，377.

2　Schuttler J，Schwilden H，Stoeckel H. Pharmacokinetics as applied to total intravenous anaesthesia. *Anaesthesia*，1983，38：53s－56s.

3　Shafer SL，Varvel JR，Aziz N，Scott JC. Pharmacokinetics of fentanyl administered by computer-controlled infusion pump. *Anesthesiology*，1990，73：1091－102.

4　Egan TD. Intravenous drug delivery systems：Toward an intravenous"vapor izer". *J Clin Anesthesiology*，1996，18(suppl)8－14.

5　杨镇,主编. 实验外科学. 第一版. 上海：上海科学技术出版社，2004. 554－569.

第20章 静脉麻醉药在动物实验中的应用

在动物权利保护条例中有如下规定：使用动物进行实验时，应充分考虑动物的利益，善待动物，防止或减少动物的应激、痛苦和伤害，尊重动物生命，制止针对动物的野蛮行为、采取痛苦最少的方法处置动物；动物实验方法和目的应该符合人类的道德伦理标准和国际惯例。因此动物麻醉其目的在于从人道主义出发，使动物免受痛苦，保护实验者，同时避免影响实验进程与实验结果。

动物麻醉时可使用的麻醉药物种类较多，主要分为吸入性麻醉药、静脉麻醉药和肌肉松弛药。其中，由于受到实验条件设施和经济成本等因素的影响，绝大多数动物实验都采用静脉麻醉。在选择静脉麻醉药时应遵循以下基本原则：

1. 根据实验动物种类、实验时间长短选择合适的麻醉药。

2. 根据不同的给药途径（静脉、腹腔和肌肉）来选择麻醉药。

3. 麻醉应完善，实验过程中动物无挣扎或鸣叫现象；麻醉的深浅可根据呼吸的深度和快慢、角膜反射的灵敏度、有无四肢和腹壁肌肉的紧张性以及皮肤夹捏反应等进行判断。

4. 对动物的毒性及所观察的指标影响最小，使用方便。

5. 多种药物复合应用，以减少不良反应。

麻醉药需根据动物的种类和不同实验手术的要求选择，麻醉必须适度，过浅或过深都会影响手术或实验的进程和结果。

第一节 巴 比 妥 类

迄今为止，巴比妥类仍是动物麻醉中应用最为广泛的镇静催眠类药物。巴比妥类随剂量由小到大，相继出现镇静、催眠、抗惊厥和麻醉作用。10倍催眠量时则可抑制呼吸，甚至致死。巴比妥类在非麻醉剂量时主要抑制多突触反应，减弱易化，增强抑制，此作用主要见于GABA能神经传递的突触。但与苯二氮䓬类不同，巴比妥类是通过延长Cl^-通道开放时间而增加Cl^-内流，引起超极化。较高浓度时，则抑制Ca^{2+}依赖性动作电位，抑制Ca^{2+}依赖性递质释放,并且呈现拟 GABA 作用,即在无 GABA 时也能直接增加 Cl^- 内流。

巴比妥类药物主要用于动物麻醉的诱导和维持。可根据作用时间分为长效、短效和超短效巴比妥类药物,均可用于哺乳类动物的全身麻醉。由于该类药物在有效血药浓度下对呼吸与循环都有不同程度的抑制;并且该类药物主要在肝脏内进行代谢与转化,故对肝病模型动物或涉及肝功能的实验不适合。此类药物对血糖无影响。常用于动物实验的巴比妥类药物有以下几种。

一、硫喷妥钠

为超短效类巴比妥类药物,单次静脉注射 2.5 mg/kg 仅可维持 45 min。硫喷妥钠 (thiopental sodium)麻醉诱导平稳迅速,便于追加剂量,可通过分次注射以满足长时间麻醉的需要。一般在静脉注射前稀释到 2.5%,实验动物为狗、兔和鼠时,首次给药剂量为 0.6 ml/kg,追加剂量为 0.1~0.15 ml/kg。给药速度以每秒 0.2 ml 为宜。多次追加后,用量应适当递减,总量不应超过 2.5 mg/kg。由于该药对呼吸与循环都有抑制作用,并且肌松效果不佳,故多用于麻醉诱导或和其他药物复合使用。腹腔内注射,剂量达到静脉注射剂量的两倍才可获得满意的麻醉效果,并且对腹膜刺激过大,应避免使用。

动物实验常连续处理数个动物,要求麻醉迅速平稳,选用硫喷妥钠作为静脉麻醉诱导,可满足此要求,且易控制药量。巴比妥类常用于哺乳动物全身麻醉,脂溶性高低是决定巴比妥类进入脑组织产生麻醉快慢的主要因素,硫喷妥钠脂溶性高,容易透过血脑屏障,静脉注射几乎立即产生麻醉,因而便于掌握用药剂量,防止呼吸循环抑制。2.5%硫喷妥钠按 0.16 ml/kg进行静脉诱导注射时,药物尚未推注完毕,兔头部即开始下垂,随后出现呼吸减慢,睫毛反射减弱,头部下垂显示肌张力降低,是一重要而明显的观察指标。此时应立即停止诱导,以防麻醉过深。麻醉药物产生毒不良反应除与所使用剂量大小有关外,与注射速度也有密切的关系。一般认为 2.5%硫喷妥钠推注速度控制在 0.12 ml/min 以内,腹腔注射在静脉诱导后配合应用,互相取长补短。由腹腔注入麻醉药物,诱导时间长,首次剂量难以掌握,但使用方便,呼吸抑制较静脉麻醉轻,而且腹腔内药物吸收较静脉给药缓慢,麻醉效果平稳,适用于术中追加。腹腔内应用硫喷妥钠,可用静脉的加倍剂量。静脉诱导后,可根据手术时间长短通过腹腔注射(分次)适量追加 0.15 ml/kg,既避免了一次性静脉用药量过大对兔产生的呼吸循环抑制,又可以满足较长时间的手术需要。

在对猪的实验中,分为单纯用硫喷妥钠组和硫喷妥钠复合组。前者诱导采用 20~ 25 mg/kg硫喷妥钠肌肉或腹腔注射;静脉首次剂量为 10~15 mg/kg。然后根据需要以 2/3~1/2 剂量维持麻醉。复合组分别使用硫喷妥钠-安定或硫喷妥钠-氯胺酮。结果表明两组均达到良好效果,麻醉程度控制较好,呼吸、循环无明显抑制。尤以硫喷妥钠复合组麻醉效果更佳。硫喷妥钠复合麻醉适用于实验时间较长,需要气管插管的麻醉,不仅可以保证麻醉过程平稳,减少用药,并且动物在停药 30～60 min 后即可苏醒,避免动物因麻醉意外而死亡,有利于实验观察。

二、戊巴比妥钠

属短效巴比妥类药物。多用 3% 的溶液,单次静脉注射时,狗的剂量为 40 mg/kg,兔与鼠的剂量为 30 mg/kg,腹腔内注射剂量增加 20%,可维持 2 h 的有效麻醉时间。应注意该药动物个体差异较大。过去该药曾广泛用于动物实验,但达到足够的麻醉深度时,对呼吸和循环都可产生严重的抑制作用。兔对巴比妥类药物的呼吸循环抑制作用十分敏感。动物个体间差异较大,戊巴比妥钠对呼吸循环抑制较硫喷妥钠严重,用于兔鼠类死亡率较高。用于兔和鼠麻醉时,死亡率较高;用于狗等较大动物时,需要辅助呼吸和复苏措施,完全苏醒需要 6～8 h。

比较采用静脉、肌肉、腹腔和皮下四种方式注射 3% 戊巴比妥钠,分别以 30 mg/kg、30 mg/kg、30 mg/kg 及 40 mg/kg 的剂量对兔施行麻醉,实验兔均达到中度麻醉深度。若以麻醉时间为指标,则腹腔注射为最好,静脉注射虽然很快,但此种麻醉途径容易过量,且易导致动物死亡;如果以睡眠时间为指标,则以皮下注射时间最长,肌内注射最短,若是小手术或无需长的睡眠时间,则几种途径均可采用;以恢复时间为指标,则皮下与静脉注射稍长,肌肉与腹腔注射次之,但四种注射方式差异不大。四种方式麻醉后,呼吸频率都适中,睫毛反射多数为迟钝,少数没有睫毛反射;刺痛反应多数都有,少数没有刺痛反应。

三、苯巴比妥钠

本品为镇静催眠药、抗惊厥药,是长效巴比妥类的典型代表。对中枢的抑制作用随着剂量加大,表现为镇静、催眠、抗惊厥及抗癫痫。大剂量对心血管系统、呼吸系统有明显的抑制,过量可麻痹延髓呼吸中枢致死。体外电生理实验见苯巴比妥使神经细胞的氯离子通道开放,细胞超极化,拟似 γ-氨基丁酸(GABA)的作用。治疗浓度的苯巴比妥可降低谷氨酸的兴奋作用、加强 γ-氨基丁酸的抑制作用,抑制中枢神经系统单突触和多突触传递,抑制病灶的高频放电及其向周围扩散。可减少胃液分泌,降低胃张力。通过诱导葡萄糖醛酸转移酶结合胆红素从而降低胆红素的浓度。可产生依赖性,包括精神依赖和身体依赖。与其他中枢神经抑制药合用可增强对中枢的抑制作用。

苯巴比妥钠为典型肝药酶诱导剂,提高药酶活性,长期用药不但加速自身代谢,还可加速其他药物代谢。如在应用氟烷、恩氟烷、甲氧氟烷等麻醉之前,有长期服用巴比妥类药物者,可增加这些麻醉剂的代谢产物,增加肝脏毒性的危险。巴比妥类与氯胺酮同时应用时,特别是大剂量静脉给药,增加血压降低、呼吸抑制的危险。与口服抗凝药合用时,可降低后者的效应,这是由于肝微粒体酶的诱导,加速了抗凝药的代谢,应定期测定凝血酶原时间,从而决定是否调整抗凝药的用量。与皮质激素、洋地黄类（包括地高辛）、土霉素或三环类抗抑郁药合用时,可降低这些药物的效应,因为肝微粒体酶的诱导,可使这些药物代谢加快。与吩噻嗪类和四环类抗抑郁药合用时可降低抽搐阈值,增加抑制作用;与布洛芬类合用,可减少或缩短半衰期而减少作用强度。所以当苯巴比妥钠与上述相关的麻醉类药物复合应用时应适当调整剂量。

常用 5% 溶液静脉注射。兔及大鼠使用剂量为 100 mg/kg,狗为 90 mg/kg,小鼠为 135 mg/kg,腹腔内注射剂量增加 10%～15%。但由于其苏醒期太长,术后监护费事,多只用于不要求存活的急性实验手术。

四、甲己炔巴比妥钠（methohexitone,商品名 美索比妥,Methohexital）

临床上应用的为其钠盐,呈白色结晶粉末,溶于水,1%～2% 溶液 pH>10.0,不能与酸性药物相混。

此药的麻醉效能为硫喷妥钠的 2.5～3.0 倍。药理作用与硫喷妥钠基本相似,其主要特点是对血压影响轻微,不增加迷走神经张力,很少引起喉痉挛和支气管痉挛,但易引起兴奋现象,肌张力增高,不自主活动、肌震颤、呛咳与呃逆等发生率较高。

为超短效巴比妥类药物。常用其 1% 的溶液静脉注射。狗的剂量为 48 mg/kg,兔和鼠则需要 10～15 mg/kg。单次静脉注射后可维持不足 10 min 的麻醉。但由于其诱导平稳迅速,故常用于麻醉诱导,复合其他药物维持麻醉。

第二节　氨基甲酸乙酯

氨基甲酸乙酯（商品名乌拉坦,Urethane）其分子式为 $C_3H_7NO_2$,化学结构式如右。易溶于水、乙醇、乙醚和甘油,微溶于三氯甲烷。

用 20% 溶液静脉注射,剂量为 1 g/kg;腹腔、肌内或皮下注射时剂量为 1～1.5 mg/kg。宜用于鼠类,作用温和而持久,达到外科麻醉深度时,呼吸和循环均无明显抑制。有效麻醉时间可长达 10 h。但此药本身有致癌作用,不能用于与肿瘤有关的实验。工作人员使用时应小心,避免长期接触。使用此药的动物,完成实验后即为有害废弃物,严格按照规定深埋或做其他无害处理。

在制备帕金森病大鼠模型时应用乌拉坦,作用温和持久,在外科麻醉深度呼吸及循环无明显抑制,有效麻醉时间可长达 8～10 h。在实验中发现此组大鼠死亡率最高;原因可能有:术中脑压控制不理想,造成脑组织损害甚至脑疝;麻醉持续时间过长,增加了麻醉恢复期护理的困难;同时口鼻分泌物多,易窒息死亡,故认为仅适用于急性动物实验。

第三节　氯　醛　糖

本药溶解度较小,常配成1‰水溶液。使用前需先在水浴锅中加热,使其溶解,但加热温度不宜过高,以免降低药效。本药安全范围大,能导致持久的浅麻醉,对自主神经中枢无明显抑制作用,对痛觉的影响也小,故特别适用于研究要求保留生理反射(如心血管反射)或神经系统反应的实验。

实验中常将氯醛糖与乌拉坦混合使用。以加温法将氯醛糖溶于25%的乌拉坦溶液内,使氯醛糖浓度为5%。犬和猫静脉注射剂量为1.5～2 ml/kg混合液,其中氯醛糖剂量为75～100 mg/kg。兔也可用此剂量做静脉注射。与乙醚比较,巴比妥类、氯醛糖和乌拉坦等非挥发性麻醉药的优点是:使用简便,一次给药(硫喷妥钠除外)可维持较长时间的麻醉状态,手术和实验过程中不需要专人管理麻醉,而且麻醉过程比较平稳,动物无明显挣扎现象。缺点是:苏醒较慢。

第四节　氯　胺　酮

氯胺酮是苯环己哌啶(phencyclidine)的衍生物,临床上所用的氯胺酮是右旋体与左旋体的消旋体,市售氯胺酮为其硫酸盐,易溶于水,pH3.5～5.5,pKa7.5。

氯胺酮产生一种独特的麻醉状态,表现为木僵、镇静、遗忘和显著镇痛。根据脑电图研究结果,认为氯胺酮对丘脑-新皮质有抑制作用,而对丘脑和边缘系统有兴奋作用。氯胺酮产生麻醉作用主要是抑制兴奋性神经递质(包括乙酰胆碱和L-谷氨酸)以及与N-甲基-D-天门冬氨酸(NMDA)受体相互作用的结果。氯胺酮产生镇痛效应的机制,主要是阻滞脊髓网状结构束对痛觉的传入信号,而对脊髓丘脑传递无影响。另外,还有研究表明氯胺酮也可通过与κ阿片受体结合而产生镇痛效应。

氯胺酮在动物实验中应用十分广泛。静脉、肌肉或腹腔注射皆可。相对而言,对狗等体形较大动物呼吸抑制作用不明显;对鼠类则有明显的呼吸抑制作用,并且对兔和鼠的镇痛效果不甚可靠。单独使用氯胺酮时,可出现骨骼肌紧张,唾液和气管分泌物增多以及咽喉反射引起抑制较慢等缺点,复合安定使用可纠正此类缺点。静脉诱导剂量为氯胺酮1%溶液2～5 mg/kg,复合安定时为1～2 mg/kg。维持剂量为诱导剂量的1/3～1/2。肌肉或腹腔注射时使用的氯胺酮溶液浓度为0.5%～10%,诱导剂量为4～10 mg/kg,而安定肌内注射或腹腔注射效果不佳。

使用氯胺酮麻醉时应考虑以下影响因素:动物种系不同,年龄、性别、体重、营养状况、健康状况、个体差异以及饲养条件、环境等因素都有可能影响麻醉效果。在使用常规剂量时观察到,氯胺酮对成年川猴、滇猕猴的麻醉作用较浅,药物作用时间短。因此,对实验猴实施麻醉时,往往在常用量的基础上再追加 1/3～1/4 剂量,方可达到最佳效果,其余几种动物无显著差别。氯胺酮作用持续时间短,镇痛作用强,不抑制牵张反射,肌松效果好,对呼吸系统影响较轻,能增强肺顺应性,缓解支气管痉挛,不良反应较其他麻醉少。在许多大动物实验中,根据氯胺酮的作用特点,配合气管插管和其他全麻方法进行猪、犬和猴实验,均可取得良好效果。

第五节　水合氯醛

水合氯醛是氯醛的水化物,其化学分子式为 $CCL_3CH(OH)_2$。本品为无色透明结晶,有刺激性气味,味微苦而辛辣,在空气中易潮解并逐渐挥发,易溶于水和乙醇,10% 水溶液 pH3.5～4.5。水溶液长时间储存或遇碱则分解。

水合氯醛是第一个人工合成的催眠药,已有 160 年历史。水合氯醛对中枢神经系统的作用与巴比妥类相似。其特点是催眠作用强,小剂量产生镇静,较大剂量引起睡眠,大剂量可引起昏迷,最终因延髓呼吸和心血管运动中枢受抑制而死。致死量约 10 g 左右。

治疗剂量对呼吸、血压及心率无明显影响;大剂量则抑制心肌收缩力、缩短心肌不应期,并由于延髓中枢受抑制而血压下降,呼吸抑制。

此类药物也有酶诱导作用,促进口服抗凝药等在肝脏的代谢,使其作用时间缩短。在人体,水合氯醛口服后易于吸收,约 15～30 min 起效,1 h 内产生最大效应,4～8 h 作用消失。此药为亲脂类,吸收后迅速通过血脑屏障,并分布到全身。与血浆蛋白结合率为 70%～80%,消除半衰期 7～10 h。在体内经两条途径进行生物转化。主要途径使葡萄糖醛酸结合成无药理活性的三氯乙醇,由肾脏排除。

在动物实验中,常使用 5% 溶液。狗静脉注射剂量为 100 mg/kg,腹腔内注射剂量为 150 mg/kg。兔与鼠类动物注射后常出现肌肉紧张,宜与乌拉坦复合应用;使用前将两药等量混合,以 60℃ 等渗盐水配成 5%～10% 注射液,按 1～2 ml/kg 静脉注射。麻醉有效期偏短,苏醒期可出现激惹现象。一般只用于不要求存活的刺激较轻的实验。

第六节　甾体类静脉麻醉药

很早就发现有些甾体类化合物质具有麻醉性能而无激素效应,可作为静脉全麻药。最早在 20 世纪 50 年代用于临床麻醉的甾体静脉全麻药是羟二酮(hydroxydione),80 年代开发出依他诺龙(etanolone)。该类药物注射后起效快,经一次臂脑循环即可入睡。对血流动力学影响小,仅有轻度血压下降和心率增加。对呼吸有抑制作用,其程度与剂量相关。对肝肾功能无明显影响。该药作用的消失主要是药物再分布入肠而消除。其代谢方式是在肠内与葡萄糖醛酸结合和在肝内与硫酸盐结合而形成无药理活性的代谢物,由肾和胆管排出。不良反应发生轻且少,主要有发热、白细胞计数升高和不自主运动。

动物实验中该类药物的商业制剂由阿法沙龙(alphaxalone)和阿法多龙(alphadolone)的混合物加上增溶剂而成。静脉注射后可产生平稳的诱导,可重复给药,无静脉刺激性。在啮齿类动物、猪、羊和灵长类动物中持续静脉输注可产生安全而平稳的麻醉作用。值得注意的是,加大剂量可使呼吸暂停;此药可促进犬和猫的组胺释放,表现为爪、口唇和耳部组织水肿,故慎用于兔、犬和猫。此药禁止与巴比妥类药物合用。虽然结构上与类固醇类激素相似,但对内分泌无明显影响。

第七节 羟丁酸钠

羟丁酸钠,即 γ-羟基丁酸钠,是 γ-氨基丁酸的中间代谢产物,为饱和脂肪酸的钠盐,易溶于水,溶液性质稳定,无色透明,临床用 25% 溶液,略呈碱性,pH 值 8.5～9.5,对静脉无刺激。

γ-羟基丁酸钠的作用机制是通过促进 GABA 的合成和释放,减少其代谢,并促进 GABA 与其受体结合而抑制中枢神经系统活动,从而产生类似生理睡眠的麻醉效应。

单独应用无镇痛作用,但与安定或硫喷妥钠合用,效果很好。与安定合用时,γ-羟基丁酸钠 75～100 mg/kg 与安定 3～6 mg/kg 在临用前混合均匀,肌内注射。与硫喷妥钠复合时,亦在临用前配置,每毫升溶液含 γ-羟基丁酸钠 50 mg,硫喷妥钠 25 mg。静脉注射时,犬剂量为 1～1.5 ml/kg,兔与鼠剂量为 1 ml/kg,而腹腔内注射时,犬、兔与鼠均为 2～4 ml/kg。

第八节 依托咪酯

商品名为依托咪酯(etomidate),为白色结晶粉末,分子量 342.2。仅右旋异构体有镇静催眠作用。由于化学结构中有咪唑基团,同咪达唑仑一样,在酸性 pH 条件下为水溶性,而在生理 pH 条件下则成为脂溶性。临床上所用药为溶于丙二醇的制剂,每毫升含依托咪酯 2 mg,pH 4.25 左右。

对中枢神经系统的作用与巴比妥类相似,起效迅速,作用强度是硫喷妥钠的 12 倍,为甲己炔巴比妥的 4～5 倍。脑电图变化也与硫喷妥钠相类似,诱导过程中可出现震颤、阵挛、强直等肌肉不协调动作,其发生频率和程度与等效剂量的美索比妥相似。此药无镇痛作用,最突出的优点是对心血管系统影响轻微。依托咪酯不影响肝肾功能,不释放组胺。此药的重要缺点是可抑制肾上腺皮质功能,使皮质激素合成量减少,不适宜长时间维持镇静。

依托咪酯可用于犬和猫的麻醉诱导,不仅迅速平稳,而且苏醒快,无心血管的抑制作用,不导致心律失常,偶可出现轻度的心动过缓及暂时的高血压。除了以上提到的缺点外,依托咪酯还可导致呕吐和注射痛。

美托咪酯(metomidate)与依托咪酯一样,都属于短效催眠药,对心血管影响也比较轻微,单独使用无镇痛作用。在哺乳动物、鸟类、爬行类和鱼类,两药都可产生良好的催眠作用。另外,美托咪酯联合芬太尼采用皮下注射,是啮齿类动物麻醉的有效方法。

第九节 丙 泊 酚

丙泊酚是一种真正的短效时间的静脉麻醉药,起效快,血浆清除率高,血药浓度下降快,极适合连续静脉输注。苏醒快速、平稳,极少引起恶心、呕吐,可广泛应用于诱导、维持和全凭静脉输注,与吸入麻醉一样有良好的可控性。

丙泊酚在哺乳动物中如犬和猫等的麻醉中的可控性已被广泛接受。同硫喷妥钠、氯胺酮和依托咪酯一样,丙泊酚在麻醉诱导过程也常被使用。起效迅速,苏醒快而完全,几无宿醉现象。但注射速度过快容易导致低血压和呼吸暂停。静注丙泊酚可对多种系动物产生麻醉效果,引起动物睡眠的时间与硫喷妥钠相似,重复给药不会延长睡眠时间。丙泊酚可引起血压轻中度下降,心输出量轻度减少。丙泊酚可对大多数动物产生呼吸抑制作用,表现为呼吸频率下降。人类静脉注射时可引起明显的静脉刺激作用,对动物则不明显。

第十节 阿片类药物

尽管从严格意义上讲,阿片类并不属于静脉麻醉药,但在动物实验中,阿片类药常常与其他药物配伍,加强镇痛作用,完善麻醉效果。

1976 年 Martin 等最早发现几种阿片类受体的存在。在多种动物种属中,都已证明 μ 受体兴奋与脊髓水平以上的镇痛、镇静、呼吸抑制和欣快感有关,而 δ 受体则负责调控 μ 受体的活性。κ 受体与超脊髓水平和脊髓水平的抗伤害性刺激有关,而 σ 受体与阿片类引起的情绪和心理反应有关。

阿片类药胃肠道外注射都吸收良好,尽管口服也起效迅速,但首过效应限制了其效能。

作为亲脂性较强的药物,阿片类药易穿透组织达到较高的血药浓度。肌内注射后 $30\sim60\ min$ 后达到最大效能,大多数的阿片类的血浆半衰期为 $30\ min$(马使用哌替啶)到 $3\ h$(猫使用吗啡)。消除过程缓慢的原因其一可能是不完善的肝微粒体酶系统(猫);其二可能与肝肠循环(马)有关。

激动-拮抗剂布托啡诺(butorphanol),单独或与 α_2 激动剂复合,也用于加强反刍类动物或猪的镇静与镇痛作用。尽管发现足量阿片类激动剂注射后可出现兴奋或烦躁不安,芬太尼、舒芬太尼和阿芬太尼仍在猪的平衡麻醉中应用。另外,在兽医和野外攻击性动物的制动中,则会选择其他效能更强的阿片类,如埃托啡(etorphine)。

第十一节 α₂受体激动剂

该类麻醉药是惟一可以满足全麻要求的一类麻醉药,不仅产生剂量依赖性的镇静、镇痛和肌松作用,而且还可以拮抗。小剂量复合其他注射或吸入性麻醉药使用时,可以显著减少这些药物的用量,维持呼吸与心血管的功能不受抑制。这些独特的作用将使之在动物的平衡麻醉中得到广泛的应用。

α_2受体激动药包括噻拉嗪以及美托咪定(medetomidine),这些药可以应用在小动物如猫和狗身上。另外一类α_2受体激动剂如罗米非定(romifidine),可以用于马类,但不允许用于狗和猫。噻拉嗪用于小动物的麻醉已近20余年,而美托咪定是最近在欧洲与北美允许使用的。以往这些药物使用的剂量都偏大,不仅要达到镇痛与镇静,还要达到制动作用。目前,噻拉嗪、美托咪定的使用剂量都倾向于小剂量,单独或复合其他药物(如苯二氮䓬类或阿片类)使用,用于诊断性或刺激较轻的操作;复合注射静脉麻醉药(氯胺酮、硫喷妥钠或丙泊酚)或吸入麻醉药(氟烷或异氟烷)等用于刺激较强时的麻醉。

α_2受体激动剂,通过跨膜耦连信号系统激活 G 蛋白系统,产生中枢性镇痛、镇静和肌松作用。一般而言,镇静作用的α_2作用于脊髓水平以上的脑桥等部位,而镇痛作用则是作用于脊髓背角的结果。但是,脊髓以上部位的α_2对伤害性刺激的下行传导也有非常重要的调节作用。目前研究已经发现了三种α_2亚受体,α_2A 调节镇静、镇痛、低血压和心动过缓;α_2B 受体调节血管阻力与心动过缓的反射;α_2C 与使用该类药物的低体温的调节有关。尽管选择性的α_2受体激动剂尚未被开发出来,但可以预计其中的 A 型α_2受体激动剂将有良好的开发与应用前景。

在动物麻醉中广泛应用的α受体激动剂为噻拉嗪。因具有独特的镇静与肌松作用,在反刍类动物和猪的麻醉与制动中得到广泛使用。在肌注噻拉嗪后,马、牛、羊和狗等的血药高峰在 12~14 min 后达到。静脉注射后,羊、狗和牛的半衰期分别是 23 min、30 min 和 36 min。不同种属间的药量相差很大。噻拉嗪不仅可以作为术前用药,还可以在麻醉维持中同其他类药物合用来加强镇痛与肌松。在牛、绵羊、山羊、猫和灵长类动物中,噻拉嗪都是有效的镇静剂。另外,该药的麻醉作用可被α肾上腺素能受体阻断剂拮抗(如育亨宾)。

目前,选择性的两种α_2受体激动剂右旋美托咪定与罗米非定以及一种选择性的拮抗剂阿替美唑(atipamezole),已经在加拿大注册使用。美托咪定已作为镇静镇痛药用于狗类的麻醉;美托咪定对于猫的镇痛、镇静与对呼吸以及心血管的作用的研究已经完成。罗米非定仍未获得在猫和狗的麻醉中使用的同意。阿替美唑作为α_2受体的拮抗已获得同意来拮抗美托咪定的镇静与镇痛作用。

第十二节　麻醉合剂

在动物麻醉,为使用方便和降低某种药物的不良反应,常常将肌松药、镇痛药或镇静催眠药配置在一起。例如英诺弗,就是将氟哌利多与芬太尼混合使用。telazol 是盐酸替来他明与唑拉西泮按照 1∶1 的比例配置而成,前者可产生制动、镇痛和遗忘与肌肉僵硬的作用,而后者可以加强前者的镇静,减轻焦虑以及减轻其高张力状态。

一、神经安定合剂

由麻醉性镇痛药阿片类和镇静催眠药组成,包括芬太尼和氟阿尼酮合剂、芬太尼和氟哌利多合剂、埃托啡和乙酰普吗嗪合剂。此类药对大多数动物可产生良好的麻醉作用,给药途径包括静脉、肌肉和腹腔注射。不良反应有呼吸抑制、低血压和心动过缓。

二、其他

速眠新,由保定宁、双氢埃托啡和氟哌啶醇组成。三药合用,起效快,用量少,使用方便,安全性好,可在实验中推广。

第十三节　动物用药剂量(见附表 20 - 1～20 - 6)

表 20 - 1　大鼠常用注射麻醉用药

药　　物	剂量及用法 (mg/kg)	作　　用	麻醉时间 (min)	睡眠时间 (min)
阿法沙龙/阿法多龙	10～12, iv	外科麻醉	5	10
水合氯醛	400, ip	浅外科麻醉	60～120	120～180
α-氯醛糖	55～65, ip	浅麻醉	480～600	持续睡眠
氯胺酮/地西泮	75+5, ip	浅麻醉	20～30	120
氯胺酮/美托咪定	75+0.5, ip	外科麻醉	20～30	120～240
氯胺酮/咪达唑仑	75+5, ip	浅麻醉	20～30	120
美托咪酯/芬太尼	0.03+0.03, ip	外科麻醉	60～70	240～360
丙泊酚	10, iv	外科麻醉	5	10
硫喷妥钠	30, iv	外科麻醉	10	15
乌拉坦	1000, ip	外科麻醉	360～480	持续睡眠

注:ip 表示腹腔内注射。

静脉麻醉药

表 20‑2　家兔常用麻醉注射用药

药　物	剂量及用法	作　用	麻醉时间 （min）	睡眠时间 （min）
阿法沙龙/阿法多龙	6～9 mg/kg, iv	浅麻醉	5～10	10～20
α‑氯醛糖	80～100 mg/kg, iv	浅外科麻醉	360～600	持续睡眠
芬太尼/美托咪定	8 μg/kg, iv + 330 μg/kg, iv	—	30～40	90～180
氯胺酮/地西泮	25 mg/kg + 5 mg/kg, im	外科麻醉	20～30	60～90
氯胺酮/美托咪啶	25 mg/kg + 5 mg/kg, im	外科麻醉	30～40	120～240
氯胺酮/噻拉嗪	35 mg/kg +5 mg/kg, im 10 mg/kg +3 mg/kg, iv	外科麻醉	25～40 20～30	60～120 60～90
丙泊酚	10 mg/kg, iv	浅麻醉	5～10	10～15
硫喷妥钠	30 mg/kg, iv	外科麻醉	5～10	10～15
乌拉坦	1000～2000 mg/kg, iv	外科麻醉	360～480	持续睡眠

表 20‑3　猫常用麻醉注射用药

药　物	剂量及用法	作　用	麻醉时间 （min）	睡眠时间 （min）
阿法沙龙/阿法多龙	9～12 mg/kg, iv; 18 mg/kg, im	外科麻醉	10～15	45～120
α‑氯醛糖	70 mg/kg, ip; 60 mg/kg, iv	浅中度麻醉	180～720	持续睡眠
芬太尼/美托咪酯	0.02 mg/kg, im + 20 mg/kg, im	外科麻醉	—	300
氯胺酮/美托咪定	7 mg/kg, im + 0.08 mg/kg, im	外科麻醉	30～40	180～240
氯胺酮/咪达唑仑	10 mg/kg, im + 0.2 mg/kg, im	外科麻醉	20～30	180～240
氯胺酮/氯丙嗪	15 mg/kg, im + 1.12 mg/kg, im	外科麻醉	20～30	180～240
氯胺酮/噻拉嗪	22 mg/kg, im + 1.1 mg/kg, im	外科麻醉	20～30	180～240
甲己炔巴比妥	4～8 mg/kg, iv	外科麻醉	5～6	60～90
戊巴比妥	20～30 mg/kg, iv	外科麻醉	60～90	240～480

表 20 - 4　犬常用麻醉注射用药

药　物	剂量及用法	作　用	麻醉时间 （min）	睡眠时间 （min）
α-氯醛糖	80 mg/kg, iv	浅麻醉	360～600	持续睡眠
氯胺酮/美托咪定	2.5～7.5 mg/kg, im +40 μg/kg, im	中度麻醉	30～45	60～120
氯胺酮/噻拉嗪	5 mg/kg, iv + 1～2 mg/kg, iv	中度麻醉	30～60	60～120
甲己炔巴比妥	4～8 mg/kg, iv	外科麻醉	4～5	10～20
戊巴比妥	20～30 mg/kg, iv	外科麻醉	30～40	60～240
丙泊酚	5～7.5 mg/kg, iv	外科麻醉	5～10	15～30
硫戊巴比妥	10～15 mg/kg, iv	外科麻醉	5～10	15～20
硫喷妥钠	10～20 mg/kg, iv	外科麻醉	5～10	20～30
乌拉坦	1000 mg/kg, iv	外科麻醉	360～480	持续睡眠

表 20 - 5　猪常用麻醉注射用药

药　物	剂量及用法	作　用	麻醉时间 （min）	睡眠时间 （min）
阿法沙龙/阿法多龙	6 mg/kg, iv, 然后 2 mg/kg, iv	制动,外科麻醉	5～10	
氯胺酮	10～15 mg/kg, im; 60 mg/kg, iv	镇静,制动	20～30	60～120
芬太尼/美托咪酯	10 mg/kg, im + 20 mg/kg, im	外科麻醉	—	300
氯胺酮/美托咪定	7 mg/kg, im + 0.08 mg/kg, im	外科麻醉	30～40	180～240
氯胺酮/地西泮	10～15 mg/kg, im + 0.5～2 mg/kg, im	制动,浅麻醉	40～90	120～240
氯胺酮/咪达唑仑	10～15 mg/kg, im + 0.5～2 mg/kg, im	制动/浅麻醉	20～30	180～240
氯胺酮/噻拉嗪	22 mg/kg, im + 1.1 mg/kg, im	外科麻醉	20～30	60～90
甲己炔巴比妥	5 mg/kg, iv	外科麻醉	4～5	5～10
戊巴比妥	20～30 mg/kg, iv	外科麻醉	20～30	60～120
丙泊酚	2.5～3.5 mg/kg, iv	外科麻醉	5～10	10～20
硫喷妥钠	6～9 mg/kg, iv	外科麻醉	5～10	10～20

表 20-6　山羊和绵羊常用麻醉注射用药

药　　物	剂量及用法	作　　用	麻醉时间 (min)	睡眠时间 (min)
阿法沙龙/阿法多龙	2～3 mg/kg, iv(成年羊)	外科麻醉	5～10	10～20
	6 mg/kg, iv(羊羔)			
氯胺酮/地西泮	10～15 mg/kg ＋2 mg/kg, im	中度麻醉	20～30	60～90
	或 4 mg/kg ＋1 mg/kg, iv	外科麻醉	20～30	45～90
氯胺酮/美托咪定	1 mg/kg, im ＋	外科麻醉	30～60	60～90
	25 μmg/kg, im			
氯胺酮/噻拉嗪	4 mg/kg ＋ 0.2 mg/kg, iv(绵羊)	外科麻醉	15～20	30～90
	4 mg/kg ＋ 0.05 mg/kg, iv(山羊)			
甲己炔巴比妥	4 mg/kg, iv	外科麻醉	4～5	5～10
戊巴比妥	30 mg/kg, iv	制动,麻醉	15～30	30～60
丙泊酚	4～5 mg/kg, iv	浅麻醉	5～10	10～15
硫喷妥钠	10～15 mg/kg, iv	外科麻醉	5～10	10～20
乌拉坦	1000 mg/kg, iv	外科麻醉	360～480	持续睡眠

（赵荣辉）

参 考 文 献

1　Institute of Laboratory Animal Research, Commission on Life Sciences, National Research Council. Guide for the Care and Useof Laboratory Animals, 1996, 57 - 70.

2　庄心良,曾因明,陈伯銮,主编. 现代麻醉学. 第三版. 北京:人民卫生出版社. 2003. 463 - 535.

3　邓小明,朱科明,主编. 常用实验动物麻醉. 第一版. 上海:第二军医大学出版社. 2001. 3 - 103.

4　Peter WH. General anesthesia for dogs and cats. *Veterinary Medicine*, 1996: 314 - 325.

5　Willim JT, Kurt AGP. Pharmacology of drugs used for anesthesia and sedation. *Veterinary Clinics of North American*, 1996,12: 501 - 529.

6　王占元,杨培梁等. 常用实验动物的麻醉. 中国比较医学杂志,2004. 14: 245 - 247.

7　赵厚德,陶钧等. 实验动物常用静脉麻醉药的选择和应用. 实验动物科学与管理, 2005. 22: 58 - 59.

8　李尧清,杨晓玲等. 氯胺酮在实验动物麻醉中的应用分析. 上海实验动物科学,2001. 21: 169 - 170.

9　Kip AL. Perioperative use of selective alpha-2 agonists and antagonists in small animals. *Can Vet*, 2004, 45(6): 475 - 480.

附录 中英文对照

γ—氨基丁酸   γ-aminobutyric acid，g-aminobutyric acid，GABA
N—烯丙去甲吗啡   N-allylnormorphine
Wada 试验也称颈动脉异戊巴比   Intracarotid Amobarbital Procedure，IAP
　　妥注射试验
N—乙酰甘氨酰胺-水合氯醛   acetylglycinamide-Chloral Hydrate

阿法多龙   alphadolone
阿法沙龙   alphaxalone
阿芬太尼   alfentanil
阿片   opiate
阿片类活性碱   opioids
阿片样受体   opioid receptor-like，ORL1
阿替美唑   atipamezole
阿托品   atropine
埃托啡   etorphine
安那度   anadol，alphaprodine
安泰酮   althesin，alfathesin，alphadione
安依痛   nisentil
氨基甲酸酯类   carbamates
奥沙西泮   oxazepam，商品名 Serax

巴比妥类   barbiturates
巴氯芬   Baclofen
靶控输注   target controlled infusion，TCI
靶浓度   target concentration
半参数法   semiparametric approach
半琥珀酸丁辛酰胺   butoctamide semisuccinate

贝叶斯预测法	bayesian forecasting approach
苯巴比妥钠(鲁米那)	phenobarbita，luminal
苯丙吗啡类	benzomor-phinan series
苯二氮䓬类	benzodiazepines
苯环己哌啶	phencyclidine
苯基哌啶	phenylperidine
吡乙二酮	pyrithyldione
闭环控制麻醉	closed-loop control of anesthesia
闭环式输注系统	closed-loop administration system
闭环输注	closed-loop infusion
闭环型反馈系统	closed-loop system
表观分布容积	apparent volume of distribution
丙二醇类	propanediols
丙戊酰脲	apronal
不良反应	adverse reaction，side effect
布托啡诺	butorphanol
布托啡诺，丁啡喃	butorphanol
部分激动药	partial agonist
迟发性运动障碍	tardive dyskinesia
醇类	alcohols
地西泮	diazepam，商品名 Valium
电压门控性钙通道	voltage-gated calcium channel，VGCC
电压门控性钾通道	voltage-gated potassium channel，KV
电压门控性钠通道	voltage-gated sodium channel，VGSC
丁丙诺啡	buprenorphine
丁丙诺啡，叔丁啡	uprenorphine
丁基氯醛	butylchloral hydrate
丁酰苯类	butyrophenones
豆腐果苷	helicidum
毒性反应	toxic reaction
多塞平	doxepin

二苯甲烷类	diphenylmethanes series
二乙基巴比妥酸	diethylbarbituric acid
反向激动剂	inverse agonist
非参数法	nonparametric model
非参数误差纠正法	nonparametric error correcting method
非竞争性拮抗药	noncompetitive antagonist
分离麻醉	dissociative anesthesia
吩噻嗪类	phenothiazines
芬太尼	fentanyl
奋乃静,羟哌氯丙嗪	perphenazine,trilafon,chlorperphenazine
封顶效应	ceiling effects
氟马西尼	flumazenil,商品名 Anexate,安易醒,romazicon
氟哌啶醇	haloperidol
氟哌利多	droperidol,dehydrobenzperidol
氟硝西泮	flunitrazepam
概率分析法	probit analysis
格隆溴铵,胃长宁	glycopyrronium bromide
格鲁米特	glutethimide
固定成本	fixed cost
广动力神经元活性	wide dynamic range neuronal activity
过敏反应	allergic reaction
化学感受区	chemoreceptor trigger zone,CTZ
后遗效应	residual effect
环己巴比妥钠	hexobarbital
环乙醚	cyclic ether
激动剂解离常数	dissociation constant for agonist,Kago
激动药	agonist
己丙氨酯	hexapropymate
计算机辅助给药系统	computer assisted infusion system

剂量-效应概率分析	log dose-probit response multiple linear regression analysis
甲丙氨酯	meprobamate
甲基舒砜那	methylsulphonal
甲己炔巴比妥钠	methohexital
甲己炔巴比妥钠(商品名美索比妥)	methohexitone, methohexital
甲喹酮	methaqualone
甲氯喹酮	mecloqualone
甲戊炔醇	methylpentynol
甲乙哌酮	methyprylon
拮抗药	antagonist
竞争性拮抗药	competitive antagonist
静坐不能	akathisia
卡巴胆碱	carbachol
卡普脲	capuride
卡溴脲	carbromal
开环型反馈系统	open-loop system
可待因	codeine
喹唑酮类	quinazolinone
劳拉西泮	lorazepam,商品名 Ativan
类过敏反应	anaphylactoid reaction
硫利达嗪,甲硫达嗪	thioridazine, Melleril
硫喷妥钠	thiopental sodium, thiopentone sodium
硫喷妥羧酸	thiopental carboxylic acid
硫戊巴比妥钠	thiamylal
氯胺酮	ketamine
氯丙嗪	chlorpromazine 又称冬眠灵 wintermin
氯氮䓬	chlordiazepoxide,商品名利眠宁 Librium
氯醛比林	dichloralphenazone
氯醛己醇	chloralodol
氯醛糖	chloralose

氯醛甜菜碱　　　　　　　　　　　chloral Betaine

氯醛酰胺　　　　　　　　　　　　chloralformamide

罗米非定　　　　　　　　　　　　romifidine

吗啡南类　　　　　　　　　　　　morphinan series

美吡利啶　　　　　　　　　　　　meperidine

美沙酮　　　　　　　　　　　　　methadone

美他齐诺　　　　　　　　　　　　meptazinol

美托咪定　　　　　　　　　　　　medetomidine

美托咪酯　　　　　　　　　　　　metomidate

咪达唑仑　　　　　　　　　　　　midazolam,商品名 Versed

米-曼氏速率过程　　　　　　　　Michaelis-Menten rate process

明醇酮　　　　　　　　　　　　　minaxolone 又名羟胺孕烷

膜片钳技术　　　　　　　　　　　patch clamp technique

内啡肽或内源性吗啡　　　　　　　endomorphine

纳布啡,纳丁啡　　　　　　　　　nalbuphine

纳洛酮　　　　　　　　　　　　　naloxone 又名 N-烯丙去甲羟基吗啡酮,
　　　　　　　　　　　　　　　　　nallyl-noroxymorphone

纳曲酮　　　　　　　　　　　　　naltrexone

耐受　　　　　　　　　　　　　　tolerance

脑氧代谢率　　　　　　　　　　　cerebral metabolic rate of oxygen,$CMRO_2$

哌啶二酮类　　　　　　　　　　　piperidine-diones

哌拉平　　　　　　　　　　　　　perlapine

哌替啶(度冷丁)　　　　　　　　meperidine(dolantin)

配体　　　　　　　　　　　　　　ligand

配体门控氯离子通道　　　　　　　ligand-gated chloride ion channels

喷他吗酮　　　　　　　　　　　　pentamorphone

喷他佐辛　　　　　　　　　　　　pentazocine

羟丁酸钠　　　　　　　　　　　　sodium hydroxybutyrate

羟二酮　　　　　　　　　　　　　hydroxydione

羟嗪(安泰乐,安他乐)	hydroxyzine
羟孕酮,又名羟二酮	hydroxydione sodium succinate
氢化菲核	phenanthrene
清除率	clearance
去甲地西泮	desmethyldiazepam
全凭静脉麻醉	total intravenous anesthesia,TIVA
全细胞记录模式	whole cell recording
炔己蚁胺	ethinamate
瑞芬太尼	remifentanil
三氟丙嗪	triflupromazine,vesprin
三氟拉嗪,甲哌氟丙嗪,三氟吡拉嗪	trifluperazine,stelazine
三氯福司	triclofos
三氯叔丁醇	chlorobutanol
伤害感受	nociception
伤害感受素	nociceptin
神经安定恶性综合征	neuroleptic malignant syndrome,NMS
生物学差异	variation
受体	receptor
受体处激动剂浓度	concentration of agonist at the receptor,Ago
受体处拮抗剂浓度	concentration of antagonist at the receptor,Ant
受体总数	total number of receptors,Rt
瘦体重	lean body mass,LBM
舒芬太尼	sufentanil
舒砜那	sulphonal
输注即时半衰期	context-sensitive half-time
双频谱指数	bispectral index,BIS
双氢埃托啡	dihydroetophine
水合氯醛	chloral hydrate
瞬间外向钾通道	transient outside potassium channel
司可巴比妥	secobarbital,速可眠
速可眠	secobarbital sodium

特异质反应	idiosyncratic reaction
替马西泮	temazepam
天麻素	gastrodine
稳态表观分布容积	apparent volume of distribution at steady state，Vdss
戊巴比妥	pentobarbital
戊巴比妥钠	pentobarbitone
戊氧氯醛	penthrichloral
烯丙吗啡	nalorphine
向上调节	up regulation
向下调节	down regulation
消除	elimination
消除半衰期	elimination half – life，$t_{1/2}$
消除速率	rate of elimination，RE
硝西泮	nitrazepam
效果	effectiveness
效价强度	potency
效应动力学	pharmacodynamics
斜率	slope
欣快感	euphoria
溴米索伐	bromisoval
选择性	selectivity
血浆清除率	plasma clearance，Cl
血浆药物流出率	plasm drug efflux
延迟整流钾通道	delayed rectifier potassium channel
氧吗啡酮	oxymorphone
药物代谢动力学	pharmacokinetics
药物经济学	pharmacoeconomics
依地酸二钠	disodium edentate
依克替脲	ectylurea

依他诺龙	eltanolone,即 5β-孕烷醇酮 pregnanolone
依替福辛	etifoxine
依托咪酯	etomidate
乙二磺酸氯美噻唑	clomethiazole Edisylate
乙卡溴脲	acetylcarbromal
乙氯维诺	ethchlorvynol
乙酰丙嗪,马来酸乙酰丙嗪、 乙酰普马嗪	acepromazine,plegicil,notensil
丙泊酚	propofol, disoprofol, diprivan
异丙嗪,非那根,普鲁米近, 抗胺荨	promethazine,phenergan, diprazine, prothazin, atosil
罂粟碱	papverine
右佐匹克隆	esopiclone
甾体类静脉麻醉药	steroid anesthetic agents
在线浓度	concentration online
治疗指数	therapeutic index,TI
紫质症	porphyria
阻滞药	blocker
组织房室	tissue compartment
最大效能	maximal efficacy
最小滴注速率	minimum infusion rate,MIR
佐匹克隆	zopiclone,ZOP
唑吡坦	zolpidem

（朱　波）